Die Elemente

der

nächsten Zukunft der Medicin,

entwickelt

aus der Vergangenheit und Gegenwart.

Ein Blick

von

Heinrich Damerow,
Dr. der Medicin und Chirurgie, Privatdocent an der Königl.
Friedrich-Wilhelms-Universität zu Berlin.

Berlin, 1829.
Gedruckt und verlegt
bei G. Reimer.

Vorrede.

Für den Leser ist die Vorrede der Anfang des Werkes; für den Verfasser ist sie die Nachrede. Je sorgfältiger sie Rechenschaft ablegt von Zweck und Absicht, desto sicherer veranlafst sie Nachrede bei dem Leser. — Die einzig wahre Rechenschaft legt das Werk selber ab; offen liegt es Jedem da. — Die Einleitung kann auch täuschen; sie ist ein Versprechen, dem also wenigstens die Möglichkeit bleibt, nicht Erfüllung zu werden. —

Die Grundlage dieser Arbeit ist eine geschichtlich-wissenschaftliche. Die angemessenste Vorrede ist demnach: die Entstehungsweise oder die Entwickelungsgeschichte des Buchs, ihren Hauptmomenten nach, anzudeuten. — Die Geschichte eines Werkes an sich ist Eins mit der wissenschaftlichen Geschichte des Autors, die freie That nur die Offenbarung des sich nach aufsen hin befreienden Innern. So kann ich mich leider der schweren Pflicht nicht entziehen, von mir selber in dieser Beziehung Worte zu machen. Die Gränzen des Nothwendigen hoffe ich nicht zu überschreiten. —

Schon auf der Universität entwickelte sich in mir eine unbezwingliche Neigung für das Studium der Seelenkrankheiten. Auf meiner Reise durch Deutschland sowohl, als auch in Paris, fand diese Neigung volle Befriedigung; ich gab mich der ungeschminkten Auffassung und vorurtheilsfreien Beobachtung dieser Krankheiten hin, da ich bisher zu wenig in die Theorien hatte eingehen können. Zurückgekehrt nach Berlin, fühlte ich mich, nach dem fragmentarischen Lernen auf Reisen, getrieben, auf zusammenhängende Weise die Medicin und mein Lieblingsfach zu studieren. Zugleich liefs ich meinen Sinn für das Leben und harmonische Bildung gewähren; denn ich war ja ein Jüngling. Je länger ich mich aber mit dem Wahnsinn beschäftigte, um so dunkler wurde mir derselbe. Mächtiger drangen überall nicht zu lösende Zweifel hervor, und besonders die Erfahrung, dafs selbst bei der totalen Verrücktheit dennoch ein tiefer Rhythmus und ein geordnetes Maafs herauszufühlen ist; dafs der Wahnsinn selbst dies grofse Naturgesetz nicht überwinden kann, machte mir viel zu schaffen. — Ich sah endlich ein, dafs bei den Studien desselben nichts Gründliches herauskommen könne, ohne die Beziehungen der Seele zur menschlichen Natur überhaupt, und zur gesammten theoretischen und praktischen Heilkunde, ohne den Begriff des Menschen und der menschlichen Seele. Ich nahm zu diesen Zwecken die Geschichte der Medicin vor, studierte aus den Quellen die Bearbeitung des Wahnsinns, von Hippokrates anfangend, und keinen berühmten Arzt übergehend. Ich forschte nach einem Begriffe des Menschen und der Seele in den Werken, welche von der Natur des Menschen handeln, in den Physiologien, und staunte, als ich den Begriff dessen, wovon die Rede war, oft gar nicht, oder nur ungenügend fand. Ich wandte mich zur Philosophie, und mich beschäftigten die Werke der Heroen derselben, von Plato bis zur Gegenwart; ich erkannte, dafs die Anthropologie wohl der schwächste Theil der Philosophie sey; und besonders über die Bewegungen der Seele, über Gemüthsaffecte und Leidenschaften liefs sie mich ziemlich rathlos. Was ich übrigens dem Studium der Philosophie verdanke, vermag ich nicht zu beschreiben. — Durch die neuste Philosophie ward mir die Idee wissenschaftlicher Geschichte überhaupt. Für Geschichte der Mediein ahnte ich seitdem eine Nothwendigkeit der Entwickelung; aber ich vermocht' es nicht, mich aus dem Labyrinth herauszuwinden. Während ich aber Geschichte der Bearbeitung des Wahnsinns, der Medicin und Philosophie trieb, gestaltete sich mir nach und nach Ordnung und ein einfacher Gang der Entwickelung, in der Geschichte der Medicin. Aufserdem trug die gleichzeitige Beschäftigung mit der Geschichte der Philosophie dazu bei, die innigste, stete Verbindung beider durch alle Zeiten zu erkennen. — Durch Hülfe der Vergangenheit öffnete sich ein freierer Blick in die Gegenwart, und ich sah die Elemente der Zukunft in ihr sich regen. Lange konnte ich die zerstreuten Züge nicht zu einem Gemälde vereinigen. Je mehr Elemente ich hatte, desto gröfser ward der Wirrwarr. Allmälig jedoch concentrirten sich dieselben mehr und mehr, endlich bis zu einem Begriffe, welchem sich alle Elemente der Zukunft organisch einten.

Jahre sind darüber hingegangen. Sehr Vieles hab' ich zusammengeschrieben; aber eine Grille hielt mich ab, vor dem 30sten Jahre etwas öffentlich bekannt zu machen. Die erste Rechenschaft, welche ich von meiner Vergangenheit ablege, ist diese Arbeit. Sie hat das Eigene, dafs ihre beiden gröfsten Abtheilungen doch nur Mittel zum Zweck der letzten sind, und daſs wiederum der eigentliche Zweck der Arbeit Mittel ist zu neuen Zwecken.

Der gröſste Theil des Werkes, die Vergangenheit und Gegenwart umfassend, bildet jedoch auch ein in sich abgeschlossenes Ganzes. Es giebt im Allgemeinen die nothwendige Entwickelungsgeschichte der Medicin; es ist ein Blick in die Theorie der Theorien, in das System der Systeme. —

Der Philosophie ist deshalb durchgängig besondere Erwähnung geschehen, weil es bisher zu wenig anerkannt ward, daſs und wie die Geschichte der Medicin mit der Geschichte der Philosophie stets verbunden war. —

Nur die Elemente der nächsten Zukunft der Medicin sind gegeben. Der Ausbildung und Entwickelung dieser elementarischen Keime gehört mein wissenschaftliches Leben. — Da ich in diesem Berufe, mit aller mir zu Gebote stehenden Kraft und Liebe, thätig seyn muſs, so ist ja nichts natürlicher, als der Wunsch und die Hoffnung: weit übertroffen zu werden in beiden, in der Kraft und in der Liebe. — Diese nächste Zukunft der Medicin ist der Bote, welcher den Herrn verkündigt, ist die Vorbereitung zu einem neuen, prächtigen Feste, welches die Wissenschaft halten will.

„Wer nach dem Schönen (Wahren) strebt, dem steht es schön, über sich ergehen zu lassen, was da auch komme." (Plato).

Geschrieben zu Berlin, Charfreitag 1829.

Inhalts-Uebersicht.

Die Gegenwart. 205 — 308.

Einleitung.

Die nächste Zukunft der Medicin, entwickelt aus der Vergangenheit und Gegenwart, heifst das etwas anderes, als aus der Geschichte? Nein es heifst nichts anderes, als aus der Entwickelungsgeschichte der Medicin, welche die Nothwendigkeit ihrer, in stetiger Progression sich offenbarenden Metamorphosen, d. h. Theorien und Systeme aufzeigen soll.

Die ganze Natur und jede ihrer Formen hat diese Entwickelungsgeschichte, der Mensch hat sie, sein Leib, seine Seele, sein Geist; die Thaten der Menschheit, die Offenbarungen ihres Geistes in Kunst, Wissenschaft, und in dem Leben der Weltgeschichte haben oder suchen sie — und die Geschichte der Medicin, deren Object der Mensch und die Natur, und welche die Lehre von der Natur des Menschen und ihrer möglichen Beziehungen zur Natur ist, die Medicin, welche die Lehre von der kranken Natur des Menschen und der zu seinem Heile auf ihn angewandten Natur überhaupt ist, sollte allein ein Chaos, ein Labyrinth von Meinungen und Zufälligkeiten bleiben, in ihr sollte nicht der einfache Rhythmus, das geordnete Maafs einer gesetzmäfsigen organisch-fortschreitenden Entwickelung walten? Unmöglich; denn wenn irgend eine Geschichte sich selbst genetisch zu begreifen vermag, so mufs es die Geschichte der Medicin seyn.

Die Philosophie hat durch den Ausspruch der Einheit von Natur und Geist, die Geschichte überhaupt frei gemacht, und sie eingeführt in das Reich des Gedankens, damit sie sich selber begreife und zur Wissenschaft werde. Durch das Gesetz harmonischer Entwickelung der Natur und Geschichte hat die Philosophie die Bewegungen ihrer eigenen Bahn und derer, welche sämmtliche Sphären der Geschichte durchlaufen haben, bezeichnet. Diese Idee in künstlerischer Vollendung auszuführen und darzustellen in allen Gebieten der Geschichte, ist eine der herrschenden Aufgaben des wissenschaftlichen Lebens in der Gegenwart. Je tiefer diese Aufgabe von irgend einer Seite des Wissens gelöset wird, um so zuversichtlicher wird dieser Theil der Geschichte über den Ge- und Inhalt seines Lebens, und die Wahrheit, welche Wurzel geschlagen bis in die fernste Vergangenheit hinein, begreift aus ihr die Gegenwart, und blühet einer sichern Zukunft entgegen.

Die Geschichte der Medicin ist ein lebendiges Organ in dem grofsen Organismus der Geschichte, von welchem auch, wie von der Natur jenes Wort gilt: „eine Harmonie zu einem Leben." Derselbe Lebenspuls, welcher das Ganze und alle einzelnen Glieder erfüllt, mufs auch in ihr klopfen. Diese Klarheit über die Vergangenheit, diese Sicherheit über die Gegenwart auszubreiten, das Begreifen der Vergangenheit und Gegenwart, damit aus der Einheit beider eine höhere Zukunft sich entfalte, das ist die Sehnsucht der Medicin, und sie erwartet die Erfüllung von denen, welche zu ihrem Dienste berufen sind.

Mag die Geschichte der Medicin, welche ihren Geist, ihren vernünftigen Inhalt, die Gesetze ihrer Entwickelung sich zum Bewufstseyn bringen will, mit einem Worte, mag die nothwendige Entwickelungsgeschichte der Medicin, eine philosophische, wissenschaftliche, speculative genannt werden — gleichviel; alle Prädicate sind wahr, wenn sie bekunden, dafs Gedanke und Wissen ihre steten Begleiter seyn sollen. Man kann aber diese Entwickelungsgeschichte eben so gut die „natürliche" nennen, nicht nur weil des Menschen eigenste Natur das Denken ist, und den Gedanken auf die Geschichte, als die Offenbarung des Geistes der Menschheit zu übertragen, demnach das Natürlichste ist, was es geben kann, sondern auch weil der Entwickelung der Medicin dieselben Gesetze zum Grunde liegen, wie der Entwickelung der Natur. So findet der Gedanke, die wahre Natur des Menschen, seine Wahrheit und Befriedigung für die Geschichte der Medicin nur durch die Gesetze der Entwickelung der Natur. — Je wissenschaftlicher daher die Geschichte der Medicin wird, desto einiger wird sie mit der Natur, und hat ihre Wahrheit nur in der Natur. Die Philosophie der Geschichte der Medicin ist ihre Harmonie mit den Gesetzen der Naturentwickelung. Die wissenschaftliche Entwickelungsgeschichte der Medicin ist die wahre Naturgeschichte der Medicin. Ein Gesetz herrscht in beiden.

Eine solche Geschichte der Medicin, welche es nur mit dem Fortschreiten ihres Geistes zu thun hat, war jetzt erst möglich. Denn nicht nur die Geschichte der Medicin hat ihre nothwendige Entwickelung, sondern auch die Formen der Bearbeitung. Die Geschichte der Medicin ist wie die Geschichte der Natur, zu verschiedenen Zeiten anders und anders aufgefafst und behandelt.

Der Auffassungsweisen, der Methoden der Geschichte der Medicin sind drei: die empirische, die pragmatische (rationell empirische) und die wissenschaftliche. Die erste Form ist eine Zusammenstellung des rein Faktischen der Geschichte, ohne sich ein richtendes Urtheil anzumaafsen; sie erzählt einfach nach, was die Geschichte erlebt hat. Die zweite Form ist die erste in Verbindung mit subjectivem Urtheil über den Inhalt.

Wer staunte nicht über den ungeheuren Fleifs und die Ausdauer des Willens, welche zu solchen geschichtlichen Forschungen nothwendig sind! Wer hätte nicht die gröfste Achtung vor dieser gewaltigen Gelehrsamkeit! Es gehört in der That eine eigene Anlage des Verstandes zur Ausführung solcher Arbeit; sie ist nicht Jedermann's Sache, selbst derer nicht, die sonst keine Mühe des Lernens scheuen. Darum schon verdient die empirische Geschichte alle mögliche Anerkennung. Aber ihre subjectiven Urtheile, ihre Verstandes-Reflexionen sind durchaus negativ; die sogenannte pragmatische Geschichte der Medicin ist unfähig, sich als ein nothwendiges Ganzes zu begreifen, ja diese Nothwendigkeit ihrer Evolutionen nur zu ahnen. Der Standpunct, von welchem aus sie urtheilt, ist ihre eigene Erfahrung, und schon dadurch, dafs sie auf demselben stehen will, stellt sie sich den Theorien und Systemen gegenüber, verhält sich polemisch, im Widerspruche zu ihnen. Da ihr die Theorien und Systeme nur als zufällige, mehr oder weniger zwecklose, beliebige Versuche erscheinen, um eine wahre Heilmethode zu finden, da dieselben ihr nicht wesentlich aus der Entwickelung der Medicin selber hervorgehen, so ist die rationell-empirische Geschichte der Medicin ohne alles leitende Princip, ist principlos. Sie ist in einer üblen Lage, denn da sie doch einen Halt haben mufs, so findet sie den an ihrer individuellen Meinung. Nach seiner Privatansicht schaltet und waltet der pragmatische Historiker mit der Medicin. Seine Person, sein grofses „Ich" setzt er auf den Thron der Geschichte und spricht Recht über das vermeinte Gute und Böse in derselben, wie nun seine theoretische oder praktische Stimmung gerade ist. Nicht den Geist der Geschichte, der aus ihrem Begriff hervorgeht, sondern den Seinigen, stellt er als höchsten Richter über dieselbe, legt er Jahrtausenden als Norm und Maafs an. Es sey — ja wir wissen, es mufste so seyn, diese Behandlungsweise war eine nothwendige. Aber es ist auch gewifs, und wer hätte es nicht mitgefühlt, dafs diese Geschichte, welche dem Historiker ein Chaos von Zufalligkeiten, ein Gewebe von Meinungen ist, um so weniger genügt und befriediget, je vollständiger und specieller sie ist. Denn das Beurtheilen der Geschichte nach subjectiven Ansichten, sie seyen noch so verständig und ehrenwerth, giebt dem Geiste keine Ruhe und Sicherheit, weil der Geist der Geschichte ihm nicht den Faden, um aus diesem Labyrinth herauszufinden, gereicht hat. Das grofse, prächtige Reich ihrer Thaten dient dem flachern Kopfe zum Gespötte, dem tiefern wird es ein Reich der Schmerzen und Zweifel, und beide kommen am Ende, freilich auf verschiedenen Wegen, zum Verzweifeln an der Wahrheit, zur Resignation, dieser Mutter der Gleichgültigkeit gegen das Leben der Wissenschaften. — Man frage solchen Historiker, ob die Natur, ob sein eigenes Leben ihm auch nur gesetzlose Erscheinungen sind? Sagt er „Ja", nun so wird er die Natur und sein Leben so unbefriedigt verlassen, wie wir seine Geschichte. Sagt er „Nein", so fragen wir ihn: ob es wirklich sein Ernst ist, dafs in der Geschichte der Natur, Ordnung und Gesetzmäſsigkeit seyn soll, und nicht in der Geschichte seiner Wissenschaft, die doch eine so viel höhere Offenbarung des göttlichen Geistes ist, als der Mensch über der Natur steht, in der er doch ein göttliches Wesen anerkennt. Und nun gar an eine höhere Führung Deines eigenen Lebens glaubst Du, und blendest und sträubst Dich gegen die Anerkennung derselben in der Geschichte, die doch wohl wenigstens eben solchen unendlichen Werth hat, als Dein subjectives Daseyn, welches auftauchend aus dem der Ewigkeit zurauschenden Strome der Geschichte, und eine kleine Strecke von seinen mächtigen Wogen schwankend getragen, spurlos verschwindet? — Wünschest Du Dir in Deinem Wahne keine andere Geschichte als die, welche Du die Deinige nennst, so möchte die Entwickelungsgeschichte der Medicin, welche es nur mit dem geistig-concreten Inhalt derselben zu thun hat, Dir doch kaum wünschen, daſs Du nach Jahrtausenden wieder anlangtest hienieden, und nun diese aufgethürmten Geschichtsmassen überwinden solltest. Du würdest lesen und immer lesen, und doch mit jenem Wagner im Faust ausbrechen in die Klage: — „ehe man den halben Weg erreicht, muſs wohl ein armer Teufel sterben." — und hättest gelebt für die todte Vergangenheit; der Gegenwart wäre Dein Leben ein todtes gewesen.

Doch wie gesagt, muſsten diese beiden Methoden Geschichte zu bearbeiten, der wissenschaftlichen vorangehen; nur aus jenen konnte diese aufblühen.

Die empirische Geschichte gehört mehr der Vergangenheit an, da sie sich einzig und allein um das Geschehene als ein Geschehenes bekümmert. Die pragmatische Geschichte steht auf dem Standpunct der Gegenwart, da sie die gegenwärtige Ansicht als beurtheilendes Maafs, der Geschichte anlegt.

Die Entwickelungsgeschichte endlich der Medicin hat zu ihrem Motto: „Vorwärts;" sie geht auf Verkündigung uud Bearbeitung einer Zukunft aus, wie allem geistigen Leben der Trieb nach der Zukunft eingeboren ist.

Wie aus der Vergangenheit und Gegenwart die Zukunft sich entwickelt, so mufs aus der empirischen und pragmatischen Geschichte der Medicin, die philosophische sich entwickeln. Die erste repräsentirt den materiellen Theil der Geschichte, die zweite den formellen, die dritte den intellectuellen Inhalt derselben. Wie man erst die Materie und Form eines Gegenstandes kennen mufs, um über das Wesen desselben zu urtheilen, so mufs man auch erst der empirischen und pragmatischen Geschichte der Medicin gewifs seyn, ehe man sich an ihre Entwickelungsgeschichte heranwagen darf. Wie die Einheit der Vergangenheit, Gegenwart und Zukunft den Begriff der Zeit, wie die Einheit der Materie, der Form und Idee, den Begriff des Kunstwerks bilden, so bildet die Einheit der empirischen, pragmatischen und philosophischen Geschichtsforschung der Medicin die Idee eines Historikers. — Den Weg, welchen die Geschichte durchgemacht hat, mufs der Historiker, der Mikrokosmus dieses Makrokosmus, in seiner eigenen Bildungsgeschichte zum philosophischen Historiker wiederholen. Ohne Kenntnifs des rein Empirischen hat er gar keinen Grund und Boden; er ist gar kein Historiker, und was nicht auf dieser Kenntnifs des Faktischen ruhet, sind wesenlose Schatten; der Geist der lebendigen Geschichte hat keinen Theil an ihnen, und sie vergehen und verschwinden in ihrem eigenen Dust und Wust. Saget ihr Namenlosen, dafs die Empiriker in der Geschichte vor lauter Einzelheiten das Allgemeine, vor den Bäumen den Wald nicht sehen, so seht ihr Selbst vor lauter Wald die Bäume nicht; ihr gebt, ihr habt nichts Reales und belüget und verläumdet mit zügellosem Hochmuth das reine Leben der Geschichte, welches euch nimmer begrüfst hat. — Diese Weise, die Geschichte rein *a priori* demonstriren zu wollen, beweifst nichts, um nach Schelling zu reden: „als den Troz und die Faulheit des Geistes, welcher sich nicht beugen will unter das strenge Gesetz des Lernens." Der wissenschaftliche Forscher mufs um so entschiedener gegen diese Verkehrtheiten auftreten, da er wohl von Unkundigen mit jenen für synonyn gehalten werden möchte.

Die wissenschaftliche Geschichte der Medicin will nicht einen Geist in sich hinein zwingen, sondern sie will den inwohnenden Geist herausholen und sich zum Bewufstseyn bringen. Sie will nicht die Geschichte einem gemachten Gesetz unterwerfen und dasselbe ihr einbilden, sondern sie will das natürliche aus ihr herausbilden und dem Geist der Geschichte nachdenken. — Um in einem Bilde zu reden, so will die wissenschaftliche Geschichte von dem erhabenen Kunstwerke, in welchem ihre Idee ausgedrückt ist, gleichsam einen Abgufs nehmen.

Die Entwickelungsgeschichte der Medicin soll die wesentlichen Evolutionsmomente aufstellen und als die wesentlichen beweisen; sie soll zweitens in diesen Hauptentwickelungsmomenten die Gesetzmäfsigkeit der Folge erkennen, sie soll darthun dafs aus dem nächst vorhergehenden Moment das nächst folgende entstehen mufste, und zwar durch alle Zeiten hindurch bis zur Gegenwart. Sie soll endlich drittens aus der Totalität der Vergangenheit den herrschenden Geist der Gegenwart begreifen, und aus der Einheit beider die Keime der Zukunft hervortreiben. Sie soll das Schicksal der Medicin voraussagen, wie auch wohl der Einzelne sein persönliches Schicksal sich verkünden kann, wenn der weissagende Gott ihn in dem Tempel der Selbsterkenntnifs streng und liebend erzog.

Um zu dieser verheifsungsvollen Geschichte zu gelangen, um nach ihrer Erreichung wenigstens zu streben, mufs der Historiker vielfachen Umgang pflegen mit den Chorführern der Geschichte der Medicin, welche die bedeutendsten Metamorphosen derselben verkündigten. Alle jene Herrlichen, welche durch die Thaten ihres Geistes zu welthistorischen Individuen sich herausgerungen haben, müssen an seinem innern Auge vorüberschreiten. Diese Sterne erster Gröfse am nie alternden Himmel der Wissenschaft, offenbaren ihm in siegender Klarheit die höhere Weihe der Geschichte; immer lauter überzeugen sie ihn, dafs ein einfach-harmonisches Gesetz die Bewegungen der Bahnen der Wissenschaften wie der Welten ordnet. Wohin er sich in den weiten Hallen der Geschichte, umgeben von den grofsen Ahnen seiner Wissenschaft, wenden mag, stets wird er geschmückt mit dem edelsten Eifer, und neidlos bekennt er, dafs er von diesen Auserkohrnen Alles empfangen habe und ihm nichts bleibt als — die Liebe.

Die Entwickelungsgeschichte der Medicin, welche sich nur um das Trefflichste aller Zeiten kümmert, tadelt und schmähet nicht so viel, wie der Pragmatiker, auf die Systeme und Theorien, seine eigne von Andern geborgte ausgenommen; sie ist nicht eines so bedauernswerthen Egoismus fähig, wie diejenigen, welche neue

Theorien ans Licht gebracht, und denen nun alle Vergangenheit falsch und verächtlich erscheint. — Nein — ihr ist die Geschichte kein Aergernifs und keine Thorheit, sie ist ihr eine frohe Botschaft, welche sie mit Freuden empfängt. Ihr Sinn erkennt mehr und mehr mit Zuversicht, dafs die Theorien und Systeme, dafs alle Lebensformen der Geschichte, welche die Jahrtausende geboren werden liefsen, zu ihrer Zeit so seyn mufsten, nicht anders seyn konnten, sämmtlich Durchgangspunkte zu höheren und höheren nothwendigen Metamorphosen. Die philosophische Geschichte bewundert wenig, da sie in dem Höchsten selbst die Nothwendigkeit erblickt, findet aber, ihrem Begriffe zu Folge, selbst in dem der Gegenwart Tadelnswürdigsten, Gründe der Rechtfertigung und Entschuldigung. Diese Geschichte der Medicin hat etwas von der Natur der Grofsmuth, von welcher Aristoteles sagt: sie habe nur grofse Dinge zu ihrem Gegenstande.

Es liegt hierin keine Zurücksetzung gegen den grofsen Theil der Uebrigen, welche an der Geschichte gearbeitet haben. Die Entwickelungsgeschichte weifs, dafs, wie im Organismus selbst das Unbedeutende zugleich Mittel und Zweck des Ganzen ist, wie im Leben des Einzelnen, Kleines den mächtigsten Einflufs auf sein Schicksal geäufsert, so es auch im Organismus und Leben der Geschichte der Medicin sey. Ja, das besonnene Studium derselben führt zu der Ueberzeugung, dafs hier wie überall, z. B. in den Kriegen, die Masse das Ausführende das eigentlich Wirksame ist. — Die Zwischenzeiten zwei grofser Epochen auszufüllen, das ist die Arbeit derer, welche die Geschichte zwar nicht unter ihre Anführer zählt, aber die doch bedeutend in dieselbe eingreifen. — Durch Ausbreitung, Widersprüche, Ausbildung, Veränderung, bereiten die Andern das nächstfolgende höhere Moment vor. Das ist ihr Verdienst, ihre Bedeutsamkeit, und Mancher hat mehr gewirkt für das Fortschreiten der Geschichte, als er wohl meint — vielleicht durch eine Ahnung, welche er hinwarf, und die, ein Funke, die Mine des Genies sprengte. — Selbst diejenigen, welche von der grofsen Bahn zum Tempel der Isis abgewichen sind und sich auf kleinen Seitenwegen verlieren, werden in ihren Kreisen vielfach wohlthätig wirken. Wenn die Geschichte sie auch nicht kennen lernt, sie werden in ihrem Bereiche höchlich verehrt, das vielfach Gute, was sie gethan, wird noch nach ihrem Tode gerühmt werden, bis mit dem Leben der Dankbaren freilich auch jener Andenken erstirbt, wenn nicht schon früher ein Anderer sie gelehrt hat, dafs sie vergessen sind, ehe sie todt waren.

Welche sind denn die gröfsten Männer der Geschichte, ihre Regenten, welche sind die Hauptentwickelungsmomente der Medicin? Es sind die Männer, die Theorien und Systeme, welche die Geschichte überhaupt als die ersten, gröfsten kennt und nennt. Doch diese Bestimmung ist ungenügend, da die wissenschaftliche Geschichte beweisen soll, dafs diejenigen, welche für die Vorzüglichsten gehalten werden, es auch wirklich sind, und dieser Beweis soll aus dem Begriff der Entwickelungsgeschichte hervorgehen. Dieser Begriff gab zwar den allgemeinen Gang der Genesis der Geschichte an, aber er ist kein Beweis, dafs die einzelnen für die bedeutendsten genommenen Theorien auch wirklich solche sind. Die Entwickelungsmomente müssen ihre Wahrheit erhalten aus einem bestimmten Gesetz, nach welchem sie als solche nothwendig anzuerkennen sind.

Die Geschichte der Medicin hat den Typus ihrer Entwickelung an der Entwickelung der menschlichen Natur. — Die Entwickelungsgeschichte der menschlichen Natur ist gleich der Entwickelungsgeschichte der menschlichen Heilkunst; dieser liegt wie jener ein Gesetz zum Grunde. — Die Hauptmomente in der Bildungsgeschichte der menschlichen Natur sind zugleich die Hauptmomente in der Bildungsgeschichte der Medicin. — Die Geschichte der Medicin wiederholt in ihren Theorien und Systemen den Bildungsgang der menschlichen Natur, vom Allgemeinen zum Besondern, vom Unbestimmten zum Bestimmten, vom Niederen zum Höheren fortschreitend. — Die genetische Anschauung der menschlichen Natur ist zugleich genetische Anschauung der Geschichte der Medicin. Dies das ganz Allgemeinste, die „Vergangenheit" und „Gegenwart" werden das Besondere entwickeln, das Unbestimmte klar machen, und die Wahrheit dieses Satzes beweisen und ausbreiten. Hier nur noch, daſs in der Einheit der begriffenen Entwickelung der Medicin und des Menschen, der nächste Grund zu suchen, daſs die Theorien und Systeme, welche als Entwickelungsmomente da stehn, stets in Harmonie sind mit der Stufe, auf welcher die Physiologie des Menschen zu der Zeit stand.

Die Geschichte der Medicin ist also auf dem Wege ihrer Entwickelung, der Bildungsgeschichte der menschlichen Natur gefolgt im eigentlichen Sinne des Worts. Sie hat in den Hauptbildungsmomenten und Systemen des menschlichen Leibes, in den Formen des Lebens nach und nach, in steigender Progression die Gesetze der Gesundheit, der Krankheit und Heilung gesucht, und nichts ist ihr vorzuwerfen, wenn sie die Wahrheit an und für sich nicht gefunden hat. Dem vorgezeichneten Gesetz gemäfs, welches sie an Dem gefunden, der ihr Object ist, am Menschen, ist sie Jahrtausende hindurch fortgewandelt. Die Bahnen, welche sie durchlaufen hat, liegen hinter ihr, sie kehren nie wieder, und so viel näher ist sie ihrer Idee, d. h. der Wissenschaft, gekommen. Von dieser Ueberzeugnng ausgehend, ist es unläugbar, dafs die wirklichen, wesentlichen Entwickelungsmomente der Geschichte der Medicin, auch die für ihre Zeit nothwendigen, also guten waren, und dafs umgekehrt diejenigen Theorien und Systeme, welche wahrhaft an der Zeit waren, auch stets wirklich geworden sind. —

Die Medicin ist ihrem Begriffe, Gegenstande, und ihrer Entwickelung nach, nothwendig mit der Natur verbunden. Daher stehen auch Geschichte der Medicin und Naturwissenschaften in stetem innigsten Zusammenhange. Die Medicin ist selbst die höchste Naturwissenschaft, nicht nur weil der Mensch, das höchste Product der Natur, ihr Studium ist, sondern weil sie auch die Resultate der Naturforschungen auf den Menschen anwendet. Die Medicin bricht die Früchte von dem hochprangenden Baume der Naturwissenschaften; sie nährt mit denselben so wohl ihr eigenes Leben, als sie dieselben zum Heil des leidenden Lebens der Menschheit reichet. Mit Recht ist Medicin die Krone des Naturstudiums, indem sie den Geist und die Wahrheit desselben auf das Ziel der Naturentwickelung, auf den Menschen, zu seinem und dem Heil ihrer Wissenschaft überträgt. Der Stand der Naturwissenschaften hat zu allen Zeiten entschieden auf die medicinischen Theorien gewirkt; es ist leider nur zu gewifs, dafs einige Entdeckungen der Naturforscher gemifsbraucht sind von ihr, und ihnen eine so übertriebene Gewalt eingeräumt ist, dafs die Medicin sich wahrlich zur Magd der Naturkunde herabwürdigte, etwas so Unbesonnenes, und Verkehrtes, als wenn der Mensch physisch und intellectuell der Natur untergeordnet wird. Doch erkennt man auch in der Uebertreibung den Trieb nach Einheit der Naturwissenschaften und Medicin; diese folgt ja auch dem Entwickelungsgesetze der Natur im Allgemeinen und der des Menschen im Besondern. — Es fehlt uns wohl eine philosophische Geschichte der Naturwissenschaften in ihrer nothwendigen Entwickelung sich begreifend; diese möchte wohl zu dem Resultate führen, dafs Naturkunde und Medicin, selbst unabhängig und getrennt von einander gedacht, parallel und harmonisch sich entwickelt haben. Die wissenschaftliche Geschichte, nämlich der Medicin, möchte in den Untersuchungen über ihre Verbindung mit Naturstudium, auf ein Gesetz für dieses kommen, welches so heifst: Wie die Entwickelungsgeschichte der Natur, so auch die Entwickelung der Naturgeschichte der Naturwissenschaften. Dadurch wäre für die höhere Einheit der Geschichte der Medicin und der Geschichte der Naturwissenschaften die Bahn gebrochen. Blicke in diese Einheit, der ein Gesetz für die Hauptentwickelungsmomente beider zum Grunde liegt, öffnet die „Vergangenheit" und „Gegenwart." Möchten dieselben einem philosophischen Forscher zur tiefern Einsicht in die wissenschaftliche Entwickelung der Naturgeschichte zündende Funken seyn! —

„Schmerz ist Erkenntnifs; die am tiefsten drangen, die litten auch am tiefsten von der Wahrheit." Wahr im Sinne des Dichters, wahr in dem Sinne, dafs auch die geistigen Geburten nicht ohne die schmerzlichsten Wehen ans Licht kommen, wahr endlich in dem Sinne, dafs das Tiefste am schwersten gedrückt wird von der Oberflächlichkeit. Vor Allen hat dies erfahren die Philosophie und die Philosophen, welche berufen sind, für das Reich des Gedankens und des Wissens zu ringen. Viel hat sie besonders von den Aerzten zu leiden, welche wähnen, die Medicin habe es nur mit dem Leibe und der Materie zu thun, der Geist, das Immaterielle gehe sie nichts an, sie brauchten daher keine Philosophen. „Es mufs auch solche Käuze geben," die Geschichte übernimmt ihre Rechtfertigung; schwer ist ihnen übrigens beizukommen von der Philosophie, da kein Weg des Geistes zu ihnen führt. — Die Philosophie gleicht der höheren Grazie, von welcher Winkelmann sagt: „sie biete sich nicht an, sie wolle gesucht werden; ihr Wesen sei zu erhaben um sich sehr sinnlich zu machen, dem Pöbel erscheine sie kalt und störrisch, mit den Weisen allein unterhalte sie sich, sei eine Gespielin aller Götter, und wie die Venus Urania von der Harmonie gebildet." Möchte nur die Philosophie diese Liebe für harmonische Bildung wecken bei jenen Aerzten, es wäre genug geschehen für's Erste; die Liebe zur Weisheit wenigstens, was ursprünglich Philosophie war, wäre in ihnen wach geworden, und mit ihr der Trieb nach Wahrheit und Wissenschaft, in welcher Beziehung sie auch wohl „Heimweh" genannt ist, der Trieb nämlich, überall zu Hause zu seyn. — Aber die Philosophie weckt nicht nur den Sinn für wissenschaftliches Studium, sondern sie lebt und waltet in und über Allem was auf Wissenschaftlichkeit irgend Anspruch macht. — Was das Gehirn im menschlichen Organismus, das ist die Philosophie in dem grofsen Organismus aller Gebiete des Wissens und geistigen Thuns in aller Geschichte; sie ist der wahre *sensus communis*, das *primum movens*;

sie ist das alle übrigen Organe der Wissenschaft beherrschende, die höchste Entfaltung des geistigen Lebens der Menschheit, der vergängliche Träger, die irdische Stätte des Ewigen und Unvergänglichen. Die Philosophie ist der wissenschaftliche Geist der Zeit; sie ist das Genie unter den Wissenschaften. Gleich ihm taucht sie sich ganz hinein in ihre Zeit, holt den Geist derselben aus der Tiefe hervor, und bringt den der Gegenwart bis dahin nicht offenbar gewordenen, sich selbst und ihrer Zeit zum Bewufstseyn. Wie ein grofser König regiert sie den Staat der Wissenschaften, und in der Erfüllung des Gesetzes findet der Unterthan seine Freiheit. Sie ist der Geist, welcher schwebet über den Wassern des Wissens, sie wiederholt (denn im Bilde greift man gern nach dem Höchsten) auf ihre Weise das Wunder zu Canaan. Was Religion ohne Glauben, das sind die Gebiete des menschlichen Forschens ohne Philosophie — etwas Trostloses! Mit der Philosophie führt jegliches Wissen auf ein Zukünftiges, diese Hoffnung des Geistes, der, den Tod selbst überwindend, die ewig an und für sich harmonische Wahrheit und Schönheit ist. — Frägst du, welche Philosophie gemeint sey? die wahre! Frägst du weiter welches die wahre sey, da alle wechseln — so gilt die Antwort: jede welche ein nothwendiges Moment ihrer unendlichen Progressivität ist. — Ihr verdankt, was nimmer zu vergessen ist, alle Geschichte und auch die Geschichte der Medicin, das wissenschaftliche Leben. — Steht die Philosophie aufserdem mit allen Gebieten menschlichen Forschens in der Verbindung welche eben angedeutet ist, so steht sie auch in derselben mit der Medicin, und darum mufste die Medicin sich stets an die Philosophie anlehnen, wie an ihr Schicksal. Verkehrte Weisen des Uebertragens der Philosophie auf Medicin sind jener eben so wenig zuzurechnen als den Naturwissenschaften, welche dieselben Leiden trafen. — Die Hauptentwickelungsmomente der Philosophie fallen mit den Hauptentwickelungsmomenten der Medicin zusammen, doch jene etwas früher. — Das Gesetz ihrer nothwendigen Beziehungen ist folgendes: dafs die Medicin durch die ganze Geschichte hindurch, die allgemeinen Grundprincipien der Philosophie, welcher sie folgte, in die Besonderheit der menschlichen Natur herabzog, und die Philosophie in dieser Abstraction stets auf sich anwandte und für sich verarbeitete. — Dieser Grundsatz gilt von sämmtlichen Entwickelungsstufen der Medicin, da sie sämmtlich ohne Ausnahme der herrschenden Philosophie folgten.

Weltgeschichte und Geschichte der Medicin sind vielfach verbunden. Das Gesetz der Natur gilt auch für die Staaten. Sie entstehen, blühen, vergehen wie das Einzelne in der Natur, aber Staaten bleiben wie die Natur in ewiger Verjüngung. Sie vergehen, nachdem sie ihre Aufgabe gelöset haben, sie und ihr geistiger Beruf gehen in andere Staaten und Völker über, welche das Ueberkommene ihrem geistigen Charatter gemäfs verwandeln und so fort durch die Geschichte überhaupt. — Von den wissenschaftlichen Thaten aller Zeiten, aller Völker, hat die Geschichte das Herrlichste uns erhalten. Das Höchste, Beste ist uns geblieben; das scheinbar Untergegangene ist wie durch ein Wunder gerade zur historisch günstigsten Zeit wieder geboren. Die Weltgeschichte ist auch das Weltgericht der Wissenschaften. — Sie scheidet das Vergängliche von dem Unvergänglichen, und verkündigt hienieden schon in leichten Umrissen die Unsterblichkeit des Geistes. — Es ergeht den verschiedenen Staaten in Bezug auf ihre wissenschaftliche Bedeutung, gleich den Wissenschaften selbst und denen die in ihnen arbeiten. Wie nämlich hier Einzelne hochbegabt sind vor den Uebrigen, so giebt es auch solche hochbegabte, geniale Völker. — Wie es Individuen giebt mit einem bestimmten Talent, so giebt es ganze Völker mit einer bestimmten Naturanlage zu bestimmtem geistigem Berufe. — Es giebt philosophische, pragmatische, empirische Völker; solche, die mehr nach der Zukunft schauen, andere, die mehr für die Gegenwart leben, noch andere, die nach der Vergangenheit rückwärts blicken. Diese drei verhalten sich zu einander wie Geist, Leben und Tod. Die einzelnen Staaten stellen in wissenschaftlicher Hinsicht die einzelnen Glieder eines Organismus dar, mit ganz verschiedenen Functionen, Organen, niederen und höheren Zwecken, alle jedoch nothwendig zur Bildung und Erhaltung des Ganzen. Es sind vielerlei Kräfte, aber es ist ein Geist der da wirket Alles in Allem. Es möchte auf ganze Völker in Bezug auf ihre wissenschaftliche Bedeutung jenes Sokratische auszudehnen seyn: Viele sind Thyrrsusträger, ächt Begeisterter wenige. — Das ganze Leben und Treiben der Völker, ihre Kriege, Eroberungen, Vermischungen, die Verbindungen des Handels und des Wandels, die dadurch hervorgebrachten Kenntnisse, Mittheilungen, Krankheiten, Heilungen — dies Alles hat auf lange nicht genug gewürdigte Weise zu manchen Theorien als Gelegenheitsursache mitgewirkt. — Die innigste Verbindung der Geschichte der Medicin mit der Weltgeschichte geht daraus hervor, dafs es als bestimmt auszusprechen ist: dafs die gröfsten welthistorischen Begebenheiten mit den gröfsten Momenten der Entwickelung der Medicin in eine Zeitperiode zusammenfallen.

Die einzelnen Krankheiten des Menschen haben ihre Geschichte. Sollten nicht auch die Krankheiten des Geschlechts im Grofsen ihre Geschichte haben, d. h. entstehen, blühen und vergehen? Sollten sie auch nicht ihre Verwandlungen und Evolutionen haben nach Naturgesetzen, da sie ja Producte des organischen Lebens und seiner höchsten Erscheinung, der menschlichen Natur, also selbst organisch sind? Wenn auch die Krankheiten Leiden sind, so sind sie doch Thaten des organischen Lebens, und können in der Disharmonie die Ordnung, den Rhythmus, die Gesetzmäfsigkeit jenes gesunden Lebens nicht verbergen. — Wie die Krankheiten der Individuen entstehen und vergehen, so mögen auch wohl ganze Krankheiten des Geschlechts entstehen und vergehen. Es sey erinnert an die Pocken, die Syphilis (welche noch auf ihren Jenner wartet), andere epidemische, pestartige Seuchen, und den *Sudor anglicus*. — Wie die Individuen in den verschiedenen Lebensaltern verschiedenen Krankheiten vorzugsweise, ja allein ausgesetzt sind, so mögen auch wohl die verschiedenen Lebensalter des Menschengeschlechts verschiedenen Krankheiten unterworfen gewesen seyn. — Wir sehen in grofsen Epidemien nach Sydenham dieselbe Entwickelung des Entstehens, Blühens und Vergehens, wie in den einzelnen Krankheiten; wir sehen diese Epidemien oft an einen bestimmten Typus der Jahreszeiten gebunden; es entstehen deren im Frühlinge, sie wachsen mit dem Sommer, den Stand erreichen sie im Herbst, und ersterben im Winter mit der Natur, und zwar so regelmäfsig kehren sie wieder nach Sydenham, wie Schwalbe und Kukuk. — Wenn mehrere Epidemien herrschen, hat eine das Prädominium; die herrschende theilt selbst allen übrigen sporadischen Krankheiten von ihrem Character mit, und verändert dadurch ihre Erscheinungen und ihren Verlauf. Sollten auch nicht grofse Zeitabschnitte einen allgemeinen Krankheitsgenius haben, und sollte derselbe nicht wie die jährliche Constitution, wie die herrschende Epidemie, allen Krankheiten eines ganzen Zeitabschnittes ein eigenthümliches Gepräge geben? — Wer kann sich rühmen zu sagen: er habe die Luft verstanden, dies verbindende Mittel zwischen Himmel und Erde, den gemeinsamen Träger ihrer Veränderungen, dieses Meer worin die ganze Erde getaucht ist, das form- und gestaltlose, unsichtbare, und gerade deshalb geistgeartetste Wesen in der anorganischen Natur, wer kennt ihre tiefen, unbegriffenen Wirkungen? Wer weifs es, ob sie sich nicht in grofsen Zeiträumen verändert hat, wie jetzt im Laufe des Tages und der Nacht regelmäfsig geschieht? Sollten die räthselhaften Veränderungen der Atmosphäre in grofsen Zeitabschnitten, vereint mit denen im Leben und Bildungsgange der Menschheit, nicht dem Krankheitsgenius ganze Zeiten hindurch, einen bestimmten Charakter geben können? Die Erfahrung für alle Zeiten nachzuweisen ist nicht möglich, da die Vorarbeiten fehlen in der Geschichte der Vergangenheit. Aber wenn wir erwägen, dafs in der neueren Geschichte wirklich zu gewissen Zeiten Krankheiten der Säfte vorgeherrscht, in andern die Constitution nervös, später entzündlich war, und wenn wir bedenken, dafs die Heilmethoden und Theorien parallel gegangen sind mit diesen grofsen Krankheitsconstitutionen, dann mufs man wohl am Ende glauben, dafs die Krankheiten der Menschheit überhaupt eine Geschichte haben und dafs diese innigst zusammenhänge mit der Entwickelungsgeschichte der Medicin. So scheint das Wagnifs weniger kühn, als Grundsatz in seiner Allgemeinheit aufzustellen: dafs die Geschichte der Krankheiten des Menschengeschlechts, auf die Geschichte der Theorien eingewirkt und diese mit jener parallel sich entwickelt haben. Aus diesem Satz zöge dann die Erfahrung grofsen Gewinn: nämlich den, dafs man alsdann aus der herrschenden Theorie der Medicin auf den Genius der Krankheiten im Grofsen, während des Zeitraumes da sie herrscht, zurückschliefsen könnte. Wie die Theorie so der Krankheitsgenius einer bestimmten Zeit.

Da durch die Verhältnisse der Theorien und Krankheitsgeschichten im Grofsen, wir auf dem Boden der Theorie und Erfahrung stehn, so wollen wir noch hinzufügen, dafs die Entwickelungsgeschichte der Medicin die wirkliche Versöhnerin, Friedensstifterin ist zwischen den feindlich sich gegenüberstehenden, stets schlagfertigen Parteyen. Nicht alle Theorie ist Theorie für die Entwickelungsgeschichte der Medicin; nicht alle Erfahrung verdient diesen edlen Namen. — Die wahre Theorie ist diejenige, welche ein nothwendiges Moment ihrer Entwickelungsgeschichte offenbart, ein Moment, welches sie überwinden mufste, um vorwärts zu schreiten. — Wahre Erfahrung ist der Inbegriff einer Reihe von Beobachtungen, in welchen das Handeln der Natur in der Erscheinung, mit Enthaltung von Hypothesen und Erklärungen rein und vollendet erforscht, aufgestellt und dargestellt ist. — Das Heer der kleinen Nebentheorien schadet dadurch sehr, dafs es bei Vielen die Möglichkeit der Erkenntnifs von der hohen Bedeutung und Nothwendigkeit der wahrhaft historischen Theorien vernichtet, und so alle in Mifscredit bringt.

Diese Nebentheorien sind subjective Erzeugnisse; ihre Schöpfer sagen: „die Theorie das bin Ich" statt zu sagen: die Theorie, das ist der Geist der Geschichte auf dieser Stufe! Sie sind deshalb durchaus unhistorisch, ohne Einflufs, unglückliche, und was nicht zu vergessen als ernstes Mahnwort: sie machen ihre Erzeuger unglücklich; die Erfahrung lehrt es. Denn wer sich losreifst von der Zeit, und seinen eigenen, persönlichen, selbstsüchtigen Weg verfolgt, an dem rächt sie sich; sie läfst ihn einsam und verwaiset stehen, und früh wird er vergessen, ohne dafs seine Theorie wirklich lebendig geworden wäre. Von diesen gilt das Wort: „Was nicht harmonisch einzugreifen fähig ist in dies treibende und lebende Ganze, ist ein todter Absatz, der nach organischen Gesetzen früher oder später ausgestofsen wird." Sie wufsten es nicht, dafs das Dauernde nur das ist, welches entstanden ist aus dem Willen der Zeit, welchem sich hinzugeben, in welchem aufzugehen das Glück des geistigen Lebens ausmacht. Früher oder später geht ihnen innerlich die Selbsttäuschung verloren, dafs sie etwas Grofses und Bleibendes gethan, aber sie haben nicht die Kraft, den Wahn sich und Andern zu gestehen, sondern bitter und in sich zerrissen, sind sie noch bitterer und feindseliger gegen die Aufsenwelt, und streiten, menschlichen Treibens gemäfs, am heftigsten für die Vertheidigung ihrer Leistungen, wenn sie selbst eigentlich nicht mehr sonderlich Viel auf sie geben — sie kämpfen aus Stolz und Eitelkeit — sie meinen für ihre Ehre, unmöglich, denn das Princip derselben ist für sie in der Wahrheit gegen die Wissenschaft zu suchen, nicht in dem armseligen Ich. Die Ehre ist falsch, wie die Theorie. — Eine wahre Erfahrung, eine vollständige Beobachtung, ein reines Factum hat mehr Werth, als alle falschen Theorien zusammengenommen. Jene möchten auch schwerer zu geben seyn als diese; denn ächte Erfahrung wäre sonst wohl nicht so selten, und unächte Theorie so häufig. Mein Lehrer, der selige Berends, (welcher, wenn irgend Jemand, dem Schüler hohe Achtung, ja Ehrfurcht für Erfahrung, und die Verachtung falscher Theorien auf Zeitlebens inoculiren konnte) sagte in seinem kleinen Schriftchen: Ueber den Unterricht junger Aerzte am Krankenbette etc.: „Zum Beobachten gehört aufser den Naturgaben und einem durch Philosophie aufgehelltem und ausgebildetem Geiste, auch noch Gelehrsamkeit, Bekanntschaft mit dem ganzen Umfange der Medicin, allen Hülfsmitteln und verwandten Wissenschaften." Der Verein dieser Erfordernisse beweiset an sich schon, dafs wahre Beobachtungen selten, und dafs ein grofser Theil derselben wenigstens viele Fragezeichen zuläfst. Mögen wir aufserdem doch bedenken, dafs nicht alle Aerzte zur Beobachtung aller Krankheiten sich eignen, schon ihres Naturells wegen, der z. B. mehr für acute, der für chronische; dafs ferner manche Aerzte nach Stahl so überschüttet (*obruti*) mit Praxis sind, dafs sie keinen Fall in seiner Vollständigkeit wahrnehmen können; erinnern wir uns, dafs wir den gesunden Menschen selbst und seine Natur nicht kennen; erwähnen wir, worauf es bei Beobachtung eines Falles ankommt, z. B. der Verwechselung von Ursache und Wirkung, der Unsicherheit des Werthes und der Wirkung der Mittel, des Ungehorsams, der Lügen der Kranken, des Verläugnens anderweitig gebrauchter Mittel, der Diät, des Regimen's, der heilenden Naturkraft, der mächtigen viel zu viel übersehenen Einflüsse des Psychischen auf Hervorbringung, Veränderung und Heilung der Krankheiten etc.;

dann mag es wohl begründet seyn, daſs selbst der ausgezeichnete Praktiker es nicht übel nehmen kann, daſs bei den Beobachtungen, der Zweifel an der Wahrheit fast nie auszuschlieſsen sey. O! und wie ist Alles gleichsam darauf angelegt, schon in der ersten Erziehung dem jungen Arzte den reinen offnen Blick für Naturbeobachtung zu trüben. Mit dem Eintritt in die Bahn seines Berufes empfängt ihn schon die „Schule," und die schöne Anlage, die Natur mit den Augen der Natur zu schauen, wird gebunden durch Vorurtheile, Meinungen und Hypothesen, mit denen er gestopft wird; und selbst nach unendlichen Mühen vermag er es nicht, ganz diesen Kram abzuschütteln. Selbst die bedeutenden Aerzte, welche ewig von Erfahrung reden, haben, ohne daſs sie es wissen, ein Theilchen von der Zeittheorie für sich zurechtgemacht; unwillkührlich, wie die Luft athmen sie dieselbe ein. Der plus't und minus't, der positiv't und negativ't, jener macht dem Menschen einen chemischen Proceſs, der geht mit der Elektrisirmaschine auf sein Wesen und seine Krankheit los; der fährt mit der galvanischen Batterie auf; jener sieht alles in seiner „Schärfe", der alles in seiner „Schwäche", ein dritter ist in einer dauernden „Erregung", der hat zu viel „Lebenskraft", der gar keine, noch andre machen sich mit der Psyche zu schaffen, können sie aber nicht fassen, da sie nicht wissen, wo sie ist, indem sie dieselbe für Eins mit dem Geiste halten; andere sagen es giebt keine Seele, da sie dieselbe nicht sehen u. s. f. — Wir sehen wenigstens hieraus, daſs das Theoretisiren sich selbst denen, welche sich dagegen sträuben, aufdringt, da es dem Menschen zu natürlich ist, den Gründen des sinnlich Beobachteten nachzuspüren, jedem auf seine Weise. — Die Theorien sind nichts anderes, als Thaten des Gedankens; es sind die Arbeiten: das Unbegriffene zum Begriff, das Wahrgenommene zur Erkenntnifs, die Erfahrung zur Wissenschaft zu erheben — überall das eine Streben des Geistes, sich durch sein Organ, das Denken, Rechenschaft zu geben von der Wahrheit dessen, was er in der Medicin erlebt und erfährt. (Wer dies Streben ablegt, legt den eigentlichen Charakter der Menschheit ab, er ist ein geistloser Empiriker — und diese Gedankenlosigkeit ist das eigentliche Wesen des reinen Brodstudiums. „Aber Mehl kann man nicht säen, es ist nur gut und schmackhaft für einen Tag." Von Solchem gilt was Schelling sagt: er kann keinen Funken Achtung für sich haben, da er sich selbst nur als Mittel betrachtet zu irdischen persönlichen Zwecken und Nutzen. Er kann das Empfangene nicht richtig anwenden, nichts selbst construiren, ist überall verlassen. Er fafst nur auf, was selbst keinen Geist hat. Alles erscheint ihm nur zugänglich als Besonderes, daher ist er ein geschworner Feind jeder im Allgemeinen gemachten Entdeckung etc." Einem solchen „Brodtgelehrten" ruft Schiller mit Dichterzorn zu: „Beklagenswerther Mensch, der mit dem edelsten aller Werkzeuge, mit Wissenschaft und Kunst, nichts Höheres will und ausrichtet, als der Tagelöhner mit dem schlechtesten, der im Reiche der vollkommensten Freiheit eine Sklavenseele mit sich herumträgt! —") Wie die Entwickelungsgeschichte der Theorien, so hat die Theorie selbst, das Streben nach Wahrheit und Wissenschaft in der Medicin. — Theorie ist für die Medicin überhaupt, was die Epikrisis in einer Krankengeschichte: die Erkenntnifs des Bekannten, das Denken über die Beobachtung. — Was nämlich die Geschichte der Medicin als Erfahrung, als Form in sich hineingezogen hat, dessen bemächtiget sich die Theorie, der Geist der Medicin. Die Theorie ist die Erlöserin der Erfahrung. Von dem Wirrwarr der Meinungen und Ansichten, von den Verschlingungen des Zufalls sie entbindend, unterwirft sie dieselbe dem Scepter des Gesetzes und der Nothwendigkeit, und dadurch macht erst die Theorie die Erfahrung wahrhaft frei für die Erscheinung, indem sie dieselbe der subjectiven Willkühr des Einzelnen entreifst. — Die Theorie erfährt aber auch nur durch die Erfahrung was sie ist und wie sie ist, d. h. wohin sie es in Wahrheit gebracht, was sie hinter sich, was sie zunächst vor sich hat. Die Erfahrung ist die Probe der Theorie. Die Theorie hat ihre Wahrheit, ihre vernünftige Realität nur an der Erfahrung; diese ist die ernstmahnende Hüterin und Bewahrerin jener, eine strenge, sie nie verlassende Begleiterin. Die Erfahrung ist der Momus, die Nemesis, man möchte sagen das Gewissen der Theorie. So sind Theorie und Erfahrung gegenseitig Richter und Bildner, beide ergänzen sich wechselsweise. Beide sind in Wahrheit Eins und unzertrennlich; keine die erste, keine die letzte, da beide in und miteinander nach wahrer Erkenntnifs streben. Wie das Kunstwerk nur möglich durch Einheit der Idee und der Form, so die wahre Heilkunst nur möglich durch die Einheit der Theorie und Erfahrung. Wie Geist und Leib in der Einheit, zum Begriff des Menschen führen, so Theorie und Erfahrung zum Begriff der menschlichen Heilkunst. — Die Frage also, ob Theorie der Erfahrung wegen, oder die Erfahrung der Theorie wegen da sey, ist an und für sich eine sinnlose. Beide sind für einander da, zur Bildung der Medicin als Kunst und Wissenschaft. Ja es möchte der Satz aufzustellen seyn, dafs für die wahre Theorie nur das reif ist, was wirklich erfahren ist, und dafs nur das wirklich erfahren werden könne, was umgekehrt für die Theorie reif ist. — Die philosophische Geschichte der Medicin ist nichts anderes, als die Theorie dessen, was die Medicin in ihrer Entwickelung durch alle Zeiten erfahren hat. Wenn man die Geschichte der grofsen Erfahrungen verfolgt, mit stetem Hinblick auf die grofsen Theorien, so dränget sich die Wahrheit jener beiden Behauptungen entschieden auf. Hier nur noch ein Wort über die gangbare Meinung, dafs man grofse Beobachtungen und Entdeckungen dem Zufall verdanke. Das ist nicht wahr! Es scheint nur demjenigen so, welchem die Medicin nicht eine nothwendige, sondern zufällige Geschichte hat. „Es giebt keinen Zufall," gilt auch für unser Fach. Je sorgfältiger wir in die Zeiten, da grofse Erfahrungen und Entdeckungen gemacht sind, eingehen, um so mehr erkennen wir, dafs es nur dann geschah, wann sie in der Entwickelungsgeschichte der Naturwissenschaften und Medicin an der Zeit waren. Die zufälligen Gelegenheitsursachen konnten oft da gewesen seyn; aber der Geist der Zeit und der Einzelne waren nicht reif, nicht empfänglich genug, um das zufällig Gegebene zur grofsen Nothwendigkeit zu erheben. Das Experiment nennt man wohl eine Frage an die Natur, auf welche sie antworten soll. Mit Recht; denn es gehört zu dem Wesen der reinen Frage, dafs ich von dem, was ich frage, schon eine dunkle Vorstellung haben mufs, die mir freilich nicht zum klaren Bewufstseyn geworden ist. Der Zufall nun, dem wir die grofsen Entdeckungen verdanken sollen, ist auch eine Frage der Natur an den Menschen, ohne sein Zuthun. Versteht er sie nicht, so folgt keine Antwort. Soll er sie aber auslegen, beantworten können, so mufs er dazu die Fähigkeit, das Vermögen haben, und da lehrt die wissenschaftliche Geschichte der Medicin, dafs solche zufällige Fragen der Natur an den Menschen nur dann nicht verloren gegangen sind, wenn die Zeit und Individuen auf der Stufe der Entwickelung standen, dafs sie dieselbe beantworten, d. h. dafs sie eine Erfahrung, Entdeckung machen konnten. Was wir Zufall nennen in der Geschichte, scheint das zu seyn, was auf den Einzelnen angewandt, Schicksal heifst. Beide sind blind, wenn der Mensch sie nicht sehend macht. „Den Zufall giebt die Welt, sagt Göthe; zum Zweck soll ihn der Mensch gestalten." — Thut er es, so nennt man oberflächlich genug den günstigen unvorhergesehenen Erfolg — Glück; — aber es ist etwas Tiefes und Schönes, dafs Weise des Alterthums das Glück zu den Talenten des Menschen zählten. Der Zufall ist auch eine Gabe an den Menschen; der glückliche Sinn für dieselbe auch Talent. Kein Geistloser hat je eine grofse Entdeckung gemacht!

So hätten wir denn von unserm Standpunct aus, d. h. von dem der Geschichte der Medicin, einen andeutenden Blick gethan in die Harmonie derselben mit Geschichte der Naturwissenschaften, Philosophie, Weltgeschichte, Geschichte der Krankheiten und in die Einheit der Theorie und Erfahrung.

Wir ahnen die harmonische Einheit aller Geschichte, die Eine ewig mit sich Selbst einige Kraft, welche lenket und beherrscht alle Offenbarungen derselben. — Wir erkennen, dafs jede Geschichte der Mittelpunct aller Geschichte seyn kann — zugleich aber sey es nicht verhehlt, dafs der natürlichste Mittelpunct nach der Peripherie des Kreises aller Geschichte hin die Medicin sey; einmal weil sie die Lehre ist von der lebendigen Mitte zwischen Natur und Geist; zweitens, weil sie den Menschen am *allseitigsten* umfaſst oder wenigstens umfassen sollte, und drittens, weil Mittel und Zweck aller Offenbarungen der Geschichte, in Wissenschaft, Kunst und Leben doch nur der Mensch im Allgemeinen, d. h. die Menschheit ist. — Dieses Vorgefühl der Einheit aller Wissenschaften, aller Geschichte, vom Standpunct der Medicin aus, führt zu dem Glauben, daſs die Vollendung der Medicin als Wissenschaft, d. h. das Ende *ihrer* Geschichte zusammenfallen muſs mit der Vollendung aller übrigen Wissenschaften, d. h. mit dem Ende *aller* Geschichte. — Alle Wissenschaften werden *eine* Wissenschaft, *eine* Harmonie, *eine* Wahrheit dereinst werden. Die Vollendung aller Wissenschaften wird *ein Zugleich* seyn.

Die Entwickelungsgeschichte der Medicin überzeugt, daſs jede Theorie, welche ein Moment der Entwickelung darstellt, eine nothwendige zu ihrer Zeit, und auf ihrer Stufe eine wahre sey, als eine Form, welche die Medicin erleben muſste, um vorwärts zu schreiten. Sie überzeugt aber auch *zweitens*, daſs, da die Medicin in stetiger Progression sich bewegt, jede Theorie nur ein Durchgangsmoment zu einer höheren, daſs also im Verhältniſs zum Ganzen betrachtet, jede Theorie nur eine relativ wahre sey. *Drittens* überzeugt uns die Geschichte der Medicin, daſs sie nur auf der Wanderung begriffen sey zum Tempel der göttlichen Isis — daſs das wahrhafte Wesen dieser Mutter der Natur und Geschichte annoch ein verhülltes sey; und jedem redlichen Forscher in der Medicin ruft die Isis noch heute zu: „Ich bin das Vergangene, das Gegenwärtige, das Zukünftige, Niemand hat meinen Schleier gehoben." Wer es vernimmt, der freuet sich der Worte, da es ja so noch Viel zu thun giebt in unserer Wissenschaft. Unwillkührlich fällt ihm jene Stelle aus dem Lehrlinge zu Sais ein: „Und hebt nach jener Inschrift dort, kein Sterblicher den Schleier, so lafst uns Unsterbliche zu werden trachten." —

Das Werkchen selbst zerfällt wie die Zeit in drei Theile: in Vergangenheit, Gegenwart und Zukunft. Das Reich der Vergangenheit ist wie das Todtenreich das gröfste; es ist gröfser als das Reich des Lebens, die Gegenwart. — Den in der Vergangenheit ruhenden Geist zu wecken, die lebendige Gegenwart zu erfassen, und aus der Einheit beider die Elemente der nächsten Zukunft der Medicin zu entwickeln, das ist das erste schwache Opfer, welches wir in den Tempel der Geschichte niederlegen.

Den Schlufs der Einleitung und den Uebergang zu dem Werke selbst machen wir mit der Erzählung von dem Traum des Hippocrates. „Da ich nachdenklich und bekümmert war über das Heil des Demokrit, erschien mir gegen den Beginn der Morgenröthe ein Traum, welcher wie ich meine, auf nichts Gefährliches deuten wird. Es schien mir nämlich, als sähe ich den Aesculap leibhaftig vor mir, da ich eben an die Thore von Abdera gekommen war. Aber Aesculap erschien nicht in jener Milde und Willfährigkeit, wie ihn die Bilder zur Anschauung bringen, sondern seine Haltung war der eines Aufgeregten ähnlich, und sein Anblick mehr schreckend. — Darauf reichte mir der Gott die Hand; nachdem ich sie willig ergriffen, bat ich ihn, er möchte mit mir kommen und mich nicht in der Cur verlassen. Jener aber sagte: Du bedarfst meiner Hülfe für jetzt nicht, sondern diese, sowohl der Unsterblichen als Sterblichen gemeinsamen Mutter wird dich jetzt gastlich führen. Ich wandte mich, und sah ein sowohl schönes als grofses Weib, mit einfachem Haarschmuck, glänzendem Anzuge, und ihre Augenkreise erleuchteten in hellem Lichte, als wären sie Sternenschimmer. — Der Gott verliefs mich zwar, aber jenes Weib drückte mir die Hand und sie haltend führte sie mich gar leutselig durch die Stadt. Als wir aber an das Haus kamen, wo ich mir gastliche Wohnung bereitet glaubte, verschwand sie, gleich einer Erscheinung, und schien zn sagen: morgen werd ich dich bei dem Demokrit treffen. Während sie verschwindet, sage ich bittend: wer bist du Beste und welches ist dein Name? „Wahrheit" sagte sie. Diejenige, welche du aber kommen siehst, ist die „Meinung" und sogleich erschien mir eine Andere, auch diese zwar nicht übel, doch von wilderem und hochmüthigem Ansehen." —

Die Vergangenheit.

Sie umfaſst den Zeitraum von Hippokrates bis zum Schluſs des achtzehnten Jahrhunderts, also ohngefähr ein und zwanzig Jahrhunderte, und zerfällt in drei groſse Hauptepochen nämlich:

I. Von Hippokrates bis Galen (350 v. Chr. — 200 n. Chr.)

II. Von Galen bis Paracelsus (200 v. Chr. — 1541.)

III. Von Paracelsus bis zur Gegenwart.

Erste Hauptepoche.

Von Hippokrates bis Galen.

Diese Epoche hat wieder drei Abtheilungen;
Die erste umfaſst den Hippokrates.
Die zweite die Sekten.
Die dritte den Galen.

1. Hippokrates.

Wir beginnen mit ihm, weil die Medizin durch die Hippokratischen Schriften als selbstständig in die Geschichte tritt. Hippokrates lebte in dem Zeitalter des Perikles; er war ein junger Mann von ungefähr zwei und dreiſsig Jahren als Anaxagoras starb. Griechenlands gröſste tragische Dichter, älter als Hippokrates, verewigten sich jedoch vor ihm; auch den Aristophanes überlebte er; die gröſsten Historiker waren seine Zeitgenossen, Herodot ein Jüngling, Thucydides ein Knabe als er geboren ward; gleichzeitig mit ihm Empedocles, Gorgias, Demokrit; Sokrates, vor Hippokrates geboren, befreite früher seinen Genius, und selbst Plato überlebte ihn nicht lange; er war ein Greis als Aristoteles geboren ward. — In dem Mittelpunkte dieser gröſsten Zeit Griechenlands, für Politik, Kunst, Philosophie, Geschichte steht er, und sein langes Leben berührte den vollen Kranz dieser herrlichen Blüthenkronen in dem heitern Eden griechischen Geistes. — Wie jedes groſse historische Individuum nur aus seiner Zeit und seinem Volke heraus zu begreifen ist, so auch unser Hippokrates. Der Geist der Hippokratischen Werke bleibt seinem innersten Wesen, seiner tieferen Eigenthümlichkeit nach verborgen, wenn wir uns nicht stets erinnern, daſs er ein Grieche war und zur Zeit der höchsten Entwickelungsstufe seines Vaterlandes lebte. Sein Standpunkt in der Geschichte ist ein einziger; nie kehrt er wieder, so wenig wie die Blüthe Griechenlands. Daher, sagt Jemand: er sey ein Hippokratischer Arzt, ein Arzt wie Hippokrates, so legt er dadurch kein anderes Geständniſs ab, als daſs er weder sich Selbst, noch seine Zeit, noch die Geschichte überhaupt begreift. Den Hippokrates zu erreichen ist nicht möglich, es müſste denn Vergangenes, Zukünftiges werden können; aber übertroffen kann er werden, die zeitgemäſse höhere Metamorphose und Wiedergeburt seiner Heilkunst ist möglich, so gut als die eingehüllte Knospe zur Frucht, nicht die Frucht zur Knospe werden kann. Hippokrates war der gröſste griechische Arzt und wird es ewig bleiben.

Was ist es denn so eigentlich, das in den Werken, welche unter dem Namen der Hippokratischen zu uns gekommen sind, dieses Einzige, dies Unerreichbare bedingt und bestimmt? — Es ist der griechische Geist, welcher sie durchdringt, es ist die harmonische Erfassung der ganzen menschlichen Natur, die Einheit von Leib und Geist. Die Griechen waren das wahrhaft beseelte Volk, sie umfafsten den Menschen als ein Ganzes, Ungetrenntes, im unmittelbaren Bewufstseyn. Natürliches und Göttliches, Leibliches und Geistiges waren nicht in ihrer Sonderung begriffen; das Natürliche war ihnen zugleich Göttliches, das Geistige, Leibliches; das Eine ohne das Andere nicht denkbar im Leben. Diese Harmonie des Geistigen und Leiblichen, welche den wahren Geist des Volkes bekundeten, trieb nothwendig die Blüthe der Kunst hervor. Die Kunst ist die Offenbarung des Begriffs der Seele; die Griechen waren ein künstlerisches Volk; die Kunst, die geschichtliche Aufgabe, der Beruf, das Talent Griechenlands. Selbst in den Spielen betrachteten sie sich als Kunstwerke, und Jünglinge und Mädchen konnten unbekleidet ohne Schaam bei den Festen tanzen. Ihre Gymnastik war nicht sowohl Uebung des Leibes zu diätetischen Zwecken, sondern Heranbildung, Erziehung des Leibes zu künstlerischer Schönheit. Die Griechen waren wirklich gesunder und schöner als wir: der Leib verschönte die Seele, die Seele den Leib; beide verletzten sich nicht aus gegenseitigem Hochmuth und Verachtung. Da Form und Wesen ihnen Eins war, so mufsten ihre Götter menschlich seyn und die Ideale menschlicher Form darstellen. Die Kunst war ihnen das Göttliche und die Götter Kunstwerke. — Da ihnen die Natur ein ursprünglich Einiges war, so konnten sie nicht in dem Sinne Experimente und Versuche machen wie wir und trennen, auflösen das an und für sich Vereinte. Die Griechen lebten in Friede mit der Natur; nicht als ein Feindliches stand sie ihnen gegenüber. — Das Wesen griechischen Naturell's und griechischer Kunst ist auch den Hippokratischen Werken inoculirt. Der Geist welcher im Ganzen wehte, mufste den Hippokrates um so mächtiger erfüllen, da er aus seiner Zeit heraus, die Medicin in das selbständige Leben der Geschichte führte, und sich so als welthistorische Erscheinung ankündigte, dieser grofse Ahne unserer Wissenschaft. Die harmonische Auffassung des ganzen Menschen ist das Characteristische der Hippokratischen Schriften. Den ganzen Menschen und die Natur fafste er unmittelbar zusammen in eine grofse göttliche Anschauung (Theorie). Er betrachtete die Natur mit den Augen der Natur, da sein Geist und der Geist der Natur noch Eins waren. Seine Schriften sind daher der Ausdruck der reinsten Natur; und wie ihm die Natur mit Plato „göttliche Kunst" war, so waren seine Werke Nachbildungen derselben — auch Kunstwerke, und die Heilkunst mufste er ein „Geschenk der Götter" nennen. — Ja, wem nicht das Verständnifs griechischen Lebens, griechischer Kunst die Seele ergriffen hat, was er auch durch das Studium des Hippokrates lernen, was er auch an ihm bewundern mag — es wird Einzelnes, Einseitiges seyn, und in den Geist, welcher diese Naturfülle grofsartiger Erfahrung durchzieht, wird er nicht eingeweiht. Wenn Du ein plastisches Kunstwerk, unter jenem heitern Himmel geboren, anschauen gelernt, wenn Du in Ermangelung desselben den Winkelmann gelesen hast, dann nähere dich den Hippokratischen Werken, und wieder und immer wieder wirst du dich zu ihnen hingezogen fühlen; wie eine Antike werden sie dich erheben, und zurückblickend in deine eigene Bildungsgeschichte, wird sich auch an dir der Ausspruch des trefflichen Amard bewähren: „*la perfection seule de ces oeuvres est le voile, qui vous en câche les beautés.*" Diese edle Einfachheit, diese stille Gröfse, welche in seinen Werken lebt, wirkt erhaben wie die grofse Natur, deren Idee er in sich trug, und zugleich beruhigend wie alles Classische. Die tiefen Naturwahrheiten, welche er so anspruchslos und unbefangen ausspricht, machen ihn zum Naturphilosophen, ohne dafs er darum wufste; denn die Einheit von Natur und Geist war ihm nicht mit Bewufstseyn eingebildet, sondern sie war ihm eine durch den Geist seines Volkes unmittelbar gegebene. Griechenland verherrlichte ihn, wie er Griechenland verherrlichen half. — Mit dem Herodot ist Hippokrates wohl zu vergleichen, wie die früheren Tempelcuren und ihre heiligen Ceremonien, mit den Homerischen Gesängen. Herodot ist der Vater der Geschichte, Hippokrates der Vater der Medicin und der Geschichte der Krankheiten. In beider Darstellungen dieselbe Naturtreue, Sorglichkeit, welche fast zur süfsen Geschwätzigkeit wird, aber in beiden auch solche naive Unschuld, Frische und Lieblichkeit, ein so instinctartiges Fühlen des Wahren, dafs man wohl diese Weise für kindlich hält, bis man einsieht, dafs sie für uns unnachahmlich, unerreichbar, und diese Einfalt und Einfachheit das verlorne Paradies der Geschichte ist. Griechenland war die Wiege dieser beiden Natur-Genie's; an den Brüsten griechischen Geistes sogen sie sich grofs, und, wenngleich sie im hohen Alter ihre Geschichten erzählten, von ihnen, wie von ganz Hellas gilt jenes Wort, welches einer der ältesten Priester zu Saïs dem Solon gab:

„ihr Griechen seyd doch immer Knaben, nirgends ist in Hellas ein Greis, eure Seelen sind stets jugendlich" (Timäus). Und pflegten beide nicht das frühe in der Morgenröthe schlummernde Leben keuscher, unentweihter Wissenschaften? —

Aus dem ungetrübten Naturgeiste, diesem eingebornen Talent Griechenlands und des Hippokrates, ist jenes gränzenlose Vertrauen zur Natur zu erklären, wovon wir gar keine Ahnung mehr haben. Dies gänzliche sich Hingeben und Ergeben der unabänderlichen Naturgewalt lieh ihm beim Erforschen und Heilen der Krankheiten jene Ruhe und Sicherheit, durch welche er die Naturgewalt wieder in seine Gewalt bekam. Die Heilmittel wurden gegeben und genommen mit demselben unbedingten Vertrauen, und die günstige Einwirkung ward in der That dadurch vermehrt. Der Glaube an die Natur, die Pietät in der Beobachtung, die Treue im Dienste derselben öffneten ihm gemeinsam jenen weissagenden Blick in die Zukunft (Prognose), welchen wir mit ungestillter Sehnsucht bewundern, wo wir ihn finden. Vergangenes, Gegenwärtiges, Zukünftiges der Krankheit bewegte er in seinem grofsen Geiste, und alles Dreies in eine Totalanschauung, in ein Krankheitsbild zusammenfassend, durfte Hippokrates sich wohl einen Heilkünstler nennen und die Medicin eine Kunst, um so mehr, da ihm bei der kranken Natur die Idee der gesunden stets vorschwebte, und er aus dem Disharmonischen das Harmonische auf künstlerische Weise herausbilden wollte. — So stellt Hippokrates die Einheit von Natur, Kunst und Weisheit in unmittelbarer, bewufstloser Durchdringung in seinen Werken dar, und er durfte jenes gefährliche Wort aussprechen: „ἴατρος φιλόσοφος ἰσόθεος." Nannte ja auch schon jener alte ägyptische Priester zu Saïs, die Erkenntnifs der Ordnung der Natur, und die Weissage- und Heilkunst eine Frucht göttlicher Eingebungen; und war nicht der ewig schönste Götterjüngling, der Lenker des Sonnenwagens, (Natur) der Gott der Harmonien und der Weissagungen, zugleich der Gott der Heilkunst, der Vater des Aesculap, von dem das Geschlecht der Hippokratiker herstammen sollte? In dem Apollo und seinen göttlichen Attributen ist auf tiefe Weise symbolisch angedeutet die Einheit der Medicin mit Natur, Kunst und Weisheit.

Nachdem wir in allgemeinen Umrissen den Geist der Hippokratischen Heilkunst aus dem Geiste seines Volkes sich entwickeln gesehen, wollen wir näher in ihr Verständnifs eingehen, indem wir sie in der lebendigen Gegenwart, welche sie umgab, betrachten.

Die erste Frage, welche uns hier begegnet, ist die: warum denn gerade zur Zeit des Hippokrates die Medicin sich von der *Sapientia* nach Celsus, d. h. vom Gottes- und Naturdienste in den Tempeln lossagte? — Die Antwort ruht in der Entwickelungsstufe, welche der griechische Geist zu den Zeiten des Hippokrates erreicht hatte. Das wissenschaftliche Lebensmaafs, bis zu welchem ein geschichtliches Volk es gebracht, offenbart die Philosophie desselben. Hippokrates war in der Blüthe des Lebens, als der den „Gedanken" zeugende philosophische Freund des Perikles starb. Anaxagoras brach den Frieden des griechischen Geistes, indem er das in schöner Unmittelbarkeit Vereinte trennte und zum Bewufstseyn brachte — er schied Geist und Natur und stellte den νοῦς als Vorsteher der Welt hin und deren Ordnung und Schönheit; ihn betrachtet er als Wächter des Ganzen und liefs ihn als Seele in die Organismen gehen. Durch Anaxagoras wurden Geist und Materie getrennt, und die Materie war zum erstenmal für sich allein da; er erschütterte das eigentliche Wesen der griechischen Götterlehre, in den Grundfesten, und ward daher mit Recht der „Gottlosigkeit" angeklagt. — — Durch diese Trennung der Physis vom Nous war die Natur selbständig, sich selbst objectiv geworden; die Medicin, aus dem Götterdienste in den Tempeln des Aesculap entlassen, mufste und konnte sich nun selbst erhalten und fortbilden. Hippokrates und die hippokratischen Werke sind die personificirte Offenbarung dieser Befreiung der Medicin vom Cultus; mit ihm daher beginnt sie ihr eigenes geschichtliches Leben. —

Doch wie im einzelnen Menschen die frühsten Eindrücke die unauslöschlichsten sind, wie sie bewufstlos den ersten Grund seiner späteren Gesinnung im Leben und Thun legen, so war auch der Medicin der Hippokratiker jene göttliche Naturanschauung und Naturanbetung unvergefslich; ja das Eigenthümliche des Hippokrates ruht gänzlich auf diesem Naturglauben, wie jede Gegenwart auf der nächsten Vergangenheit. Wie grofs die Ausbildung der Erfahrung in den Tempeln gewesen seyn mufs, beweiset am besten das Factum, dafs die Medicin so gediegen und mächtig ausgerüstet in der Person des Hippokrates, hineinschreiten konnte in das Gebiet der Geschichte. Es geht die gemeine Sage: Hippokrates habe den Tempel zu Cos angesteckt. Haller und Andere haben diese Meinung widerlegt. Dem sey, wie ihm wolle! Wir sehen in dem Brande des Tempels des Aesculap nichts, als die hellleuchtende Erscheinung, dafs das Ende der Tempelcuren gekommen war.

Da durch die Hippokratiker die Medicin mündig gesprochen ward, so mufsten sie dieselbe auf den Weg der Selbsterkenntnifs führen, d. h. sie mufsten eine Theorie von der menschlichen Natur überhaupt sich verschaffen. Dieses Theoretische schöpften Hippokrates und die Hippokratiker aus den Zeitgenossen Demokrit und Empedokles, auch aus dem Heraklit, doch zunächst aus den beiden Ersteren. — Das Hängen an dem Naturdienste in den Tempeln, die Einheit des Seyns und Denkens näherten den Hippokrates der Eleatischen Schule. Die Natur war ihm wie dem Parmenides die „Göttin," und der Traum des Hippokrates ist durch die Weise, wie hier Wahrheit und Meinung auftreten, durchaus eleatisch. Die beginnende Philosophie mufste, da ihr Geist noch an die Natur gebunden war, das Absolute in der Natur suchen. Sie stellte als solches auf: das Wasser, (die Erde,) die Luft und das Feuer einzeln und nacheinander. Heraklit nannte das erloschne Feuer, Wasser, das erloschne Wasser, Erde. — Empedokles folgte dem Heraklit darin, dafs er das Feuer, als das stets im Werden sich Verzehrende, wie die Natur, über Alles in der Natur setzte; aber er ging weiter, verband Erde, Wasser, Luft und Feuer in der Theorie der Schöpfung, und ward so der Schöpfer der vier physikalischen Elemente, deren Geist eigentlich das Feuer war. Diese Elemente, aus denen Alles bestand, verband und trennte Freundschaft und Feindschaft nach dem Heraklit, zu beiden gesellte Empedokles den Zufall (diesen Gott der Atomistik), als das unbegriffne mittlere Dritte. Hieraus bildete sich die Atomenlehre des Demokrit. Aus den ins Unendliche theilbaren Körperchen ordnete sich das Ganze und Einzelne in der Natnr. Die Seele bestand aus den ersten untheilbarsten Körperchen, von runder Figur, wie das Feuer, das im Werden sich verzehrende, welches einerlei war mit Gemüth (ein ächt psychologischer Blick). — Diese Lehre von den vier Elementen legten die Hippokratiker zum Grunde ihrer Lehre von der menschlichen Natur. Auch sie, wie Empedokles, nahmen das Feuer als das Bewegende dieser Elemente an, und bildeten danach ihren Begriff des: „*ἐμφυτον πῦρ*" als den Urheber aller natürlichen Verrichtungen. Das Leben (*ἐνορμῶν*) war auch ihnen, was es jenen Philosophen war, nämlich das stete Verlöschen und Entzünden des Feuers. — — Dem Hippokrates war aber die Verbindung der Elemente nicht mehr oder weniger ein Gemenge, in welchem nach Galen das Kleinste nur nebeneinander lag und sich berührte, sondern sie war ihm eine Mischung, und wenn wir dem Galen glauben wollen, was er an mehreren Stellen seiner Werke wiederholt, so war Hippokrates nach Galens Worten „der Erste von allen Aerzten und Philosophen, welche wir kennen, der die Elemente so verband (contemperirte), und in dieser Hinsicht nennt er ihn „*dissentiens ab Empedocle*" (*Comment. Gal. in libr. Hipp. de natura humana; Gal. de decret. Plat. et Hipp. Lib. VIII. Cap. IV.*). — Den vier Elementen, aus denen der Mensch besteht, sind vier Qualitäten eigenthümlich, das Feuchte, Kalte, Heiſse und Trockne, welche in jedem Menschen sind. — Den vier Qualitäten sind vier Feuchtigkeiten (*humores*) eigenthümlich: *Phlegma, pituita, sanguis et bilis*; aber da sie unter *pituita* auch Wasser verstanden, so bestimmten sie doppelte Galle: *bilem flavam et atram*. — Die Mäſsigung, das Gleichgewicht der Elemente (*Κρασις*, *temperies*) erzeugt die Gesundheit. — Die Krankheiten leiteten die Hippokratiker nun zuerst nach Galen von der *Intemperies* der vier Elemente ab, näher, von ihren vier Qualitäten und den diesen entsprechenden Feuchtigkeiten, welche sämmtlich ihren gemeinsamen Ursprung in den Elementen haben, aus denen die Natur und alle Nahrungsmittel bestehen. Auf diese Theorie, welche auch besonders in den „unächt" genannten Schriften des Hippokrates sich befindet, gab er selbst und die Hippokratiker nicht viel — sie war ihm eine Meinung; er verliefs sie am Krankenbette, folgte einzig hier jener reinen Naturanschauung, welche ihn zu der grofsartigen Erfahrung führte, die wir oben als unerreichbar bezeichneten. Doch spricht er sich entschieden für die Einheit der Elemente aus, und behauptet z. B. dafs, wenn der Mensch nur allein aus einem der Elemente bestände, er keinen Schmerz empfinden könnte; denn, meint er, es wäre nichts da, weswegen er Schmerz empfinden könnte; auch sagt er eben so bedeutungsvoll, dafs alsdann keine Zeugung mögtich sey. Erst nach dem Tode (sagt er) kehrt das Einzelne zu seiner Natur zurück; woher es entstanden, dahin geht es zurück; und alles entsteht auf dieselbe Weise und vergeht auf dieselbe Weife.

Jetzt bleibt uns drittens noch übrig, nach dem Begriffe der wissenschaftlichen Geschichtsentwickelung der Medizin: die Nothwendigkeit nachzuweisen, warum die Hippokratische Medicin als solche und nicht als eine andere auftreten konnte.

Wie die Geschichte sich erst des Stoffes bemächtigt haben mufs, ehe sie sich an die Darstellung ihres Wesens wagen darf, so mufste auch im Hippokrates, oder was gleich ist, im Beginne der Geschichte der Heilkunde, ein grofser reiner Erfahrungsschatz allen

Theorien und Erklärungen vorangehen. Diese wahren Naturanschauungen sind daher das wahrhaft Reale der Hippokratischen Schriften; in ihnen ruht die eigentliche historische Bedeutung derselben. Da die Geschichte ihre Entwickelung vom Allgemeinsten, Unbestimmten beginnt und von hier aus fortschreitet zum Besonderen, Bestimmten, so mufste der Vater der Medicin ein Grieche seyn, da dies Volk, vor den Uebrigen gebildet, die Einheit von Natur und Geist auf's Reinste darstellte, diese Einheit auch im Menschen unmittelbar auffafste, und drittens zuerst den Dualismus von Natur und Geist aussprach. Die Natur als das Sinnliche, mufste der Hippokratischen Medicin, ihrem Wesen nach, das Nächste und Mächtigste seyn. Hippokrates schaute in der Natur nicht aufser ihr das Göttliche. Mit diesem unbedingten Glauben an die, der Natur eingebornen, göttlichen Kräfte, mufste die Geschichte der Medicin, wie die Geschichte der Menschheit beginnen. Der sinnliche Naturdienst ist zugleich Gottesdienst, weil der Geist an und für sich nicht begriffen, als Natur den Forschenden erscheint; und da die die Natur beherrschenden Gesetze eben so wenig erkannt sind, da es noch keine Naturwissenschaften giebt, so mufs der unbedingte Naturglaube die Stelle des Naturwissens einnehmen. — Dies rücksichtslose Vertrauen zur Natur war erforderlich, damit diese so viel einfach Wahres über den Menschen und seine Krankheiten offenbarte; es war erforderlich, dafs es gleich mit dem geschichtlichen Erwachen der Medicin geschah, weil dieser ungetrübte, volle Blick frühzeitig verlohren gehen mufste. Die Natur ist freilich stets gleich treu und wahr, aber wir lernen sie nur theilweise als solche kennen, weil wir mit vorgefafsten, einseitigen, verkehrten Ansichten und Meinungen von vorn herein ihr Leben und Wirken beurtheilen. Hippokrates betrachtete die Natur und die Krankheiten wie sie sind, unparteyisch; wir wie sie uns erscheinen nach Vorurtheilen — parteyisch; sein Blick war natürlich-unbefangen, der unsrige ist künstlich-befangen; es ist als wären wir eifersüchtige Liebhaber der Natur. Durch diesen Naturglauben und die allgemeinen Erfahrungssätze sehen wir den Hippokrates eng verbunden mit den Tempelcuren. Hier ist der Einigungs- und Uebergangspunct beider; denn die Säulen der Tempel, angefüllt mit Beobachtungen und Erfahrungssätzen, waren die ersten Lehrer des Hippokrates.

Durch die theoretischen Ansichten waren die Hippokratiker innigst verbunden mit der gleichzeitigen Philosophie. Also gleich beim Beginn der historischen Bahn der Medicin, sehen wir den Bund mit der Philosophie geschlossen. Dies Factum bekundet, daſs auch der gröſste Erfahrungsmeister in seinen theoretischen Ansichten der herrschenden Philosophie folgen muſste.

Diese Theorie der Hippokratiker beweiſst gleich die Richtigkeit des in der Einleitung gegebenen Gesetzes ihrer Entwickelung durch die Zeiten. Die wissenschaftliche Geschichte der Medicin entwickelt sich gleich der wissenschaftlichen Geschichte der Natur und des menschlichen Organismus. Beide beginnen vom Allgemeinsten, Niedrigsten, Unbestimmtesten. Wir sehen die erste Theorie basirt auf das Allgemeinste, Uranfänglichste der Bildungsgeschichte — auf die Elemente, ihre Qualitäten und Feuchtigkeiten.

Durch diese Theorie der Elemente, und durch die Bildung und Erhaltung des menschlichen Organismus aus denselben, ist unmittelbar die groſse Einheit der Natur überhaupt und der Natur des Menschen ins besondere ausgesprochen — als Ahnung der wahren Physiologie.

Durch das eingeborne Feuer, dessen Heerd das Blut, das Herz, die Brust ist, wird die menschliche Natur nach Hippokrates beherrscht; die Wärme ist auch wirklich das Bewegende, die erscheinende Lebenskraft, das Symptom derselben, sie ist das, die Natur zur lebendigen Ausdehnung fördernde, Medium. —

Auf die Feuchtigkeiten ist physiologisch, pathologisch, therapeutisch vorzugsweise Rücksicht genommen. Wir erkennen hierin ein tiefes Einverständnifs der ersten Theorie in der Medicin, mit der ersten Bildungsgeschichte des Menschen aus und in dem Flüssigen und Feuchten; erst später bildet sich aus dem Flüssigen (Humoralpathologie) das Feste (Solidarpathologie), sowohl in der Bildung der Theorie, als in der Bildung des Fötus. — Wohl mögen auch die Krankheiten des flüssigen Blutes die vorherrschenden gewesen seyn bei den jugendlichen Griechen, wie sie es noch heute in der Jugend sind. Die Krankheiten der Menschheit mögen sich wohl entwickelt haben, wie die Krankheiten der Menschen. Der erkennende Blick des Hippokrates war vorzugsweise auf acute Krankheiten gerichtet, da sie den gesetzlichsten Typus bewahren und wohl die natürlichsten und ersten Krankheiten seyn mochten. Der Genius der Geschichte mufste den Hippokrates auch vor allen zu den acuten Krankheiten führen, weil es der Medicin zuerst darum zu thun war, den Gesetzen, welchen die Natur im Verlaufe der Krankheiten folgt, auf die Spur zu kommen.

In den Elementen und deren Mischung, welche Hippokrates zuerst aussprach, erblicken wir das erste bewufstlose Aufdämmern von etwas Chemischen. Bedenken wir, dafs der Chemismus besonders hervorsticht im Bauche, im reproductiven System und erinnern wir uns, welche bedeutende Rolle die schwarze Galle in demselben spielte, so haben wir ein Moment mehr zur Bestätigung obiger Behauptung. Die Chemie ist ja aber nun die erste allgemeinste Grundlehre der Natur, als die Lehre von der Mischung und Zusammensetzung der Materie; das reproductive System, so wichtig beim Hippokrates durch Leber und Milz, ist das niedrigste der drei Systeme des menschlichen Organismus. Und so erkennen wir hier wieder die Bestätigung des Gesetzes, welches der Entwickelung der Geschichte der Medicin zum Grunde liegt, indem sie sich zuerst mit der allgemeinsten Seite des Naturstudiums und mit dem untersten und niedrigsten System des Organismus in wechselseitige Beziehung stellt. — Die Behandlungsweise der Krankheiten ging auch besonders auf den Unterleib, und wirkte durch Purgiermittel etc., welche die schädlichen Säfte herausschaffen sollten.

Der wichtigste Theil der Cur beruhte übrigens auf Diät und Regimen; gewifs die natürlichste und einfachste Curmethode, daher auch die erste. Der Medicin lag auch besonders im Anfange daran, rein an und für sich die Kräfte der Natur zur Bezwingung der Krankheiten zu erforschen, daher zuerst die erwartende, so wenig als möglich den Naturgang störende Curmethode. —

Warum endlich im Hippokrates der Trieb, die Krankheiten zu erkennen, überwiegend ist gegen jenen, selbige zu heilen? Weil die Geschichte der Krankheiten überhaupt, wie die Geschichte der einzelnen Krankheit mit der Diagnose beginnen mufs. — In der Bildungsgeschichte der Menschheit und des einzelnen Menschen waltet ein Gesetz, eben so in der Geschichte der Medicin und des einzelnen Arztes, in dem Studium der Krankheiten und in dem Studium der einzelnen Krankheit.

Wir scheiden von dem grofsen Bildner reiner, treuer Krankheitsgemälde, dieser grofsen Urbilder, welche wir nicht nachbilden können, mit Bewunderung und Liebe, vertrauungsvoll dankend dem Genius unserer Wissenschaft für die Erhaltung dieses unversiegbaren Quells einfach-erhabener Naturanschauung. Sein Werk ist uns geblieben, wie wohl alles Vortrefflichste aller Zeiten in allen Gebieten des Wissens; denn die Geschichte hält über sich selbst Gericht.

Der ersten Hauptepoche zweite Abtheilung.

Die Sekten.

Die Sekten umfassen den Zeitraum zwischen Hippokrates und Galen. Diese Abtheilung ist die mittlere von den Dreien; auch ist sie in der That die vermittelnde der beiden Andern, ihrem eigenthümlichen Wesen nach.

Was Hippokrates als eine allgemeine Totalität unmittelbar zusammengefafst hatte, stellte sich in dieser Zwischenzeit in der Vereinzelung und Sonderung dar. — Die unbestimmte, allgemeine Einheit mufste aufgelöfst und die theoretischen Momente, welche die Hippokratischen Schriften enthalten, einseitig nach einer Richtung hin einzeln ausgebildet werden, damit, nachdem sich dieselben erschöpft, die höhere Einheit aus den vollständig entwickelten getrennten Richtungen gefunden und dargestellt werden könne. Diesen Gang der Entwickelung sehen wir alle Geschichte nehmen; er wiederholt sich in der Geschichte der Bildung des Einzelnen, er ist der Gang der Natur, also nach unserem Gesetze auch der der Medicin. — — Wie nämlich das Ey zuerst eine gleichartige Contiguität zeigt, in welcher alles Einzelne verschwimmt, und nur der Idee nach, qualitativ, *potentia* in demselben enthalten ist, und wie erst später aus dem Allgemeinen das Einzelne mehr äufserlich und roh sich sondert — so verhält es sich auch mit der Entwickelungsgeschichte der Medicin, wenn sie vom wissenschaftlichen Standpunct aus untersucht wird. — Hippokrates stellt dar — das grofse Ey der Geschichte der Medicin. Befruchtet durch die Schöpferkraft des Genius derselben, enthält es den lebendigen flüssigen Inhalt aller späteren Metamorphosen. — Die erste rohe Sonderung und Bildung des allgemeinen Inhalts geschah nun durch diese zweite mittlere Unterabtheilung.

Diese mittlere Stufe, als die zerfallende, hat auch viele Organe, welche sie verkünden. So ist's überall in der Geschichte. Die Hauptentwickelungsmomente haben nur einen Repräsentanten; die Mittelstufen, zugleich vorbereitende des höheren, dritten Moments, haben wie der Inhalt selber viele Gliederungen. — Diese Abtheilung wird von den Sekten ausgefüllt. Dieser Sekten sind drei der Zahl nach (*Gal. de opt. secta Cap. VII. et Introd. s. medic. Cap. II*) nämlich Dogmatiker, Empiriker und Methodiker. Ursprünglich gab es nur zwei Sekten (*Gal. de sect. Cap. I*), nämlich die dogmatische und empirische. Da diese beiden aber unmittelbar hervorgehen aus einseitiger Befolgung der theoretischen und praktischen Ansichten des Hippokrates, und sie späterhin wirklich zusammenfallen, und als Einzelne verschwinden in der Alexandrinischen Schule, so sind sie für die letzte Zeit dieser Mittelabtheilung als eine Sekte anzusehen, die Methodiker als die zweite, und die Pneumatiker als die dritte, letzte. Jede dieser drei Sekten bearbeitet ein wesentliches Moment von denen, welche wir im Hippokrates verbunden sahen.

Im Hippokrates war das Empirische, Rationelle, Speculative wesentlich Eins; in den Sekten trennten sich diese Principien, nach denen die Medicin überhaupt bearbeitet ist.

Hippokrates bestimmt als nothwendig die Mischung aller Elemente. Von den Sekten nahm jede ein Element für sich; das niedrigste, die Erde, liefsen sie ganz ruhen. Ueberhaupt ist es wohl ungewifs, ich frage, ob die Erde als das Absolute von irgend einem Philosophen aufgestellt ist. Dafs Xenophanes es gethan, stellt selbst Galen als zweifelhaft hin. Uebrigens gab es nach ihm (*Introd. s. medic. Cap. IX*) welche, die da sagten: der Mensch bestehe nur aus drei Theilen, dem *siccum*, *humidum* und dem *spiritus* (*ἴσχοντα, ἰσχόμενα, ενορμῶντα.*)

In dieser einseitigen Auffassung der einzelnen Qualitäten ruht der Begriff der Humoral-Solidar- und der dynamischen Pathologie (Materie — Form — Wesen; Empirie — rationelle Empirie — Speculation).

Auch in dieser Abtheilung lehnt sich die Medicin an die Philosophie. Den Plato liefs sie liegen, da seine Theorie der Elemente sehr ähnlich ist der Hippokratischen. Plato wirkt erst später in die Medicin ein. Die medicinischen Sekten hielten sich an die philosophischen Sekten nach Plato und Aristoteles, nämlich an die Skeptiker, Epicuräer und Stoiker. Jede einzelne Sekte folgte einer dieser philosophischen Schulen. — Jetzt zur kurzen Betrachtung der einzelnen Sekten von unserm Standpuncte aus.

Die Dogmatiker.

Sie wurden auch *rationales*, *analogistici*, *logici* genannt. Sie waren die unmittelbare Fortsetzung der Hippokratischen Theorie von den Elementen. Die Söhne und Enkel des Hippokrates waren Dogmatiker. Sie hoben nur das Theoretische des Hippokrates einseitig heraus, das Praktische gänzlich vernachlässigend. So hatten diese Dogmatiker, einzig der Theorie ergeben, gar keinen bändigenden Zügel an der Erfahrung, und trugen durch ihr haltloses Theoretisieren zum Erkennen des Ungenügenden in der Hippokratischen Theorie, ja zum Sturze derselben das Meiste bei. Sie waren Humoralpathologen wie Hippokrates, aber ohne jene lebendig-organische Naturanschauung der Krankheiten, welche dem Hippokrates über Alles ging. Die Erfahrung war die Sklavin ihrer Theorien, sie galten ihnen für das Erste, Wesentliche. Hiedurch litt die Praxis und Beobachtung. Da den Dogmatikern die Erkenntnifs der „verborgenen" Ursachen der Krankheiten wirklich eine verborgene war, die Erfahrung sie nicht leitete in der Theorie, so veränderten sie, ihrer subjectiven Ansicht gemäfs, die ursprüngliche Theorie auf's mannigfachste, und es gab daher später fast so viel Theoriechen als Dogmatiker, folglich auch gleich viele Weisen, Krankheiten zu behandeln, da jeder Dogmatiker seine Praxis der Theorie unterwarf. Theorie und Praxis löseten sich in leeren Dust und Wust müssiger Speculationen auf — eine ernste Mahnung an jede ähnliche Zeit in der Medicin, wo kein besonnenes Princip herrscht, weder in der Theorie noch in der Praxis.

So war die schöne Heilkunst zur Zeit Alexanders des Grofsen beschaffen. Die politisch und wissenschaftlich eigenthümliche Gröfse Griechenlands war dahin, weil der griechische Geist selber verblühte. Alexander starb — Griechenlands Gröfse durch ihn, mit ihm — es war sein letztes Entzücken, welches wohl auch bei dem Einzelnen dem Sterben vorangeht. — Mit dem gröfsten Helden welthistorischer Thaten, war der gröfste Held wissenschaftlicher Thaten innigst verbunden. Der am tiefsten denkende Philosoph, Aristoteles, war der Lehrer des für Grofsthaten leidenschaftlich glühenden Königs-Jünglings Alexander. Wie Aristoteles die geistige Sonne war, welche durch ihre belebenden Strahlen den Frühlingsgeist Alexanders weckte, dafs er mit hinreifsender Schnelligkeit in Pracht und Herrlichkeit aufblühte, so nährte die Sonne der Natur, deren Aufgange Alexander unter unbekannten Himmeln zustürmte, den Riesentrieb des Aristoteles nach weltumfassender Erkenntnifs und Erforschung der Natur, zu deren Erfüllung der unaufhaltsame Heldenschüler kämpfend den Weg bahnte. Aristoteles und Alexander schüttelten vom wunderschönen Baume des griechischen Lebens die letzten, reifsten Früchte. Im Aristoteles lebte aber nicht mehr die harmonische Heiterkeit und Schönheit in Kunst und Wissenschaft. Der jugendliche Sinn Griechenlands war durch Aristoteles männlich-ernst und besonnen geworden. Das Ideale hatte mit dem Realen gleichen Werth; ja der ungeheure Reichthum des Materials welchen dieses bot, unterdrückte jenes; der Dualismus brach durch, und mit ihm das Princip des Sonderns, Theilens und der Verbindung des Vereinzelten d. h. das Systematisiren. Dies ist die Aufgabe des Aristoteles ganz im Allgemeinen, er hat sie gelöset in seiner Zeit, wie Keiner seitdem. — Auf die Theorien der Medicin hatte er nicht unmittelbaren Einflufs. Er folgte gröfstentheils hier dem

Plato und Hippokrates. Gleich dem Plato beschreitet er erst später die Bühne unserer Geschichte — er ist der Mann unseres gröfsten Systematikers Galen; denn Gleiches gesellt sich gern zu Gleichem. Ein gleiches Schicksal war auch den Werken beider durch Jahrhunderte beschieden. Aber mittelbar griff er ungeheuer in die Medicin ein. Durch seine Naturforschungen waren eigentlich erst die Pforten wahrhaft realer Naturuntersuchungen geöffnet. Was den Griechen früher nicht möglich war, das war ihm Hauptsache. Er trennte, zerlegte die Naturproducte in ihre einzelnen Bestandtheile, und durch ihn ist die specielle Erforschung einzelner Naturproducte erst wirklich geworden. Er ist der Schöpfer der Naturwissenschaften und der Anatomie, vorzüglich der thierischen. Das Studium der Anatomie ward besonders getrieben in der medicinischen Schule zu Alexandrien. Die Aerzte gehörten dort (nach Galen) im Allgemeinen zu den Dogmatikern, allein durch Anatomie wurden sie zu sinnlich-factischer Beobachtung geführt. Drei bedeutende Männer sind vorzüglich aus dieser Schule zu nennen: Diokles, Herophilus und Erasistratus. Sie verbanden Theorie und Erfahrung und aus ihnen, besonders aus den beiden ersten, bildete sich die Sekte der Empiriker.

Die Empiriker.

Sie folgten einseitig der praktischen Richtung des Hippokrates, aber ihre Weise war himmelweit von ihrem Muster verschieden, welches stets den Blick auf's Ganze hatte. Sie begannen früh, sich den Dogmatikern gegenüber zu entwickeln, deren Leerheit der Reflexion und Vernachlässigung der Beobachtung allgemein gefühlt ward. Selbstständig trat diese Sekte hervor aus der Alexandrinischen Schule und zwar in der Person des **Philinus**, eines Schülers des Herophilus, welcher zuerst menschliche Leichname zergliedert haben soll. Sie verwarf alle Theorie — sie wollten nicht denken, da die Natur unbegreiflich sey, und so sind die Empiriker in der That geistlos zu nennen. Beobachtung der Symptome und Versuche von Mitteln gegen die Krankheiten, war ihre Heilkunst, und wer eine gute Portion beisammen hatte, das war „der rechte Mann." Sie hatten keine Indicationen; bei ähnlichen Fällen sahen sie ihre Collectaneen nach und gaben ähnliche Mittel. Anatomie vergafsen sie, hatten keine Physiologie, keine Pathologie, also eine grund- und bodenlose Therapie — überall Troz gegen die Wissenschaft. Bei ihnen konnte es daher auch besondere Aerzte für besondere Krankheitsgruppen geben, z. B. nach Galen auch unter Anderen: *medicos ad — anum.*

Die Empiriker folgten in der Philosophie den **Skeptikern**. Die Skeptiker waren auch wohl empirische Aerzte, und die Empiriker nannten sich auch wohl Skeptiker, nach Galen, der auch den **Menodot**, einen besseren Empiriker, mit dem Pyrrho vergleicht, welchen Menodot auch sehr lobt (*Gal. de subfigurat. empirica Cap. I, XIII.*). Den Empirikern war nur die niedere Seite des Skepticismus zugänglich. Dafs die Skeptiker sich auch wider das Einzelne richteten, dafs alles Wissen Schein sey, war ihnen willkommen. Der Masse der Empiriker war der Skepticismus nichts anderes, als eine Art von Trost bei dem Gedankenbanquerott, den sie erlitten hatten bei ihrer medicinischen Krämerei. Von jenem höhern Skepticismus, der ausgeht von Sokratischer Weisheit, und welcher durch die Relativität, welche er in allem Wissen aufzeigt, durch das Zurückhalten der

Zustimmung, und durch die Gründe dieses Zurückhaltens (τρόποι τῆς ἐποχῆς) die Ruhe des Gemüths, welche aus völligem Gleichgewicht desselben hervorgeht, sich erhalten will — von dieser „Ataraxie" wufsten die Empiriker nichts. Dennoch war diese Sekte eine nothwendige in der Entwickelungsgeschichte der Medicin, also auch eine relativ gute. Sie entwickelte die den Dogmatikern entgegengesetzte Einseitigkeit. Beide bewiesen durch ihren gänzlichen Verfall vernehmlich genug, dafs Theorie allein und Empirie allein leer und nichtig sind und in sich selbst vergehen. Sie bildete die Symptomenkunde vorzugsweise aus, und führte auf den Weg zur rationelleren Vervollkommnung der Therapie, indem sie eine gewaltige Masse von ungeordneten Thatsachen zusammenbrachte.

Sie bildete die Heilmittellehre aus und wurde hier reichlich unterstützt durch die Alexandrinische Schule. Die Heilmittellehre, dies Chaos von Einzelnheiten, war der gränzenlose Tummelplaz, um das Einzelne auf Einzelnes chaotisch zu versuchen, d. h. sich in ihrem Sinne zu tüchtigen Aerzten zu bilden. — Wie hoch oder niedrig man diese Weise der Bearbeitung der Medicin stellen mag — sie bleibt nothwendig, da überall zuerst, und doch auch wohl nicht ohne Mühe und Arbeit, das Material herbeigeschafft werden mufs, ehe man an die Aufführung des Baues gehen kann.

— Das strengste Gericht hat die Geschichte über diese Sekte gehalten — alle ihre Schriften sind untergegangen — der Geist der Geschichte hat keinen Empiriker, der Vergänglichkeit zu entreifsen für würdig geachtet. —

Durch 'die Streitigkeiten dieser beiden Sekten mischten und veränderten sich ihre Ansichten vielfach, näherten sich auch wohl mehr oder weniger dem Urbilde, von welchem sie ausgegangen waren, wie z. B. Heraklides aus Tarent (270 v. Chr.) Endlich verschwanden sie, oder löseten sich in eine der anderen Sekten auf.

Die Methodiker.

Die Sekte der Methodiker ging, gleich der empirischen, aus der Alexandrinischen Schule hervor. Die ersten Keime ihrer Entwickelung enthält schon Erasistratus (292 v. Chr.), den Galen noch zu den rationellen Aerzten rechnet (*introd. s. medic. Gap. IV.*), aber ihn doch an einer andern Stelle (*Decret. Plat. et Hipp. Lib. VIII. Cap. V.*) ausdrücklich den Ersten nennt, welcher dem Coer Hippokrates nicht gefolgt sey. Er war der grofse Mann, welcher wahrscheinlich durch das Studium der Anatomie und besonders der Nerven, gewürdigt ward weiter zu gehen. Er ist der Schöpfer der Solidarpathologie, weshalb Galen an einer andern Stelle des Buchs: „*introd. s. medicus*" ihn auch mit dem Asklepiades zusammen nennt. Erasistratus nimmt in der Entwickelungsgeschichte der Medicin ein höheres Moment in dieselbe auf, indem die Natur auch aus dem Flüssigen das Feste bildet.

Fafsten die Dogmatiker die Qualität des Feuchten entschieden auf, so Erasistratus die des Trocknen. Doch stand er durch seine Theorie der Krankheitsursachen noch in Verbindung mit der Humoralpathologie. Denn obgleich er die Elemente in die festen Theile, Nerven, Arterien und Venen setzte, so entstanden ihm doch die Krankheiten im Allgemeinen (aus fehlender Kenntnifs des Kreislaufes) durch das Blut, welches in die Arterien drang, die im gesunden Zustande nur den Spiritus enthielten. So sehen wir auch hier wieder keinen Sprung, sondern leise Uebergänge, wie in der Natur. Er steht den Methodikern sehr nahe; auch war der Philosoph derselben, Epicur, sein Zeitgenosse.

Die Sekte selbst basirt auf Epikur's Physik, welcher Demokrit's Atomenlehre zum Grunde lag. Metrodor wandte diese Naturphilosophie zuerst auf Medicin an, allein sie verscholl. Durch Asklepiades, den Freund Cicero's, trat sie ins Leben. Diese Sekte herrschte in Rom. Das griechische Land war Römisch geworden, aber der griechische Geist unterwarf sich Rom. Asklepiades folgte dem Epicur, dessen Philosophie die herrschende in Rom war, weil die Principien: Vergnügen, Ruhe, Glückseligkeit sich gar bequem einen liefsen mit der Sittenlosigkeit. Das Vergnügen, welches auch Heiterkeit des Gemüths war, ward zur Wollust; die Ruhe, welche auch Schmerzlosigkeit war, als die Freiheit von allem Bösen, bezogen sie nur auf den Leib; die Glückseligkeit, welche auch in der Tugend bestand, als dem höchsten Vergnügen, und welche Gesundheit des Körpers und der Seele erzielte, suchten sie nur in äufserer Sinnenlust. So ward Asklepiades durch die herrschende Philosophie der Zeit, die auch die seinige war, Roms gröfster Arzt. — Ihm war die Natur nichts als Körper, aus unendlichen lebendigen Atomen und deren Bewegung bestehend. Durch zu starke oder schwache Annäherung der Atome, durch ihre zu grofse oder geringe Zahl, Form, Bewegung, durch die Hemmung des Laufes der Flüssigkeiten vermittelst dieser Körperchen, entstanden die Krankheiten. Nach diesen Ursachen theilte er die Krankheiten ein, in solche, welche durch Stockungen hervorgebracht werden, oder durch die Beschaffenheit der Wege, oder durch Störung des Laufes der Flüssigkeiten. Durch entgegengesetzte Mittel bewirkte er die Heilungen. — Durch die Hemmung der Flüssigkeiten in ihrem Laufe, durch die Störung, Trübung ihres Gehaltes, ist Asklepiades noch verbunden mit der Humoralpathologie; doch sah er die *humores* nur als Gelegenheitsursachen der Krankheiten an; die wesentlichen beruhten auf den festen Theilen. (Durch das philosophische System des Epikur, nach welchem Gesundheit des Leibes und der Seele zur Glückseligkeit führte, und beide hiezu gemeinsam wirkten, ist er der psychische Arzt geworden, den wir noch heute bewundern.) Die völlig ausgebildete Sekte der Methodiker, welche den Ansichten des Asklepiades eine bestimmte Form gaben, war durchaus solidarpathologisch. Sie nahm als das allen Krankheiten zum Grunde Liegende zweierlei an, das *strictum* und *laxum*, desgleichen auch nur zwei grofse Gattungen von Heilmitteln, welche diesen beiden Ursachen entgegen wirkten. Späterhin fügten sie diesen beiden Principien noch das *mixtum* zu, parallel dem Zufall der Atomistik.

Sie hatten Recht, weder Dogmatiker noch Empiriker heifsen zu wollen. Suchten die Dogmatiker einseitig das Wesen, die Empiriker einseitig das Materielle, so stellten die Methodiker das Formelle in der Einseitigkeit auf.

Ihre Methode, nach welcher sie sich benannten, war weiter nichts, als eine bestimmte Art und Weise, der Medicin eine Form zu geben.

Sie stellten demnach, wie jede Form, das Mittlere dar, zwischen Materie und Wesen, zwischen Empirie und Speculation. Dieses Mittel für die Praxis, durch welches sie sich auf den Standpunct der rationellen

Empirie erheben, ist ihre Indication, welche in sämmtlichen, bei einer Krankheit vorhandenen, einzelnen Symptomen das Gemeinsame aufsucht, nach ihrer bestimmten Methode, und nachdem sie es gefunden, aus dieser Indication zu den Indicatis (Heilmitteln) geführt wird.

In dieser Sekte tritt zuerst entschieden der Dualismus auf, der stete Begleiter der atomistischen Physik überhaupt. Dieser Dualismus erhob sich aus den Trümmern der Dogmatiker und Empiriker in der Beschränktheit, dafs nur das Feste und Laxe, also selbst nur die allgemeinen Qualitäten der Form der Körper, die Gegensätze bildeten in der Theorie und Praxis. Es gab nur zwei entgegengesetzte Krankheitsursachen, nur zwei Heilwege. Späterhin fühlten sie die Nothwendigkeit eines verbindenden Dritten und fügten das *mixtum* hinzu, als die Form von Krankheiten, in denen das *strictum* und *laxum* vereint waren, jedoch mit Uebergewicht des einen von beiden. Dafs der Dualismus durch dies *mixtum* nicht gelöset wurde, sondern nur äufserlich gemengt, ist klar. —

Diese Sekte war die mächtigste und die am längsten herrschende; sehr natürlich, da ihre Principien so einfach und die Medicin ein so müheloses Ding war, dafs sie nach Themison in sechs Monaten gelernt werden konnte. — Hier, wie überall in höheren Formen der auf den Dualismus gegründeten Theorien, bewährt es sich, dafs das Oberflächliche die gröfste Zahl von Anhängern hat in der Wissenschaft, gleichwie das ungebildete Volk stets die Masse darstellt. Dafs die methodische Sekte und ihr ähnliche sich ausbreiten, ist gut, so lange sie an der Zeit sind; allein sie hemmen und geniren durch die Zähigkeit, mit welcher sie noch an der Zeit kleben, wenn ihre Zeit längst vorüber, die höhere, zeitgemäfse Entwickelung, und versündigen sich dann gegen den Geist der Wissenschaften. — Da diese Sekte den Schein der Wahrheit für sich hatte, durch ihre bestimmte, plausible Form und Methode, aber nicht wirklich Recht hatte, so ging die Rechthaberei mit ihrem ganzen Gefolge von Hochmuth, Grobheit und prahlerischer Eitelkeit, deren sie angeklagt werden, aus ihrer Theorie selbst hervor. Dies Alles war die Echo der Stimme ihres Sektengeistes — weiter nichts! —

Die Pneumatiker.

Sie brachten es kaum zu einer ausgebildeten Sekte, sondern verdufteten bald mit ihrem luftigen Princip — wie alles Feine, Zarte, gedrückt von roher, tüchtiger Kraft, hinschwindet. — Dennoch sind sie als die höchste, letzte Entwickelungsstufe dieser Mittelabtheilung zu betrachten und gleich nothwendig mit den übrigen Sekten; ohne sie würde eine wesentliche Lücke in dieser Zeit seyn.

Wie die Empiriker sich einseitig an der Materie (Empirie), die Methodiker an der Form (rat. Empirie) hielten, so die Pneumatiker an dem Wesen (Speculation). Waren die Dogmatiker Humoralpathologen, die Methodiker Solidarpathologen, so waren die Pneumatiker Dynamiker. Rissen jene früheren Sekten das Flüssige und Feste aus der Elementarlehre der Hippokratiker heraus, so diese Sekte den Spiritus, das πνεῦμα, ein Analogon des „eingebornen Feuers" des Hippokrates. Diese Sekte ward durch Athenäus aus Cilicien, in Rom gestiftet, zur Zeit des Nero und Vespasian. Sie folgte der Stoischen Philosophie. Die Stoiker nahmen das Princip ihrer Physik von dem „Feuer" des Heraklit, und wir haben oben gesehen, wie Empedokles, diese Ansicht des Heraklit in sein System aufnehmend, den Hippokrates zu seinem „eingepflanzten Feuer" führte. Dieses Hippokratische und jenes Stoische die Welt bewegende und beseelende Substrat ward als „Pneuma" das Fundament dieser Sekte. Das Pneuma war die Seele, das Bewegende ihrer Theorie. Doch vermochten sie dies Pneuma nicht praktisch anzuwenden; denn wenngleich sie als die erste Ursache der Krankheiten allemal den *offensum spiritum* (*Gal. introd. s. medic. Cap. VII. de elementis*) ansahen, so entnahmen sie doch die Gelegenheitsursachen von den Elementen des Hippokrates.

Durch diese Verbindung bereiteten sie leise die höhere Einheit vor, wie sie auch dadurch zum Eklekticismus sich hinneigten. Der Schüler des Athenäus, Agathinus, stiftete schon die eklektische Schule.

Die äufsern Gründe ihres flüchtigen Daseyns sind zu suchen: einmal in der entsetzlichen Langweiligkeit der Methodiker, welche die Pneumatiker früh einschlafen machte; zweitens mufsten sie das Schicksal ihrer philosophischen Freundin theilen, welche in Rom vor der Sucht des Epicuräismus nicht aufkommen konnte, sondern nur an Einzelnen, wie z. B. am Cato, Seneca, in ihrer ganzen Kraft sich geltend machte. Der dritte, innere, eigentlich wesentliche Grund ihres kurzen Lebens ruhet in ihrem Mangel an selbstschöpferischer Kraft, welchen sie deutlich genug bekundeten durch Aufstellung eines Princips, welches, zu ohnmächtig, um sich selbst zu erhalten, vom Eklekticismus borgen und zehren mufste. Der Wille war gut, aber das Fleisch schwach — d. h. die Entwickelung des Leibes der Medicin (der somatischen) zu wenig vorgeschritten, um das Seelenartige schon herrschen zu lassen. Und dennoch hat dieser erste Versuch: ein Seelenartiges, als das bewegende Princip der Medicin zu fordern, etwas Tiefes und Schönes — ja etwas Tragisches, indem sein nothwendiges Erscheinen zugleich die Nothwendigkeit des Untergangs in sich trägt. Die Pneumatiker strebten nach einer Idee, welche weder sie selbst, noch die Zeit, noch der Standpunct der Medicin erfüllen konnten.

In dieser Sekte, dem Schlufs der Sekten, erscheint zuerst ein Analogon des Psychischen, aber in der ganz allgemeinen Weise des sinnlichen Pneuma, als Weltseele, als bewegendes Feuer. Es ist der Hauch jener Blüthe, welche aus dem Hippokratischen Keime sich entfaltete. — Der Duft, der flüchtige, verwehte mit der Blüthe, deren Hinsterben jedoch gerade die Hoffnung zukünftiger Frucht näher rückte.

Nicht nur offenbart sich in dieser Mittelabtheilung die Ausbildung der einzelnen Elemente nach einer Richtung, sondern dies Gesonderte entwickelt sich auch in der Zeitfolge, nach dem organischen Gesetze der Progression, vom Niedern zum Höhern. Wir sehen nach einander auftreten: Materie, Form und Wesen, *humidum, siccum, spiritum;* Empirie, rationelle Empirie, Speculation; Humoral-, Solidarpathologie und Dynamik. — Ja warum es läugnen — wir erkennen in dieser Mittelabtheilung die ersten Vorzeichnungen, die allgemeinsten Umrisse der Systeme, Functionen und Grundkräfte der menschlichen Natur. Das reproductive System ist angedeutet bei den Dogmatikern, durch das Vorherrschen der Feuchtigkeiten, durch die grofse Berücksichtigung der gelben und schwarzen Galle (Leber und Milz) und durch das Aufnehmen der Elemente von aufsen in den Magen. Das irritable Brustsystem ist angedeutet durch die Lehre des Erasistratus, von dem Verhältnifs der festen Theile zu den flüssigen, welche jene enthalten, und von den Ursachen der Bewegung des Flüssigen, deren Störungen Krankheiten hervorbringen. Die Irritabilität ist Grund der Bewegung, und das Bewegende und das Bewegliche sind die Angeln, um welche sich die Sekte der Methodiker drehte. Das sensible System ist angedeutet durch den Spiritus der Pneumatiker, welcher nur zu oft als materielles Substrat der Sensibilität später verbraucht ist. Die Weltseele zog auch, nach der Vorstellung der Alten, durch die Nase in das Gehirn. Das Pneuma ist der sinnliche Ersatz des Geistes. Die Pneumatiker bilden die höchste Entwickelungsstufe dieser Mittelabtheilung und deuten auf ein Zukünftiges, wie alles Geistige. Sie gehen auf das Wesen los, die Methodiker auf das Künstlerische, die Form; die Empiriker halten sich an der rein sinnlichen Erscheinung des Materiellen. — — So begrüfsen wir am Schlusse dieser Abtheilung, in einzelnen Andeutungen, die ersten Keime aller späteren möglichen und wirklich gewordenen Entwickelungsmomente der Medicin; wir sehen musivisch vor uns ausgebreitet, nebeneinander und nacheinander angelegt, auf dem dunklen Grunde frühster Zeiten, den ersten, rohen Schattenrifs von dem Bilde aller Theorie, an dessen Gestaltung die folgenden Jahrhunderte gearbeitet haben.

Wir erinnern uns des Gesetzes, welches der Geschichte der Medicin zum Grunde liegt, und erkennen, als Gewährleistung seiner Wahrheit in dieser Zeit, die Bildung des Einzelnen aus dem Allgemeinen, die beginnende Gliederung der Systeme, Functionen und Kräfte des menschlichen Organismus. — Die Seele war in dieser Zeit noch ganz befangen in der Abhängigkeit des sich bildenden Leibes — sie erschien als flüchtige Ahnung — ein hinwehender Hauch.

Jeder, der das Auge des Geistes der Geschichte der Medicin, durch den Spiegel seines eigenen geistigen Auges wiedersieht — mufs, wie trübe auch der Spiegel sey, schon durch unmittelbare Anschauung die Nothwendigkeit eines höheren Vereins dessen einsehen, wozu es die Medicin am Schlusse dieses Zeitabschnittes gebracht hat. Was bei dem Hippokrates natürlich verbunden war, was sich in den Sekten in einzelne Momente sonderte, um so weit als möglich entwickelt zu werden, das mufste durch eine Kraft zu einer künstlichen Form organisch vereint werden, wenn es nicht vergehen sollte. Diese Aufgabe hatte zu lösen

der ersten Hauptepoche dritte Abtheilung.

Sie hat wie die erste nur einen Repräsentanten, den

Galen.

Ein Blick in die Zeit und Medicin vor Galen.

Der Hauptsitz der Medicin war Rom. Die Zerrissenheit, Auflösung des morschen Staatskörpers reflectirte sich in der Medicin. — Von Christus, dem Sohne des ewigen Geistes, welcher da schwebte in göttlicher Glorie über den Trümmern der alten Welt und verkündigen konnte: „ich bin der Weg, das Leben und die Wahrheit" kaum eine Ahnung in Rom. Die Orakel waren verstummt mit Christus, weil das Fatum aufgehört hatte und mit ihm die äufsere Offenbarung des Sinnlichen. Der innern Offenbarung des unendlichen

Werthes des Menschen an und für sich, war die Zeit noch nicht theilhaftig geworden. Dem in niederer Hütte Gebornen, dem, der fragen konnte: „wer ist's, der mich einer Sünde zeigt" gegenüber: Herodes, Tiberius, Caligula, Nero als Könige und Kaiser seines Volkes, der Welt. — Der wilde Wucher des Lebens der Zeit entlarvte sich mit seinem ganzen Schrecken in den Herrschern. Sie wurden von Wahnwitz ergriffen, oder standen demselben nahe, durch rettungsloses Unterliegen den verzehrendsten Leidenschaften, diesen Suchten der Seele, durch welche der letzte, öde Rest der Gesundheit des Geistes — der Freiheit — vergiftet, schwindet und verschwindet in der allgemeinen Verderbnifs und Auflösung. —

In dieser Zeit, Rom's Satyriker: Persius, Petronius, Juvenal, und später, zur Zeit Galen's, der Grieche Lucian. Wenn die Zeit ihre eigene Geifsel wird, so wird die Poesie zur Satyre. Die Satyriker fallen stets in die Zeit eines Volkes, wenn der Geist desselben irgend wie zerfällt, wenn demselben eine Revolution oder der Untergang bevorsteht. Und die Satyre selbst deutet schon auf gestörtes Gleichgewicht des Innern und Aeufsern — daher das Uebermaafs des Schmerzes, der Wahnsinn so witzig und satyrisch seyn kann.

Die grofsen Historiker: Sueton, Plutarch, Tacitus erschienen wie die Organe des Weltgerichts — sey es, dafs sie die Schauder der nächsten Vergangenheit erzählten, oder dafs sie die grofsen Heroen der Vorzeit unter einander verglichen und die Gegenwart, gleich einem Gewitter, verdunkelten und erleuchteten zugleich; oder sey es drittens, dafs mit erhabenem Ernste der Sturz des Vaterlandes durch die Schilderung jenes kräftigen Urstammes, welcher die Legionen aus seinen geweihten Wäldern vertrieb, drohend verkündet ward. Die Germania des Tacitus ist die Prophezeihung, was Deutschland für Rom einst werden sollte! —

Die Philosophie theilte die Gebrechen der Zeit, sie war ohne Selbstständigkeit wie diese. Sie war ein Wirrwarr, eine Durchkreuzung ihrer früheren Weisen, mit vorherrschendem gemeinen Skepticismus, welcher stets den Schlufs bildet einer untergehenden Zeitepoche. — Die neue Philosophie, welche sich entwickelte, war ein trübes, düsteres Gemenge von Platonischen so wie Pythagoräischen Ideen und der jüdischen Cabbala — eine Krankheit aus Schwäche des Gedankens, welcher es nicht weiter bringen kann, als zu jener Schwärmerei, jenem Mysticismus, der eine Art von Metaphysik des subjectiven Gefühls ist, und so an und für sich gar keine allgemeine Gültigkeit, kein allgemeines Princip der Wahrheit hat, worauf er selbst und Andere fufsen könnten.

In den Naturwissenschaften herrschten Gelehrsamkeit, das Aufsammeln und Zusammenarbeiten alles Einzelnen aus der Vergangenheit und Gegenwart. Der grofse Repräsentant dieser Zeit ist Plinius, der Inbegriff des naturhistorischen Wissens bis zu seiner Zeit, getragen vom Eklekticismus.

Wie der Geist der Zeit im Allgemeinen und der der Geschichte, Philosophie, Naturwissenschaften war, so auch der Geist der Medicin. Auch hier, wie in der Philosophie, wurden nach und nach alle Sekten untereinander gerührt, eine verwischte die andere, und sehr bezeichnend sagt Galen, dafs sich die Aerzte vom Selbstdenken und Urtheilen immer mehr lossagten, sie folgten dem, welcher zufällig ihr Lehrer war oder Patron. Wohl kann man sagen, dafs es in der Zeit vor Galen so viel sich anziehende und abstofsende Atome von kleinen Theoriechen, als Aerzte gab. — Die Methodiker, als Nachfolger des Asklepiades und Epikur, waren die ausgezeichnetste Sekte. Die meisten Leibärzte der Kaiser bekannten sich zu ihr. Geldgier, um dem Streben der Zeit nach Luxus und Schwelgerei zu fröhnen, war die geöffnete Pandorabüchse, aus welcher alles Uebel auch über unsere Kunst kam; die Empirie mufste sich zur Charlatanerie bequemen, und die Dogmatiker raisonnirten, reflectirten in einem fort, ohne je mit sich fertig zu werden; die Pneumatiker hatten sich verzogen zum gedankenlosen Eklekticismus. Dieser ward mehr und mehr allgemein, wie stets am Schlusse einer abgelebten Epoche in der Wissenschaft. So neigt sich auch der Greis zum Eklekticismus, weil er, zu alt, um mit eigenen Kräften Neues zu schaffen, von der Vergangenheit zehrt; das Neueste vergifst er schnell, weil er kein reges Interesse dafür hat. Diese Eklektiker trieben besonders Heilmittellehre, nach der Weise der Empiriker. In der Composition der Medicamente spiegelte sich der Luxus der Zeit; jede Spur früherer Einfachheit war verschwunden. Der Repräsentant ist der Theriak des Andromachus, des ersten Archiater; das Mittel war das wunderlichste, chaotische Gemengsel alles Entgegengesetzten, wie die Zeit selber. Der Eklekticismus verband sich mit der Skepsis und ward critisch. Dies Alles verkündete die Noth des eigenen Wirkens, und die Medicin artete in jene Gleichgültigkeit aus gegen Wissenschaft, in jene stumpfsinnige Resignation auf Wahrheit, welche nichts kund geben als die Paralyse des Geistes derer, welche die Medicin fortbilden sollen.

Wie von den Empirikern, so ist auch von dem Haufen der Eklektiker dieser Zeit nichts erhalten; ihre Werke sind untergegangen.

Das noch unsichere zarte Leben der wissenschaftlichen Entwickelung der Medicin, hätte sich wohl aufgelöset in die Elemente der todten Materie, wenn eine höhere lebendige Kraft es nicht bewahrt hätte. Diese offenbarte sich schon in dem Encyclopädisten Celsus, dem gröfsten römischen Schriftsteller über Arzneikunde. Er folgt fast ganz dem Hippokrates, und ihm verdanken wir die Aufbewahrung der Methode des Asklepiades. —

Sicherer ward die Prognose, dafs die leidende Medicin gesunden würde, durch den frischen, naturgemäfsen Puls, welcher in den Werken des Aretäus, unbedingt des gröfsten praktischen Arztes zwischen Hippokrates und Galen, zu fühlen war. Er ging hervor aus der höchsten Entwickelungsstufe dieser Zeit, aus der Sekte der Pneumatiker. Aretäus, wahrscheinlich zwischen Nero und Hadrian lebend, war Eklektiker im edelsten Sinne des Worts. Seinem Eklekticismus gab das selbstdenkende Urtheil, vereint mit ächter Erfahrung das ordnende Maafs; die Anatomie war ihm nothwendiges Erfordernifs zur richtigen Pathologie, und so war er gesichert vor der Ansteckung durch seine Zeit und stand weit über derselben. Je genauer man sich mit seinen Werken beschäftigt, um so mehr erkennt man, dafs er, um im medicinischen Bilde zu reden, der „*dies indicatorius*" einer baldigen glücklichen Crisis war, welche gelöset wird durch Galen.

Er wurde geboren ohngefähr um die Zeit, da Aretäus starb, während der Regierung des Hadrian. Die Blüthe Galen's fällt zusammen mit den grofsen Kaisern, unter denen Rom von seinem Verfalle sich auf kurze Zeit erholte.

Wie die Geschichte früherer Zeiten, genetisch erfafst, die Anlage zu ihren künftigen Metamorphosen andeutet, so finden sich auch in der Bildungsgeschichte eines Mannes wie Galen, sein geistiges Schicksal und die Thaten seines Lebens gleichsam vorgezeichnet. Der rastlose Trieb nach Kenntnissen, welcher ihn erfüllte, deutete auf einstige gediegene Gelehrsamkeit. Er umfafste in seinem eigenen Geiste das Wissen der ganzen Geschichte der Medicin, von Hippokrates bis zu seiner Zeit. Von ihm kann man sagen: er war so alt wie die Geschichte; denn was sie durchgemacht hatte, das war sein Eigenthum. Wollte er vorwärts, so mufste er der Medicin ein neues Moment hinzufügen. Galen studierte zuerst Philosophie, ,diese Wegweiserin der Medicin, und zwar begann er mit der Stoischen, welcher, was wohl zu bedenken, die Pneumatiker folgten; dann studierte er den Plato, Aristoteles und später Epikur. Von Plato erhielt er wohl die Weihe der Philosophie, die reine Liebe zu derselben, da er ihn über alle Uebrigen setzte bis an's Ende seines Lebens; den Plato verband er daher später mit seinem von ihm fast vergötterten Hippokrates. Durch das Studium des Aristoteles entwickelte sich besonders sein grofser systematischer Sinn. Die epicuräische Philosophie näherte ihn den Methodikern; sie war die herrschende in Rom, wo Galen seine welthistorische Bahn beginnen sollte. Durch den Traum seines Vaters, welchen wir mit den Alten wohl einen göttlichen nennen können, da so Herrliches durch ihn in Erfüllung ging, gelangte er zur Medicin. Seine ersten Lehrer waren Pneumatiker, wie in der Philosophie die Stoiker. Bald wandte er sich zu den Hippokratischen Aerzten. In Alexandrien, wo er lange war, hatte er die günstigste Gelegenheit, die aus Aristoteles Physik geschöpften Lehren, praktisch zu wiederholen. Darauf reisete er weit und breit umher. Im 28sten Jahre kehrte er zurück nach Pergamum; im 33sten flüchtete er eines Aufstandes wegen nach Rom. Dieser Aufstand war nur eine Gelegenheitsursache, daſs er nach Rom kam; er muſste hieher, wo die gröſsten Aerzte schon lange ihre Heimath gefunden hatten. Dem welthistorischen Galen war die weltbeherrschende Stadt das natürlichste Vaterland. Hier war der edle Marc-Aurel sein höchster Gönner. Er starb, 70 Jahr alt, zur Zeit des Septimius Severus, da auch die neuplatonische Philosophie sich besonders ausbildete. — Sein Tod berührt den Anfang eines neuen Lebens der Geschichte, seine Geburt fällt zusammen mit der letzten, hinsterbenden Blüthe der griechischen Medicin vor ihm — mit dem Aretäus. Wir bewundern die Ordnung und Gesetzmäſsigkeit seiner Lebens- und Bildungsgeschichte, welche groſsentheils, ohne sein Wissen, den Jüngling zu dem Berufe heranzog, welchem der Mann vorstehen sollte, und welchen er so herrlich erfüllt hat. Er wollte nicht Bildhauer werden, lief fort — dennoch muſste er der Medicin die gigantisch-künstlerische Form geben, von deren lastendem Drucke sie sich bis auf diese Stunde noch nicht hat befreien können. Keine Minerva hat diesen Enceladus erdrückt.

Es liegt durchaus auſser unserm Zweck, und wäre eine höchst müſsige Arbeit, in das Einzelne, was er geleistet, einzugehen. Es genügt hier, seinen Standpunct in der wissenschaftlichen Geschichte der Medicin zu bestimmen, und der ist: die zu einer höheren Einheit, zur künstlich-organischen Form ausgebildete Vergangenheit der Medicin. Er wollte den Hippokrates wiederherstellen in höherer Vollendung. Jahrhunderte lagen zwischen ihm und Hippokrates. Galen durchschritt sie, warf weg, veränderte, nahm, fügte hinzu, wie's förderte oder hinderlich war, um zu diesem Ideale zu gelangen. Er konnte nicht heraus aus seiner Zeit; denn angekommen, hatte er statt des grofsen Naturgeistes, welcher in den Hippokratischen Schriften waltet, ein ungeheures Kunstwerk aufgebaut, aus dem Material aller Jahrhunderte zwischen sich und Hippokrates. Es war die wahre Schule statt des Lebens, römisches Gesetz und Zucht, statt der griechischen schönen Heiterkeit des Daseyns, welche längst dahin war. Sein Hippokrates ward eingeschlossen durch das, was aus den Sekten sich seitdem für Medicin entwickelt hatte, und wodurch die Lehren des Hippokrates sich durchaus verändert hatten. Aufserdem nahmen die beiden Heroen der Philosophie, Plato und Aristoteles, den Hippokrates des Galen förmlich in die Mitte, wodurch dessen reines Wesen aufgehoben wurde. — Die anatomisch-physiologischen Schätze des Aristoteles assimilirte sich Galen, und schuf durch ihre Hülfe sein grofses Werk: *de usu partium* — eine Physiologie, von der nur die ersten Grundzüge im Hippokrates zu finden sind. Die Form dieser ersten Physiologie mufste teleologisch seyn, d. h. egoistisch. Sie treibt sich in einem endlosen Gerede und Gefrage nach dem Nutzen der Theile umher, ist nur die äufsere Form einer Physiologie, durchaus unwissenschaftlich, indem die ächte Physiologie sich in ihren Untersuchungen nicht bestechen lassen darf durch die Fragen: „wozu ist das? zu welchem Zwecke?" sondern sie geht von dem Gegenstande an sich aus, sie hat den Zweck ihres Forschens in sich selber, in der Wahrheit des Organismus, und bekümmert sich für's

Erste nicht um den Nutzen, da sie weiſs, daſs derselbe mit dem begriffenen „Wie" allein hervorspringt. Begreifst du dich, so weiſst du auch am besten, wozu du da bist — das gilt vom Leben und von der Wissenschaft. — Galen ist als Systematiker der Schöpfer der medicinischen Terminologie. —

Als Nacheiferer des Hippokrates, war auch ihm die „eingeborne Wärme" das Bewegende des menschlichen Körpers, aber es veränderte sich in ihm durch die Lehre der Pneumatiker, und entfaltete sich viel höher durch seine Liebe zu dem ewigen Frühlinge der Philosophie — dem Plato. Er war sein Ideal der Philosophie, wie Hippokrates der Medicin; beide strebte er zu vergleichen, zu vereinigen, und diesen Bemühungen, welche seinen groſsartigen wissenschaftlichen Instinct bekunden, verdanken wir die neun Bücher von den *Decretis Platonis et Hippocratis*, die jeder Philosoph, jeder Psycholog kennen sollte, schon wegen der vielfachen Fragmente, z. B. der des Chrysippus, welche seine Polemik, nebst vielen andern uns hier aufbewahrt hat. — Plato war die philosophische Sonne, welche leuchtend hineindrang in die künstliche Architektonik seiner Werke, deren Grundriſs er dem Aristoteles schuldig war. — Und wohl bei dem ihn begeisternden Studium platonischer Werke, ward ihm jener schöne Gedanke innigste Ueberzeugung: „die Thiere sind „Künstler von Natur, der Mensch aus Bil„dung — er ahnt die Götter noch im Heilen, „und was unter den göttlichen Gaben die „gröſste, er studirt Philosophie."

Das philosophische Auge, was ihm durch den Plato inoculirt war, trieb in ihm ein überall knospendes Ringen hervor, das Pneuma höher zu metamorphosiren, und die räthselhafte Psyche aufzusuchen. Die Platonischen Ansichten über die Seele schmeichelten sich ihm überall ein, selbst wider Willen. Der Standpunct der Medicin, welchen wir hinter uns haben, und von welchem aus er weiter schritt, sein Beruf als Arzt, durch welchen er auf das Leibliche angewiesen war, sein systematisch-critischer Verstand, der ihn nur Schritt vor Schritt vorwärts gehen hiefs, machten ihn mifstrauisch und bedächtig, ja schüchtern nur, gleichsam als schämte er sich, folgte er den Ansichten des Plato über die Seele und ihre Verbindung mit dem Leibe. Dies, und dafs die Seele ihm dennoch gar nicht Ruhe liefs, und ihm im Wege war, wo er sie am wenigsten vermuthete, das bezeuget das Studium seiner Werke, je länger je mehr. Es ist hier nicht der Ort, den Standpunct des Galen als „psychischer Arzt" auseinanderzusetzen; aber es ist die Bemerkung nothwendig, dafs in ihm das erste, ernste Streben sich offenbart, das Verhältnifs und die Beziehung der Seele zum Leibe aufzuhellen, und zwar durch die Fackel Platonischer Philosophie. — Da aber das Materielle noch zu sehr die Oberhand in ihm, wie in der ganzen Zeit hat, so konnte er, um nichts zu überspringen, die Seele nur vorzugsweise betrachten in ihrer Bedingtheit und Abhängigkeit von dem Leibe. Es war das Nächste, was sich ihm darbot, der einfach-natürliche Uebergang zur Seele selbst. In diesem Kreise bewegt er sich daher auch am liebsten und umsichtigsten, war aber in demselben auch so gebannt, dafs er die grofse Wirkung der Affecte auf den Körper nur historisch-empirisch darstellt und daraus gleich folget, dafs sie selbst nur körperlicher Art seyen. — Dafs Plato die rationelle Seele als unsterblich sich überreden will, wie er (*Gal.*) sagt, möchte er gern unentschieden lassen, aber er kann es nicht, und meint, dafs wenn Plato die Unsterblichkeit der Seele beweiset, woher er nicht auch beweise, warum sie den Leib verlasse, wenn das Gehirn zu sehr leide. Er (*Gal.*) wisse es auch nicht, aber wenn die Seele nicht körperliche Substanz, so wäre ihre Natur ihm durchaus verborgen, doch käme ihm der Verdacht, sie sey sterblich, weil sie dem Körper, Medicamenten, Nahrungsmitteln ect. unterworfen sey. — So bringt Galen es mit der Seele zu keinem Resultat, keinem Princip, und wird auf der offnen See der Meinung schwankend, irre hin und her getrieben, wie noch in diesem Augenblicke Jeder, der nicht weifs, was Seele, was der Mensch ist.

Dennoch ist dies Streben des Galen: die Seele in ihrer Abhängigkeit von der Herrschaft des Leibes zu erkennen, der bisher unberücksichtigte, wahrhaft neue Fortschritt in der Entwickelungsgeschichte der Medicin.

Fragen wir nach der Quintessenz dessen, was Galen für die Entwickelung der Medicin that, so verdanken wir zuerst seinen Werken und besonders seiner Critik und Polemik, den Geist der Sekten, also den Inhalt der Zeit zwischen ihm und dem Hippokrates.

Zweitens bildete er die einzelnen, unentwickelten Glieder, zu einem in sich geschlofsnen ausgebildeten Organismus. Nur Einer vermocht dies zu thun, so wie nur eine Kraft den Begriff des Organismus bildet.

Drittens suchte er dieser ausgebildeten, allgemeinen Form des Leibes (der somatischen Medicin) die Seele einzubilden, und zwar in der Weise, welche wir angegeben haben.

Durch dies Streben, das Verhältnifs der Seele zum Leibe zu erfassen, welches er jedoch nicht erreichen konnte, erweckte er den Trieb nach Erfüllung auf irgend eine Weise, und so bildet er durch dies psychische Element, welches er, auf Plato gestützt, der Medicin gab, den natürlichen Uebergang zu der neuplatonischen Schule, in deren Entwickelung sein Tod fällt, und welche die zweite grofse Hauptepoche der Medicin, ihrem wesentlichen Character nach, vorbereitete.

Durch die zum System ausgebildete Lehre von den Elementen, durch die Färbung dieses Systems mit doppelter Galle war er besonders Humoralpatholog, und entwickelte die Keime zu chemischen Theorien. Ja bei solchen Sätzen wie der: dafs wie die Aloë purgire, und diese Kraft habe, so habe auch das Hirn die Kraft zu denken, überfällt einen die Ahnung der Sublimation der Sylvius'schen Seele. —

Durch seine *partes instrumentales*, die Krankheiten derselben, die *morbos organorum*, durch die Wirkung der Nerven, welche Empfindung, Bewegung und allen Organen die Kraft geben, das ihnen Beschwerliche zu unterscheiden, verkündigte er die spätere Ausbildung der Solidar- und Nervenpathologie.

Durch seine teleologischen Ansichten in der Physiologie, durch seine spitzfindigen, dialectischen Reflexionen über die Seele, erinnert er an die scholastische Medicin des Mittelalters.

Durch die dreifachen Actionen der thierischen Körper, durch die Verbindung der natürlichen Verrichtungen mit dem vegetativen Leben, der Lebensverrichtungen mit den Bewegungen des Bluts und Gemüths, der thierischen Verrichtungen mit den Empfindungen und den drei Grundkräften des Geistes: Einbildungskraft,

Urtheil und Gedächtnifs; — ja durch die der Gesundheit zukommenden Eigenschaften: *pulchritudo, bonus habitus, integritas*, und vorzüglich durch den tiefen Vergleich der vier Tugenden des Körpers: *sanitas, robur, firmitas, integritas* mit den vier Tugenden der Seele: *modestia, fortitudo, justitia, prudentia* nähert er sich der neuesten Richtung der Medicin, er wird naturphilosophisch, speculativ. Und wahrlich ist Galen so wenig allein Humoralpatholog zu nennen, wie Aristoteles Empiriker. Es ist diese Behauptung eine Schmach, durch welche man Kunde giebt, wie man ihn gelesen hat und wes Geistes Kind man selber ist. Dem Galen war es besonders darum zu thun, die dunklen Begriffe in seinem Fache los zu werden — gewifs das Criterium eines denkenden Geistes, dem es Ernst ist um die Wissenschaft. Darum ist sein Buch von den „medicinischen Definitionen" so höchst schätzbar und gedankenreich, wenn gleich eines der kleinsten. Wohl wäre es an der Zeit, dafs ein grofser, denkender, philosophischer Arzt für die gegenwärtige Zeit ein ähnliches schriebe, wenn möglich ohne das des Galen zu kennen; man würde aus demselben nicht nur den Unterschied der heutigen und Galen'schen Medicin am besten erkennen, sondern es wäre zugleich wohl das sicherste Lösegeld, um sich doch endlich einmal aus seinem Dienste gänzlich loszukaufen. Dies Werk könnte den Verfasser unsterblich machen! —

Zweite Hauptepoche.

Von Galen bis Paracelsus.

Sie zerfällt wieder in drei Abtheilungen.

1) Von Galen bis zu den Arabern.
2) Die Medicin der Araber.
3) Die kirchlich-scholastische Medicin.

Erste Abtheilung.

Von Galen bis zu den Arabern. (622.)

Diese Abtheilung hat durchaus keinen positiv bestimmten Character. Sie ist nur ein Uebergangsmoment zwischen beiden Hauptepochen. Altes und Neues, Abendland und Morgenland, Heidenthum und Christenthum berühren sich in der Geschichte, wie in der Medicin. Diese Abtheilung ist der critische Wendepunct des classischen Alterthums und des Mittelalters. Da aber die griechische Medicin in dieser Abtheilung früh verändert erscheint, und sich endlich verliert in der Heilkunde des Mittelalters, so findet diese Zeit beim Beginn der zweiten Hauptepoche wohl am besten ihre geschichtliche Stelle. Doch wollen wir versuchen, durch die Sonderung der Hauptbestandtheile dieser gährenden Elemente, eine Ordnung hineinzubringen, und daher machen wir in dieser Abtheilung drei Unterabtheilungen:

a) Abendländische Medicin.
b) Morgenländische Schule.
c) Auflösung beider und ihr Uebergang in die nächstfolgenden Abtheilungen.

a) Die abendländische Medicin.

Sie folgt dem Galen — doch da sie ziemlich parallel läuft mit der neuplatonischen Schule, so wird sie allmälig von dieser verändert, und dies um so leichter, da Galen vielfach dem Plato folgte, gleich den Neuplatonikern. — Mit der Theilung des Römerreichs in abendländisches und morgenländisches, hörte die griechisch-galenische Medicin in ihrer Reinheit auf, und nahm zur Zeit des Todes des Theodosius einen grofsartigen Abschied in der Person des Coelius Aurelian, des vorzüglichsten Schriftstellers, welcher noch der methodischen Schule angehörte. In dieselbe Zeit fällt aber auch die Blüthe der neuplatonischen Philosophie, und wie das oströmische Reich überwiegend auf das weströmische wirkt, so sehen wir auch den Einflufs des Morgenlandes auf die Medicin des Abendlandes mehr und mehr hervortreten. — Nach dem harten Gesetze, welches der Medicin auferlegt zu seyn scheint, nahm sie nichts vom Geiste der alexandrinischen Schule in sich auf, sondern hielt sich an das Einzelne, um dasselbe, an sich schon trübe genug, noch trüber zu machen durch rohe Anwendung in der Praxis. Die Gebildeteren waren freilich Nachbeter des Galen, aber die Philosophie der Zeit brachte den Glauben an viele übernatürliche Kräfte mit, und diese, sinnlos genug angewendet, wurden zum Aberglauben, der sich durch die Curen und Heilmittel bald genug kund gab. Besonders erlitt die Medicin Veränderungen der Art durch die Empiriker, eine Mahnung für diejenigen, welche glauben, dafs diese das Ehrenwerthe und Tüchtige gleichsam in Erbpacht genommen haben. Principlos wie sie waren, suchten sie das Neue auf, in welcher Verworrenheit sie es auch fanden — hatten sie nur neue Mittel, so gab's doch etwas zu versuchen. Sie häufen stets das Material des Guten und Bösen, was die Zeit enthält, für die Praxis zusammen. So nützen sie positiv und negativ zugleich, da die Hefen sich doch später niederschlagen und das Gute klar und rein auf der Oberfläche schwimmt. Sie vermehrten in der That den Arzneischatz, besonders durch den Gebrauch animalischer Mittel. So einseitig sie dieselben auch anwenden mochten, es liegen in ihnen Kräfte verborgen, welche viel zu sehr in neuern Zeiten vernachläfsigt sind, und wohl auf tiefere, zeitgemäfsere Weise zu versuchen wären. Die thierischen Mittel, welche wir haben, beweisen doch wohl ihre grofse Wirksamkeit. Dann möchten aber thierische Mittel, aus den Pharmakopöen manches unschuldige Pflänzchen verdrängen, welches sich Wunder was dünken mufs, zu solchem unverdienten Ehrenplatze in erlauchter Gesellschaft gelangt zu seyn. Es regt sich in der jetzigen Zeit der Sinn für animalische Mittel.

Aufser diesen rohen Empirikern gab es freilich auch rationellere Aerzte, allein selbst die besten zeigen Spuren dieser Richtungen auf magische Mittel, als das einzig Abweichende von Galen. Der gröfste dieser Zeit war Alexander v. Tralles. Er wagte es zuerst anderer Meinung zu seyn als Galen, etwas Unerhörtes der Zeit. Er war freier Forscher, freilich vom Geiste der Zeit getragen, aber seine Krankengeschichten erinnern an antike längst vergangene Gröfse. Er lebte zur Zeit des Justinian. Wie dieser den letzten Glanzpunct des Römerreichs darstellt, so Alexander den der griechischen Medicin. — Aufser ihm sind noch zu nennen: Aetius und Paul v. Amida. Ersterer, gleichzeitig mit Alexander, lebte schon in Alexandrien selbst, und soll der erste bedeutende christliche Arzt gewesen seyn. Dadurch war er dem Geiste nach von der griechischen Medicin geschieden. Von den Hippokratischen Büchern nutzte er auch fast nur die unächten, und den Galen verkleinerte er durch Excerpiren. — Paul v. Amida endlich gehört kaum mehr der alten Zeit an. Er lebte mit Mahomed und zwar in Aegypten. Er reducirte den Oribasius in ein Compendium, wie Oribasius den Galen.

Hippokrates war vergessen. Galen ward auch nicht mehr aus den Quellen, sondern nur aus spätern Compendien und Auszügen kennen gelernt. So arbeiteten die Aerzte selbst dahin, ihre angestaunte Autorität zu verkleinern und zu verstümmeln. Der wahre Galen verschwand mehr und mehr, und nur der leblose Schatten seines Geistes war geblieben. Todt war die griechische Medicin und nur erst nach einer wunderbaren Art von Seelenwanderung erschien sie wieder in ursprünglicher Reinheit zur Zeit der Restauration.

b) Die Alexandrinisch-Neuplatonische Schule.

Sie entwickelte sich gleichzeitig mit der abendländischen Medicin. Wie einseitig diese Schule mit der Medicin verbunden ward, haben wir so eben gesehen. Weiter wirkte sie in dieser Zeit nicht auf Medicin ein. Von einer neuplatonischen Medicin können wir also nicht sprechen, da keine existirt; aber die neuplatonische Philosophie müssen wir doch berühren. Denn dieselbe geht von Platonischen Ideen aus. Durch die Verbindnng mit Plato gab Galen der Medicin das neue psychische Moment. Die kirchlich-scholastische Medicin war innigst verbunden mit neuplatonischer Philosophie, und so ist dieselbe das Vermittelnde zwischen Galenischer- und Mönchsheilkunde.

Die neuplatonische Philosophie war ein Gemisch der jüdischen Cabbala, Pythagoräischer und besonders Platonisch-Aristotelischer Ideen, daher auch wohl „eklektische Schule" genannt. Die niedere Seite dieser Philosophie, die magisch-mystischen Ansichten nahm die gegenwärtige Medicin auf; die tieferen Ideen, zu welchen Plato die Neuplatoniker führte, erst die Medicin des Mittelalters. Plato war die wahrhaft versöhnende Liebe der heidnischen und christlichen Philosophie — Sokrates, der zwischen beiden wandelnde Genius, er die ewig denkwürdige, verheifsungsvolle Verkündigung, zu welcher Erhabenheit und Demuth sittlicher Gesinnung in Wort und That es der Mensch bringen kann, ohne von Christus, als Person, zu wissen. Der Geist dieser beiden ewigen Freunde, denen Alles gemeinschaftlich war, ist der eigentliche Grund und Fund der beginnenden Religionsphilosophie, er das Beseelende der Neuplatoniker und der griechischen Kirchenschriftsteller; selbst von den heiligen Kirchenvätern, diesen strengen Christgläubigen, ward Plato der Erleuchtung gewürdigt, und viele Platoniker wurden nach Augustin Christen. —

Die neuplatonische Philosophie war die grofse Tragödie des Kampfes des Heiden- und Christenthums. Das Heidenthum, ahnend die die Welt des Geistes beherrschende göttliche Kraft des Christenthums, und selbst bewufstlos dessen Einflufs erfahrend, suchte zu seiner Errettung weniger Widerlegung der christlichen Lehre, als Beweise, dafs das Christenthum schon im Heidenthum enthalten sey, und so arbeiteten die Neuplatoniker in der That wider Willen für das Christenthum, indem sie demselben eine historische Basis gaben, in den Königen des Geistes classischen Alterthums — Aristoteles und Plato. Durch und für den Plato von hohem Enthusiasmus glühend, und verkündend: dafs Gott das Streben aller Dinge, dafs alle Dinge nur durch ihn seyen; daſs das Absolute, das Eine, das Gute, durch intellectuelle Anschauung, welche noch vor dem Denken sey, erkennbar werde; durch ihre Dreiheit endlich und Einheit der Dreiheit waren sie in Harmonie mit der christlichen Lehre, waren beginnende Philosophen der christlichen Religion, wie der Neuplatonismus noch heute die Philosophie des Catholicismus ist. — Durch die Dryaden, durch die Einheit des Mannigfachen in höherer und höchster Concentration, durch die eine groſse Sympathie alles Daseyns, durch den vollkommnen Parallelismus der Natur- und Geisterwelt etc. enthalten sie groſse Momente ächter Naturphilosophie. Aber gerade in dieser Sehnsucht nach der höchsten Speculation, welcher „die Totalität des Endlichen und Unendlichen als Urlicht leuchtet," liegt das Negative, Unglückliche dieser Philosophie. Denn die Sehnsucht konnte nicht Erfüllung werden. Der Geist vermochte nicht, das Sinnliche ganz abzustreifen; die Natur war in ihrer Einzelnheit nicht erforscht, die allgemeinen Ideen über dieselbe verschwommen und verglommen in sich, da sie jeglichen Halt an der Erfahrung entbehrten. So war das Reich ihrer Geisterwelt, dieser personartigen Geisteskräfte, dieser wesenlosen Schatten des Geistes — mit einem Worte — so war das Reich der Dämonen, welche Natur- und Geistesleben bevölkerten, losgelassen, und das Reich der Wunder und des Aberglaubens geöffnet. Der unbegriffne Geist, die unbegriffne Natur führten, bei dem begeisterten Willen, dennoch das Höchste, Wahre in beiden zu fassen, nothwendig zur Mystik in der Philosophie, zur Magie in der Natur, beide ihre Wahrheit mit tief schwärmerischem Ernste „in der intellectuellen Anschauung, welche über dem Gedanken steht, als ein unmittelbares Geschenk der Gottheit," habend. Durch diese Mystik und Magie war die Verbindung der Neuplatoniker mit jüdisch-cabbalistischen, pythagoräischen Ideen nothwendig, selbst ohne ihren Sitz zu Alexandrien. Aus Aristoteles und Plato sprofsten die Neuplatoniker auf, und so ist ihre Philosophie der grofsartige Eklekticismus der damaligen Weltphilosophie, der Wendepunct griechischer und christlicher Philosophie und Medicin. —

c) Die Auflösung von *a* und *b* und der Uebergang in die beiden folgenden Abtheilungen.

Der Schlufs der griechisch-galenischen und neuplatonischen, der abend- und morgenländischen Schule fällt ziemlich in eine Zeit. Der letzte grofse Arzt, Alexander aus Tralles, lebte zur Zeit des Justinian und dieser vertrieb die Neuplatoniker aus Alexandrien. Wie die griechische Medicin verfiel, haben wir gesehen. — Gleichzeitig mit diesem Untergange derselben, erhoben sich die Araber, und auch die Mönchsklöster als Schulen aller Bildung. —

Die griechische Medicin wird aufgenommen von den Arabern; bei diesem umherschwärmenden Volke machte dieselbe die Metempsychose bis zur Wiedergeburt durch, und ward durch sie besonders mit morgenländischer Magie und Cabbala vermischt, um so mehr da viele Juden arabische Aerzte waren.

Die neuplatonische Philosophie anderseits geht über in die kirchlich-scholastische Philosophie, welche mit der gleichnamigen Medicin innigst verschmolzen war.

Der zweiten Hauptepoche zweite Abtheilung.

Die Araber.

Wie damals der Brand des Tempels zu Cos darauf zu deuten schien, dafs es mit den Tempelcuren aus sey, so schien der Brand der Bibliothek zu Constantinopel (477) und später der Brand der Bibliothek zu Alexandrien (640) dieser Freistätte aller wissenschaftlichen Eroberungen, Gericht zu halten über das Leben und den Tod der Werke der Vergangenheit.

Die arabische Medicin umfafst den Zeitraum vom siebenten bis zum dreizehnten Jahrhundert. Ihre Blüthe fällt um das erste Jahrtausend christlicher Zeitrechnung.

Sie hat drei Unterabtheilungen.

a) Die Uebersetzungszeit (vom 7ten Jahrhundert bis 1000).

b) Die Blüthenzeit (10tes und 11tes Jahrhundert).

c) Die Zeit des Verfalls.

a) Die Uebersetzungszeit.

Der letzte bedeutende griechische Arzt Paul von Aegina, welcher, wie wir sahen, zu Mahomed's Zeit in Mesopotamien und Aegypten lebte, bildet den natürlichen Uebergang von den Griechen zu den Arabern. Schon im dritten Jahrhundert soll durch Aurelian, welcher seine Tochter mit dem Könige von Persien, Sapores, vermählt hatte, durch griechische Aerzte, die er zur Heilung seiner Tochter nach Nisabur schickte, daselbst eine medicinische Schule angelegt worden seyn. Gewifs ist, dafs zu Mahomed's Zeit, ein arabischer Arzt zu Nisabur in Persien sich gebildet hatte; für philosophische Geschichte der Medicin ein höchst interessantes Factum, da die aufgelösete Schule der Neuplatoniker sich nach Persien geflüchtet hatte, und somit rein historisch-praktisch, die Verbindung der neuplatonischen Philosophie mit der arabischen Medicin nachzuweisen ist. Wir nennen besonders folgende: den Aaron, einen alexandrinischen Presbyter, welcher zu

Mahomed's Herrschaft medicinische Pandecten ect. schrieb, und zwar nach Galen, in syrischer Sprache. Diese übersetzte ins Arabische Maserjawaih, und so kam zuerst griechische Medicin durch die syrische Sprache zu den Arabern. —

Unter Harun al Rashid ward dem Johannes, Sohn des Maserjawaih, die Interpretation der alten medicinischen Bücher anvertraut (809). — Harun's Sohn Abdalla al Mamun liefs besonders griechische Philosophen und Aerzte sammeln und ins Syrische und Arabische übersetzen.

Honain übersetzte die Griechen ins Syrische und aus dem Syrischen ins Arabische. Er ist der Hauptmann der Sammler und Uebersetzer, und zwar übertrug er nicht nur den Paul von Aegina und Galen, sondern auch wohl zuerst zum Theil den Hippokrates. Nach ihm wurden besonders alle späteren Uebersetzungen fabricirt, und zwar gröfstentheils durch die Juden ins Hebräische, und aus diesem später endlich ins Lateinische übertragen. Die römische Sprache führte erst zu dem reinen Quellenstudium zurück. —

Welcher Gang der Geschichte, welch Schicksal der Classiker unter den Aerzten! Wir sahen früher, wie die griechische Medicin sich auflösete. Wir sehen hier, wie die Zeit, rückwärts, ausgehend von den trübsten Bearbeitungen nach Galen, endlich zu den Quellen zurückkehrte, nachdem sie dieselben, durch die Uebertragung in vier so verschiedene fremde Sprachen und durch beliebige Weglassungen und Veränderungen gänzlich getrübt und wahrhaft verhunzt hatte.

b) Die Blüthenzeit.

Sie ist die mittlere — characterisirt am entschiedensten den Geist der arabischen Medicin. Sie war kurz, und schnell verduftend.

Drei grofse Aerzte treten uns aus ihr entgegen; es sind die gröfsten unter den Arabern, und jetzt noch in hoher Verehrung bei den Türken. Es sind Rhazes, Haly-Abbas und Avicenna.

In den Schriften des Rhazes (933) herrscht der ganze Pomp und Luxus des Morgenlandes. Verschwenderisch an Heilmitteln, ewig sich wiederholend wie die Natur, sind diese Werke. Der Geist erstirbt in denselben, wie im glühenden Morgenlande unter dem übermäfsigen Segen der Natur. Der unermüdliche Haller klagt ganz entsetzlich über den *„immensum faraginis taedium"* im Rhazes, und dennoch hat er ihn durchgearbeitet, wohl der Einzige. Bei der verzehrenden Weitschweifigkeit war er ein grofser Empiriker (Pocken).

Haly-Abbas (980) schrieb ein vollständiges System der Medicin. Er ist unter den dreien mehr reiner Praktiker.

Avicenna (1036) ist der gröfste — das Canon der Morgenlander. Er stellt daher den Geist der arabischen Medicin auf das blendendste dar. Er ist das höchste Individuum seiner Wissenschaft, unter seinem Volke. Sein Schicksal, sein Leben, sein Thun repräsentiren daher den Geist seines Volkes. Und gerade, dafs er die ganze Eigenthümlichkeit der arabischen Natur als eine grofse Blüthenkrone darstellt, das macht ihn so ausgezeichnet. Er lebte zur Blüthenzeit des Morgenlandes, am persischen Hof zu Ispahan, zur Zeit des Sängers Ferdusi. Galen und seine beiden Vorgänger bilden die Basis seiner medicinischen Principien; allein Haller sagt in seiner *Biblioth. med. pract.*: *nunquam potui in Canone Avicennae perlegendo finem invenire, adeo asiatica illa et fastidiosa ubertas speculationum et methodorum inanitas fatigavit.* Er vereinigt in seinen Werken die Unerschöpflichkeit des hin und her Compilirens, mit der Sucht nach Heilmitteln, und dies Alles ist überdunstet von einer Fülle alchemistisch-astrologischer Speculationen. Avicenna war eines jener so genannten Genie's, welche, ohne den ruhigen Schwerpunct ihrer selbst und ihrer Wissenschaft gefunden zu haben, nach allen Richtungen hin aufflackernd, sich verzehren. Der sprühende Geist, die wilde innere Gährung seines Gemüths drohten ihn zu vernichten. Er suchte Ruhe, Ableitung aufser sich. Er fand die flüchtige in dem Flüchtigsten — im Rausche und in der Wollust — und erlag diesen gröfsten Dämonen der Natur. Sein Leben, gleich seinen Werken; sein Schicksal das Schicksal seines Volkes. —

c) Die Zeit des Verfalls.

Das eigenthümlich-Arabische schwand mehr und mehr. Das Abendland übte seine Gewalt aus; auch lebten die bedeutendsten Aerzte schon in Spanien. Die Juden übersetzten aus dem Arabischen ins Hebräische.

Es sind auch hier vorzüglich drei zu nennen.

Joannes, Mesue's Sohn, in der Mitte des 11ten Jahrhunderts. Er schrieb meist über Arzneimittellehre. So wiederholt sich auch jetzt wiederum, was wir am Schlufs der griechischen Medicin sahen, dafs, wenn der allgemein forschende Geist sich ausgelebt hat, das Einzelne, Empirische ausgebildet wird.

Avenzoar schrieb viel über Diätetik, war aber selbst Beobachter, und legte seine eigenen Erfahrungen nieder. Er ist fast der einzige ruhige Praktiker; er lebte in Andalusien. (1172)

Averrhoes excerpirte besonders. Er war mehr Philosoph, Aristotetiker, als Arzt und schliefst sich dadurch der scholastischen Medicin an, welche sich damals schon mächtig entwickelt hatte.

Den Schlufs endlich der arabischen Medicin macht Albucasis (1200). Er verband den ersten grofsen Arzt der Blüthenzeit, Rhazes, mit eigenen Beobachtungen und wiederholt so zuletzt das Ganze der arabischen Medicin. — Interessant ist, dafs dieser letzte arabische, wie der letzte griechische Arzt, Paul, vorzugsweise Chirurgie ausbildeten.

Er knüpfte das Ende an den Anfang und der Kreis ist geschlossen.

Was ist denn das Characteristische der Araber, was ihrem medicinischen Treiben die grofse Eigenthümlichkeit giebt? Es ist die feurige Begierde, der brennende Durst nach Erkenntnifs, von denen sie die leere Wüste ihres Geistes zu befreien lechzten. Schwärmattaquen machten sie in den Wissenschaften, wie in den Kriegen. Nicht wie die Griechen hatten sie den schönen Mittelpunct des Daseyns gefunden, aus dessen heiterer, klarer Tiefe, die antike Kunst geboren ward, welche wir auch im Hippokrates bewunderten. Nein, losgerissen von dem Mittelpunct des innern Lebens, und auf Natur-Fatalismus und Fanatismus hingewiesen, war ihr Leben mehr ein extensives als intensives, mehr centrifugal als centripetal. Die innere Unendlichkeit des Daseyns entbehrend, suchten sie dieselbe aufser sich, in der Natur; sie war ihr Schicksal, ihr Glaube, ihre Liebe, ihre Hoffnung. Dieser Sinn trieb sie zum Studium der Natur und zu dem Inbegriff ihrer Zweige — der Medicin. — Das endlose Umherschwärmen nach den Quellen griechischen Wissens gewinnt bei dem Naturell dieses Volks etwas abentheuerlich-Phantastisches. Sie suchten im Occident, ringend nach dem Besitz des Untergegangenen, das gelobte Land des endlichen Wissens, wie die Christen, im Orient ringend nach dem Besitz des Todten, das gelobte Land des unendlichen Glaubens. Aber die Araber konnten weder durch das Erringen der griechischen Werke, das abendländische Wissen, noch die Kreuzfahrer durch die Eroberung des heiligen Grabes zu Jerusalem, den wahren Inhalt desselben auferstehen machen. Die Idee war hier und dort ein schöner Wahn, ein begeisterter Jugendtraum; aber die erwartete Erfüllung blieb aus, und Ungewolltes, Unerwartetes erschien. Dieser Vergleich ist mehr als ein Bild; er hat einen höher begründeten Sinn für die Geschichte der Medicin. Es zeigt sich nämlich an ihm die gänzliche Durchdringung des Morgen- und Abendlandes. Gerade in die Zeit, als das Abendland Jerusalem eroberte, fällt die Blüthe der arabischen Medicin. Die Medicin des Abendlandes war schon um dieselbe Zeit verbunden mit der scholastischen Philosophie und berührte sich vielfach mit der arabischen Medicin und ihrer Bearbeitung der Naturwissenschaften.

Dieser Character des Lebens der Araber ist das Befruchtende ihres Willens, der Schöpfer ihrer medicinischen Thaten. Diese sind, mit einem Blicke umfaſst, folgende:

Erstens suchten sie wieder auf, erhielten und verbreiteten die griechische Medicin. Die Araber bilden die mittlere Unterabtheilung der zweiten Hauptepoche; sie waren die Vermittler des späteren Quellenstudiums.

Zweitens, und das ist ihre gröfste eigenthümliche That, weckten sie den äufseren lebendigen Natursinn, den wir im ganzen griechischen Alterthum vergebens in dieser frischen Kraft suchen. Sie nährten die Medicin mit Natur; dies Naturstudium war der Mutterboden, in welchen all' ihr Streben sich senkte, weil Naturdienst ihr Fatum war. Dafs der Kreis ihres Wirkens besonders die Natur einschlofs, beweiset die Ausbildung einzelner Naturwissenschaften. Denn indem sie besonders Astronomie und Chemie bildeten und zu diesen die Mathematik trat, als der ordnende Rhythmus, waren sie getrennt von der ersten Epoche der Medicin, und verkündeten dadurch, so gewifs wie rosiger Nebel im Osten, den Aufgang eines neuen Tages in der Geschichte der Heilkunst. — Durch die Chemie bereiteten sie die Herrschaft derselben in der Medicin vor, wie sie die früheren Andeutungen derselben in der Elementenlehre, fortbildeten. — Durch die gemeinsame Bearbeitung von Chemie, Astronomie und Mathematik, verkündigte sich die Ahnung der Einheit der Natur, welche am Schlusse dieser zweiten Hauptepoche, in der scholastischen Medicin entschieden hervortritt, gehüllt in das durchsichtige Gewand der Mystik. Denn diese drei Wissenschaften führen durch die Scheidung, Trennung und Vereinzelung hindurch, am leichtesten zur Idee der Einfachheit und Einheit der Natur.

Drittens bildeten sie vielfach an den einzelnen Theilen der theoretischen und praktischen Heilkunde. Dies ist in den empirischen Geschichtswerken in Fülle gegeben; uns darauf einzulassen, liegt aufser unserm Zweck.

Die Heilmittellehre ist das Gebiet, auf welchem sie sich am mannigfachsten herumtummelten. Der Nutzen bezieht sich zuerst auf die Masse der Arzneimittel, die sie unglaublich vermehrten, zweitens auf die Bereitung. Durch ihre Kenntnisse in der Chemie sind sie die Schöpfer der medicinischen Pharmacie, deren nothwendige Reflexe in der äufsern Erscheinung, die Apotheken und Dispensatorien waren. Der dritte Nutzen ist die Anwendung der Mittel in alten und neuen Krankheiten, welche sie uns kennen lehrten. Da die neuen Krankheiten vorzüglich Hautkrankheiten waren, und die äufsere Reinlichkeit fast religiöse Bedeutung hatte, ward auch zuerst bei ihnen die Cosmetik ausgebildet. Die üppige Natur der Orientalen, noch gereizt durch die Fülle ihrer balsamreichen Oele etc., steigerte das vielleicht Nothwendige, zum kränklichen Luxus unserer Toilettenkünste, bei welchen auch die Düfte und Kräfte der Natur das Aeufsere verschönern sollen, obgleich der Duft und die Kraft des Innern, der Seele, wenn sie die Hülle durchdringt, denselben Zweck bei weitem sicherer und dauernder erreicht.

Wie die mittlere Unterabtheilung der arabischen Medicin, als die Blüthe, das Characteristische derselben enthält, wie ferner die arabische Medicin den mittleren Theil der ganzen zweiten Hauptepoche ausmacht, so stellt sie auch das grofse vermittelnde Moment auf, zwischen der griechisch-neuplatonischen und kirchlich-scholastischen Medicin — das allgemeine Naturmoment, ohne welches die Medicin wohl am Ende ohne Natur, also selbst Unnatur gewesen wäre.

Der zweiten Hauptepoche dritte Abtheilung.

Die kirchlich-scholastische Medicin.

Wenn wir diesen Theil als den Schlufs der ganzen Epoche bezeichnen, so ist er schon dadurch, nach dem Gesetze progressiver Entwickelung der Geschichte, der bedeutendste, der Inbegriff der beiden früheren Unterabtheilungen. — Aber diese zweite Hauptepoche ist ein Ganzes, deren Unterabtheilungen nur Theile desselben sind. Diese ganze Mittelepoche mufs also wie der Organismus von einer Kraft beherrscht werden, welche die einzelnen Glieder zu einem Leben verbindet. Das höhere Moment nun, was die ganze zweite Hauptepoche durchdringt, ist das Christenthum. Es beherrschte alle Zweige der Geschichte im Mittelalter, folglich nothwendig auch die Medicin, da diese keinen Standpunct aufserhalb des Welt- und Zeitgeistes einnehmen kann. Allerdings ist einzuwerfen, dafs ja die beiden früheren Abtheilungen unchristliche waren; allein, haben wir nicht gezeigt, dafs die Neuplatoniker die Brücke schlugen zwischen Heidenthum und Christenthum, und der Weg über diese Brücke auf christlichen Grund und Boden führte? Desgleichen ist freilich in der arabischen Medicin als solcher nichts Christliches, allein die Frucht ihres medicinischen Lebens fiel mit der Blüthe dieser Abtheilung zusammen; dadurch wurden beide vermischt, und zu der arabischen Medicin trat die scholastische, welche durch ihr christliches Moment eine ganz andere war, als die sarazenisch-aristotelische. — So bleibt nach der Beseitigung dieser Einwürfe die Thatsache zurück, dafs die christliche Religion die Klammer war, welche das wundersam verschlungene Gerüst des Mittelalters zusammenhielt, sie das lebendig-pulsirende

Herz dieser ganzen Zeitepoche, sie das Blut, welches, strömend durch alle Glieder der Geschichte, dieselben nährend und von ihnen genährt werdend, sie sämmtlich verband zu einer grofsen Einheit des Lebens. — Weil das christliche Princip der ganzen zweiten Epoche ihren Character giebt, so mufs es sich auch durch die ganze Zeit hindurch ziehen, wie jener rothe Faden. Sehr natürlich bieten sich daher die Eintheilungsmomente dieser Abtheilung dar; es sind die der drei Abtheilungen dieser ganzen Epoche.

Die erste Unterabtheilung geht von den Neuplatonikern bis zu Carl dem Grofsen.

Die zweite von Carl dem Grofsen bis Friedrich dem Zweiten. (1250.)

Die dritte von Friedrich dem Zweiten bis zur Reformation.

Zu bemerken ist übrigens, dafs bestimmte Gränzen dieser Unterabtheilungen nicht angegeben werden können, da die Saite des Christenthums stärker oder schwächer, langsamer oder schneller durch die ganze Epoche hindurch schwingt, und die Abtheilungen sind ehe Schwingungsknoten, als wirkliche Sonderungen.

Die erste Unterabtheilung.

In den ersten Zeiten christlicher Kunst waren heidnische und christliche Symbole vermischt und die Kunstforscher wohl zweifelhaft, ob ein Werk heidnischen oder christlichen Ursprungs. So war es auch in den ersten Zeiten christlicher Heilkunst. Wie Christus selbst, vor der Leidenszeit wohl mit dem Kopfe des Apollo, nach der Erhöhung mit dem Kopf des Aesculap (welcher ja auch Todte erweckte nach der Mythe) dargestellt ward, so mischte sich auch Griechisches und Christliches in dieser ersten Unterabtheilung. —

Ein schönes Denkmal aus dieser Zeit ist uns geblieben durch das Buch des Nemesius: über die Natur des Menschen. Er war christlicher Bischof zu Emesa in Phönicien, wohl im vierten Jahrhundert. Seine Lehre ist der lebendige Inbegriff griechisch-neuplatonisch-christlicher Ansichten über Anthropologie, eine unschätzbare Reliquie dieser Zeit, nicht nur des eben Angeführten wegen, sondern weil sie die erste Physiologie dieser Zeit ist. Jeder Physiolog mufs dies Büchelchen kennen; es hat nicht nur historische, sondern auch wissenschaftliche Bedeutsamkeit. Er überschlägt im ersten Capitel nicht den Begriff dessen, worüber er reden will, er geht von dem Wesen des ganzen Menschen aus, und beschränkt sich nicht allein auf dessen leiblichen Organismus; er geht alsdann über zu dem Unterschiede von Thier und Mensch, und reihet hieran eine kurze Entwickelungsgeschichte der Natur überhaupt. Unter den Steinen scheint ihm der Magnet den Uebergang zu bilden zu den Pflanzen, da er durch Anziehung des Eisens sich dasselbe gleichsam zur Nahrung machen wolle; den Uebergang der Pflanzen und Thiere sieht er in den empfindungsfähigen Bäumen; auch von dem vernunftlosen zu dem vernünftigen Thiere, dem Menschen, ist kein schneller Fortschritt, sondern die natürliche Klugheit der Thiere bildet hier nach ihm das Anschliefsende. Hieran reihet er einige Gedanken über die Entwickelung der Stimme in dem Thierreiche bis zur Sprache, von welcher er sagt, dafs der Schöpfer sie bestellte zur Verkünderin der im Geiste vorgehenden Bewegungen. Dies Alles vereinte der Schöpfer, sagt er, und brachte durch den Menschen alles Erkennliche und Sichtbare in eine Einheit zusammen, und darum erhielt der Mensch den Namen — Mikrokosmus. — Wer würde hiebei nicht an Plato's Timäus, an Galen's höhere Ansichten, an die Neuplatoniker, an den Schlufs der Medicin des Mittelalters, ja an die neuern herrschenden naturphilosophischen Ansichten erinnert! — Nun geht er weiter zu der Betrachtung des Menschen nach Leib und Geist, und verbindet mit derselben die Schrift und Religion, aber lange nicht auf so trübselige Weise, wie jetzt wohl nicht selten geschieht, sondern ruhig, einfach, man möchte sagen keusch, wie Hippokrates die Natur betrachtete. Befangen ist er aber in der teleologischen Ansicht der Natur, denn er meint, dafs die Pflanzen zur Nahrung der Thiere und Menschen da seyen, die Thiere, als unvernünftige Wesen, ihrer Selbst wegen auch nicht seyn könnten, daher die ganze Natur, des Menschen wegen da sey, welchen er ein „Gewächs des Himmels" nennt. — Das zweite Capitel handelt von der Seele. Es ist eine bündige, kurze Zusammenstellung der Ansichten über dieselbe von den Aerzten und Philosophen vor ihm, critisch behandelt, doch so, dafs das Denken und zwar auf christlichem Princip ruhend, diese Critik befruchtet. Dies Capitel und das folgende, von der Vereinigung der Seele mit dem Körper, können wir hier nicht genug würdigen, werden es aber nicht vergessen, anderswo zu thun. — Das vierte Capitel handelt vom Körper, ist eine dürftige Compilation aus Galen und Aristoteles — nichts Eigenthümliches auf wenigen Seiten. Dasselbe gilt vom fünften Capitel. Die Schlufsbemerkung in demselben, dafs jede Seelenkraft eigene Gebilde des Körpers für ihre Thätigkeit habe, ist ganz in dem Sinne einer Hauptpartei der heutigen psychischen Heilkunde — weniger wohl der Zusatz, dafs die Seele den Rang eines Künstlers behauptet, der Körper aber die Stelle eines

Werkzeuges. Im sechsten Capitel handelt er von der Einbildungskraft, und macht die geistreiche Bemerkung: dafs, so viele Grundstoffe es gäbe, so viel Sinne müfste es auch geben. In den folgenden fünf Capiteln berührt er die einzelnen Sinne, und berücksichtigt hier auch die Ansichten der Neuplatoniker. Die Duplicität der Sinne sieht er teleologisch an, der Schöpfer that es aus übertriebener Sorgfalt. Der Nerv schmerzt, sagt er im achten Capitel, da er ein gewisser Theil des Hirns ist, und enthält durch seine ganze Substanz Seelengeist, wie ein glühend gemachtes Eisen Feuer enthält. Nicht das Leiden, fährt er fort, sondern eine gewisse Mitempfindung und Ankündigung des Leidens bis zum Ursprunge der Nerven, zum Gehirn, möchte wohl fortgepflanzt werden, und es vielleicht nicht ungereimt seyn, dies zu behaupten, setzt er so naiv hinzu. — Diese ganz klare, ruhige und eben deshalb tiefe Abhandlung schliefst mit den Sinnen, als der höchsten Entwickelung des leiblich-thierischen Lebens, als den Organen, in welchen Aeufseres und Inneres, Körperliches und Geistiges sich durchdringen.

Wir haben verhältnifsmäfsig weitläuftig über den Nemesius gesprochen, weil er ungezwungen oft an die Gegenwart erinnert, und weil er so characteristisch in dieser Zeit ist für die Physiologie, diese ewige Grundwissenschaft der Medicin. Die wenigen praktischen Bemerkungen in diesem Buche sind galenisch, unbedeutend, wie überhaupt in dieser ersten Unterabtheilung die Medicin als Heilquell der leidenden Natur durch die Naturkräfte verschwindet. —

Den ersten Zeiten des Christenthums war es eigenthümlich, den Geist über das Irdische zu erheben, die Welt zu überwinden, daher die Innerlichkeit des beschaulichen Lebens, die Abgeschiedenheit von der Welt, die Verachtung nicht nur des Irdischen überhaupt, sondern des eigenen Leibes, da sie im Fleische das Hemmende sahen. Gewifs der gröfste Beweis, dafs der Geist nicht zur Freiheit durchgedrungen war —; denn diese, das Nothwendige gewähren lassend, strebt, es liebend zu sich zu erheben, und es veredelnd, vermag der Geist es zu beherrschen, damit es seinen höheren Zwecke diene. — Mit dieser Wegwerfung des Irdischen und Leiblichen ward zugleich nothwendig die Medicin des klassischen Alterthums weggeworfen als eine Nichtige. Da die Naturkräfte verachtet wurden, war der Glaube an ihre Heilkräfte dahin; da der gesunde Leib das Hemmende war, so mufste die Krankheit zur Sünde werden. Die Natur vermochte dagegen nichts, und so konnte nur der „heilige" Geist des Christenthums von der sündhaften Krankheit, in welche das Leben verstrickt war, erlösen. Die Philosophie war die Magd der Kirche, und nun mufste die Medicin mit der Kirche Eins werden, die Mönche, — Aerzte, die Klöster, — Heilanstalten, um zum zeitlichen und ewigen Heile zu gelangen. Aufserdem war in der Geschichte des Lebens Christi und der Apostel das Heilen ein wesentliches Hülfsmittel zur Verbreitung ihrer Lehren. Hier fanden Medicin und Kirche der Zeit ihren rechten Vereinigungspunct; jene ward überwiesen und zur Ruhe verwiesen, diese gerechtfertigt in ihren Anmafsungen. — Da blinder Glaube und Wissenschaft sich an und für sich zuwider sind, so war alles gründliche Naturstudium überflüssig; die heilende Kraft des Glaubens ersetzte nicht nur, sondern übertraf bei dieser Richtung der Zeit alles mühsam errungene Wissen früherer Jahrhunderte. Dieser Glaube war das Mächtigste der Zeit, auf ihn stützte sich die Medicin. Daher die vollste Hingebung an diesen Glauben, so wohl von Seiten des Heilenden als des zu Heilenden, daher die Ueberzeugung, dafs wenn die Cur nicht gelänge, der Unglaube des Kranken in der Regel die Schuld trage. So war der Heilende und die Weise zu heilen gesichert; ja die mifslungene Genesung des Kranken, seines Unglaubens wegen, ward ein grofses Werkzeug in den Händen der Kirche, zur Verbreitung des blinden Glaubens — die mächtigen Hebel: Furcht und Hoffnung. — Der Begriff des Geistigen war in der Zeit noch gebunden an etwas Sichtbares, Formelles, daher mufsten auch die Glaubenscuren sinnliche Mittel zu Hülfe rufen. Aus den trüben Ansichten der früheren Zeiten strömte eine reiche Quelle solcher Mittel ihnen entgegen. Die einfache Kraft des Glaubens ward überwuchert von den äufserlichen Formen, das tiefere Wesen vergessen, und so der ursprünglich-lebendige Inhalt zerstört. Selbst das Gebet ward zur Formel, zur Beschwörungsformel; Zeichen, Figuren, Amulette, Talismane wurden Heilmittel, und wahrlich war die *Materia medica* aus dem Glaubensreiche so grofs als die frühere aus dem Naturreiche. Das tiefste Symbol des Christenthums, das Kreuz, ward als Heilmittel gegeben und empfangen, aber nicht etwa als stärkende, beruhigende Erinnerung, sondern in dem blofsen Zeichen, in dieser Figur †, welche über dem Kranken geschlagen oder ihm aufgedrückt ward von geistlicher Hand, lag die heilbringende Kraft der Kirche in Krankheiten des Körpers. —

Die Zeit dieser rein kirchlichen Curen durch Wunder, Ceremonien, Formelwesen u. s. w. konnte der

Geist auf die Länge nicht ertragen. Losgerissen von der Natur und ganz hingegeben der Innerlichkeit des Daseyns, ohne Freiheit, war er einsamer, verlafsner, denn je — nichts habend als den in Aeufserlichkeiten erstorbenen Glauben, dessen „liebstes Kind das Wunder" ist. Daher schufen sie in diese öde Leere eine Welt von Formen hinein — todte Geburten einer todten Mutter! Aber des Menschen wahres Naturrecht ist: der Gedanke, seine innere That. Die Zeit fühlte leise das Bedürfnifs, den blinden Glauben sehend zu machen, d. h. ihn als wahr zu w i s s e n. Zugleich mit diesem allmäligen Erlöfstwerden des Geistes mufste der Glaube an die Formeln schwächer werden. Bei der Anlage der Klöster in den herrlichsten Landschaften offenbarte sich unmittelbar der tiefere Sinn der Einheit von Natur- und Gottesliebe. Die Gröfse und Herrlichkeit, der Reichthum des heitersten, blühendsten Lebens, welchen die Natur verschwenderisch rings umher ausbreitete, mufste eine stille aber mächtige Gewalt ausüben, gegenüber dem einsam in sich selber brütenden Geiste. So wie daher das Denken sich allmälig geltend machte, und mit ihm nothwendig der Trieb zu lernen, trat die Natur nach und nach in ihr ewiges Recht ein, das Menschen-Leiden lindern zu helfen und diese unversiegbare Heilquelle verdrängte das todte Formelwesen; doch war dieselbe noch sehr gemischt mit diesen Dingen und von dem Wahne gedrückt, dafs das wahrhaft Heilsame in die Natur erst käme durch den äufsern Segen, welchen die Kirche darüber gofs. So blieb daher die Medicin noch ganz in den Händen der Kirche und ihrer Diener, der Mönche. Dies war der Standpunct der Medicin am Schlusse dieser ersten Unterabtheilung.

Zweite Unterabtheilung.
(Von Karl dem Groſsen bis Friedrich dem Zweiten.)

Karl der Groſse, dieser Herr und Fürst seiner Zeit und des Geistes derselben, that was an der Zeit war. Er sorgte besonders für die Bildung der Geistlichen, legte Schulen in den Klöstern an, und die Mönche muſsten lernen und lehren. Unter den sieben freien Künsten, dieser Eintheilung aller Wissenschaften, gehörte die Medicin zur Physik, in dem Quadrivium. —

Diese Mittelabtheilung der kirchlichen Medicin ist die Zeit groſser Gährungen. Mit der früheren Glaubenstheorie und Praxis mischte sich die arabische Medicin und ihre Eigenthümlichkeiten; die scholastische Philosophie, complicirt wie die gothischen Dome, trat auſserdem hinzu, und alle diese Elemente mengten sich bunt unter einander. Der Wirrwarr wird groſs, die Schwierigkeiten zu sondern fast unüberwindlich; ja das Sondern selbst erscheint als etwas Falsches, da es unhistorisch wäre. Der Gewalt des Stoffes, der sich hier formlos zusammendrängt, muſs der Darstellende unterliegen, wie die Zeit selber, von welcher er ein Gemälde entwerfen will, von dieser Gewalt beherrscht ward. Da die Medicin auſserdem der Kirche angehörte und diese mit Philosophie und Naturforschung, mit Fürsten und Völkern in groſsen Bewegungen und Kämpfen begriffen war, so scheint es gar keinen Halt in dieser Zeit für Geschichte der Medicin zu geben. — Doch wollen wir uns ernstlich umsehen, und da finden wir endlich ein Asyl, von dessen Höhe wir das ganze chaotische, wissenschaftliche und politische Treiben auf dem groſsen Welttheater, und dessen Einwirkungen auf unsere Medicin betrachten können. Und dieses Asyl ist: —

das Kloster auf dem *Monte Cassino* und dessen Colonie zu Salerno.

Hier haben wir den vollen Reflex der Geschichte und sehen, wie die Medicin von dem Leben derselben genährt und gebildet wurde. Wie die Medicin selber in dem Wirrwarr hier ihre Freistätte fand, so findet der Historiker hier den Faden des Ganges der Medicin durch das Labyrinth der Zeit, also selber Ruhe und Befriedigung. Der ganze Geist der Geschichte dieser Zeit möchte sich aus der Geschichte dieses Klosters erkennen lassen, wie auch im Leben und Thun des gröfsten Mannes seiner Zeit der Geist derselben sich abspiegelt. Die Thatsache schon, dafs die Geschichte der Medicin dieser Zeit sich darstellt in dem Mönchskloster, beweiset die Herrschaft der Kirche über dieselbe; sie hat kein Eigenthum, keinen freien Grundbesitz. Der heilige Benedict stiftete gegen das Ende des fünften Jahrhunderts das Kloster. Gleich bei der Stiftung hatten die Glieder dieses ältesten und gebildetsten Ordens des Abendlandes die Verpflichtung, Kranke zu pflegen. Ihre Heilmethode war die erwähnte. Seit dem achten Jahrhundert war schon Salerno die Colonie des Klosters. Den Geist der Medicin der Kirche, welche sich bald mit der arabischen Medicin und mit der Scholastik verband, repräsentirt auf grofsartige Weise Constantin der Afrikaner, welcher im letzten Drittheil des eilften Jahrhunderts zur Zeit Gregor VII. starb. Er hiefs *Orientis et Occidentis Doctor.* Und in der That, von Wissensdurst getrieben durch die cultivirten Länder Asien's und Africa's, und die Philosophie, Physik, Medicin der Indier, Aegypter, Juden, Perser, Sarazenen in dem Brennpunct seines Geistes sammelnd, erfüllte und erleuchtete er das Kloster, wohin er sich nach diesem wildbewegten Leben zurückzog, mit dem ganzen Inhalt des morgen- und abendländischen Wissens. Die Wundercuren waren wieder aufgeregt durch die Kreuzzüge. Könige und Fürsten, in welchen sich die Richtung der Zeit am höchsten concentrirte, verrichteten die gröfsten Wundercuren, da die an sich schon wundersüchtige Masse die Regenten für besonders auserkohren halten mufste, daher dieselben auch am leichtesten Wunder wirken konnten. Doch öffneten die Kreuzzüge auch den Weg der Beobachtung, indem sie neue Krankheiten kennen lehrten: durch die Verbindung mit den Arabern ward das Uebersetzen griechischer Aerzte häufiger und die Kenntnifs derselben allgemeiner. Die Araber belebten aufserdem den Sinn für Naturstudium, und so waren in diese Zeit die Keime zu allen Wissenschaften hineingestreut, aber nichts war gestaltet und entwickelt; die Philosophie dieser Zeit war die aristotelisch-dialektische. Die Zeit mufste sich erst orientiren über den Inhalt ihres Wissens, sie mufste dasselbe zu begränzen suchen, daher war dies Zersplittern des Gegebenen, diese Spaltung der Begriffe und dies spitzfindige Diffiniren nothwendig, auch in der Medicin. Es spricht sich in dem Hinstellen der seltsamsten, abgeschmaktesten Fragen ein allgemeiner grofser Wissenstrieb aus. Gleich der Fragelust bei den Kindern, deutet die wissenschaftlich-kindische Neugier der Zeit auf eine tüchtige, hoffnungsreiche Zukunft; wie das Kind, so verständigte jene sich vielfach durch diese Fragen.

Dritte Unterabtheilung.

(Von Friedrich dem zweiten bis zur Reformation.)

Durch Friedrich den Zweiten, diese wahrhaft Königliche Majestät, welche wie die Centralsonne im Zenith des historischen und geistigen Lebens im Mittelalter, ordnend, belebend und leuchtend da stand, erhält die Schule zu Salerno bekanntermaſsen ihren höchsten Glanz. Mit der sinkenden Sonne des Mittelalters, mit Friedrich, sank die geistige und irdische Macht der Kirche mehr und mehr, und die Wissenschaften begannen sich von ihrem Drucke zu befreien. Durch die Gesetze, welche der Kaiser der Schule zu Salerno gab, ward die Medicin Staatsangelegenheit und äuſserlich der Hierarchie entbunden. Dazu kam die Entstehung der Universitäten im zwölften Jahrhundert. Sie waren die nothwendigen Ergebnisse des sich „universell" und unabhängig von der Kirche bilden wollenden Geistes der Zeit; sie waren Corporationen, welche sich der Kirche gegenüber zu entwickeln wagten. Sie bildeten sich so natürlich aus dem Mittelalter, wie die gothische Baukunst. Die Schule zu Salerno verlor mit dem freier werdenden Denken ihren alten Glanz. Ihr Entstehen, Blühen, Vergehen ist der reinste, die zerstreuten Strahlen der hierarchischen Medicin des Mittelalters concentrirende Spiegel.

— Da in dieser dritten Unterabtheilung, der eigentlich-scholastischen Medicin, die Scholastik blühte, und durch ihre Streitigkeiten sich die Philosophie endlich trennte von der Kirche, und mit dieser Trennung zugleich die Medicin von der Hierarchie sich befreite und der Philosophie anschloſs; so ist es zum Verständniſs dieser Zeit unumgänglich erforderlich, Einiges über den Begriff und die Bedeutung der scholastischen Philosophie aufzunehmen, da das Schicksal der Medicin vom Schicksal derselben abhing. —

Die scholastische Philosophie hatte das Streben: den Glauben der Kirche auf metaphysische

Gründe zu bauen, die Dogmen der Kirche zu begreifen, und zugleich der Theologie eine methodische Form zu geben. Die Scholastik war der Kampf des Wissens und Glaubens. Als einer der ersten Scholastiker erscheint Joannes Skotes. Er suchte die Satzungen der Kirche mit der aristotelischen Philosophie der Araber zu verbinden. Anselm von Canterbury strebte besonders dahin, den Glauben metaphysisch zu begründen. Abälard († 1143) repräsentirt besonders den Kampf des Glaubens und Wissens. Er ging mit mehr Freiheit als Anselmus auf Harmonie der Vernunft und Offenbarung aus. Man warf ihm Geringschätzung des Glaubens vor und meinte, ihm bliebe nur eine philosophische Theologie übrig. Ehre, Ruhmsucht, Liebe, diese Eigenschaften seiner Zeit, walteten mächtig in ihm. Seiner tieferen Natur gemäfs auf das Denken hingewiesen und dennoch befangen in der Gegenwart, stellt er die Zerrissenheit, das Hin- und Hergeworfenseyn zwischen den entgegengesetzten Elementen, das ächt Romantische des Mittelalters dar. — Seine Streitigkeiten mit Bernhard v. Clairveaux sind der grofse ritterliche Zweikampf der für Wissen und Glauben, Philosophie und Kirche kämpfenden Helden. — Abälard — der jugendliche Gedanke, unterlag — seine begeisterte Liebe für das Wissen war eine unglückliche; er war berufen, als Opfer des geistigen Kampfes zu fallen. Aufser dieser Liebe, war er ganz hingegeben den tiefen Abgründen persönlicher Liebe. Dafs auch diese Liebe, durch dieselbe Gewalt, welche die Thatkraft seiner geistigen Liebe brach, zerstört wurde, ist historisch bedeutungsvoll für sein Leben. Hierin bewundern wir, uns über den passiven Zustand des Mitleids erhebend, den Zusammenhang seiner Geschichte mit der Geschichte der Zeit; uns ergreift die vollendete Harmonie seines Unglücks, welches durch die Nothwendigkeit, von welcher es ihm bereitet ward, zur tragischen Schönheit sich verklärt, und der Liebe von Abälard und Heloisen ein welthistorisches Seyn gegeben hat. O, meine Freunde! dafs doch alles Ideale tragisch, und nur das Tragische Ideal seyn mufs! — Peter Lombardus trat in Abälard's Fufstapfen, und was dieses unglückliche Genie, was Anselmus geschaffen, dem suchte er besonders eine methodische Form zu geben; die Theologie brachte er in ein System. Seine vier Bücher von den Sentenzen wurden mehr gelesen als die heilige Schrift.

Das Streben nach Erkenntnifs des Einen, der Harmonie der Philosophie und Religion, offenbart sich auch in ihm, wie in vielen andern Scholastikern. Der Streit der Nominalisten und Realisten hob diese Einheit auf. Er begann schon gegen das Ende des 11ten Jahrhunderts durch Roscelin. Die Nominalisten behaupteten nämlich: dafs nur das Einzelne das Wahre sey, das Allgemeine sey nur ein Name, an und für sich leer. Die Realisten nahmen das Allgemeine als das wahrhaft Seyende (Reale), und das Einzelne nur als eine Art und Weise dieses wahrhaft Seyenden, als etwas Nichtiges. Dieser Streit zog sich durch die ganze Zeit, mannigfach wechselnd und in einander übergehend, so dafs scharfe Trennungslinien beider Parteien oft gar nicht möglich sind. Die Realisten gehörten ihrem Wesen nach dem Plato an, wie sie auch dessen Ideen und die der Neuplatoniker, mit christlichen Dogmen verbanden. Die Nominalisten nahmen die Basis ihrer Principien aus Aristoteles und bedienten sich als Waffen in diesem Kampfe besonders der Dialektik desselben. Die Realisten, als angegriffener Theil, mufsten sich gegen die

Behauptungen der Nominalisten vertheidigen, also sich auch mit dem Einzelnen, mit denselben Hülfsmitteln umhertreiben. So verloren sich beide Parteien in endlose Zersplitterung von Begriffen, durch die Kunststücke trennender Dialektik. Die Form ward das Herrschende, und nur trübe noch blickte durch diesen Kram das Tiefere des Realismus hindurch. Den höchsten Gipfel erreichte dieser Kampf und mit ihm die Disputirsucht in zwei Scholastikern der zweiten Hälfte des dreizehnten Jahrhunderts, in Thomas v. Aquino und Duns Skotus. Ersterer, *Dr. universalis* genannt, aus gräflichem Geschlechte, ganz den Wissenschaften sich hingebend, zu Salerno gebildet, ein Schüler Albert des Grofsen, war Nominalist, Dominikaner, ein Mann von tiefer Achtung für Metaphysik und mehr Realist, dem Wesen nach, als sein Gegner Duns, der *Dr. subtilissimus*, welcher, obgleich Realist und Franziskaner, die dialektischen Spitzfindigkeiten auf's Aeufserste trieb. — Da diese beiden grofsen Repräsentanten des Streites die Rollen gleichsam vertauscht hatten, so war eigentlich derselbe in sich aufgelöset, und die rohe Fortsetzung desselben von den Thomisten (Dominikanern) und Skotisten (Franziskanern) konnte, bei den innern Widersprüchen ihrer Lehre, zu nichts Anderem führen, als einerseits zu geistlähmendem Formelwesen, andrerseits zur leeren Allgemeinheit, zur schwächlichen, sich selbst und Andern gleich dunklen Mystik. Diese Mystik entwickelte sich schon früher neben diesen beiden Formen der Scholastik, als ihre dritte Seite, am tiefsten in Bonaventura, dem *Dr. seraphicus*, einem Franziskaner und Zeitgenossen des Thomas. Er sagt z. B.: „Wer die „Spuren der Gottheit in der Welt erkennt, steht in der „Vorhalle, wer ihr Ebenbild in sich erkennt, steht im

„Tempel, wer durch höhere Erleuchtung Gott erkennt, „steht im Allerheiligsten." Aus diesen Parteien der Scholastik bildete sich die Philosophie zur Selbständigkeit, wie denn überhaupt der ganze Streit: ob das allgemeine oder das besondere Seyn das Wahre, ächt philosophischen Inhalts ist.

Aus diesem Dualismus der Scholastik bildeten sich nun auch beide Formen des Philosophirens. Aus dem Realismus bildete sich die speculative Philosophie, der Idealismus, welcher zuerst als Theosophie auftrat, wegen der früheren Verbindung mit dem Glauben, und weil die Mystiker gröfstentheils aus den Realisten und Franziskanern hervorgingen. Der Nominalismus zeugte die empirisch-praktische Philosophie, welche es besonders mit dem Realen (Sinnlichen) zu thun hatte. Demzufolge ward der frühere Nominalismus, Realismus (Aristoteles), der frühere Realismus, Idealismus (Plato).

So wären wir denn dahin gelangt, wohin wir wollten: nämlich nachzuweisen, wie durch die Scholastik die endliche Trennung der Philosophie von der Theologie erfolgte. Dies ist der gewaltige Gewinn, den die Medicin, müfsige Zuschauerin dieses Kampfes, von den Resultaten desselben hatte. Denn sie trat aus dem Sklavendienst der Kirche in den freieren der Philosophie. An diese mufste sie sich anschliefsen, nicht nur wegen der in der Einleitung gegebenen Gründe, sondern auch deshalb, weil die Philosophen dieser Zeit auch besonders Naturphilosophie trieben, und aus ihnen die Revolution der Medicin, an der Gränze der zweiten und dritten Hauptepoche der Geschichte, hervorging.

Zur Entwickelung der Naturwissenschaften und Naturphilosophie in dieser Zeit der scholastischen Medicin trug dreierlei wesentlich bei. Erstens der Sinn für die Natur, welchen wir schon in der ersten Unterabtheilung aufgezeigt haben, zweitens die Verbindung der scholastischen mit der arabischen Medicin, drittens die unversöhnlichen Streitigkeiten der Scholastiker. — Der strebende Mensch nämlich, wenn er in sich oder seiner Zeit die Wahrheit und durch sie die Befriedigung des Geistes nicht finden kann, sucht dieselbe entweder innerlich in dem Glauben an ein ihm subjectiv geschenktes Göttliches d. h. in der Mystik, dieser metaphysischen Symbolik des innern Gefühls, oder er glaubt, an den Brüsten der Natur jenes rastlose Sehnen des Geistes nach Befriedigung, stillen zu können. Beide Richtungen, wann konnten sie sich siegreicher entwikkeln, als während der angstvollen Zerrissenheit dieser Zeit? — Wir haben gesehen, dafs die Mystik mächtig ward, während der Kampf der Scholastiker am höchsten stand. Aus dem Aufhören desselben ging die Philosophie zuerst in der Form des Idealismus hervor, und ward durch ihre Verbindung mit der Mystik, Theosophie. Das Naturstudium, die Naturphilosophie folgte um so nothwendiger dieser Lehrerin, als die realen Kenntnisse von der Natur fehlten.

Die Richtung nach der Natur hin entfaltete sich sehr seit Friedrich dem Zweiten. Er stand auf der Gränze der zweiten und dieser Unterabtheilung der scholastischen Medicin. Dieser Friedrich der Zweite, an dessen Namen sich die höchste vaterländische Erinnerung knüpft, griff selbstthätig forschend in die Naturwissenschaften ein, trotz der riesenhaften Thätigkeit, in welche ihn sein Beruf als König und Kaiser verwikkelte. Sein Werk: über die Kunst, mit Vögeln zu jagen, und ein anderes: über Natur und Behandlung der Pferde, sind, nach dem Wenigen was ich davon weifs, doch so wichtig für vergleichende Anatomie dieser Zeit, dafs wir nicht anstehen, in dem Kaiser den Verkünder derselben, den Vorboten des Mundini anzuerkennen.

Wir nennen aufser ihm noch drei der gröfsten Naturforscher.

Gleichzeitig mit Friedrich lebte Albert der Grofse, eine ächt deutsche Natur. Er vereinte die Gelehrsamkeit der Vergangenheit, die Kenntnifs der Gegenwart, mit dem grofsartigen Sinne, alles Wissen zu umfassen. Er war Nominalist, also mehr zu Aristoteles sich neigend; daher commentirte er auch einen grofsen Theil seiner physikalischen Werke, verband diese Kenntnisse mit arabischen Naturansichten und mischte Alchemie, Magie, Astrologie mit der scholastischen Philosophie. Darum ist er historisch-grofs zu nennen (wie es die Geschichte auch gethan), dafs er, als der erste Naturforscher dieser Zeit, die aristotelische, arabische, scholastische Weise die Natur zu betrachten in sich vereinte.

In Roger Baco, geboren im Jahre des Regierungsantritts Friedrich's, offenbart sich glänzend die mächtige Sehnsucht nach ernstem Studium der Natur. Das innere Streben ward äufsere That und erschien in der Weise, das Hergebrachte zu tadeln und zu verdrängen. Das Herrlichste in ihm verdammte gerade die Kirche, nämlich die Bestrebungen nach wahrer Physik. Er ward für einen Zauberer gehalten, *Dr. mirabilis* genannt, und von seinen eigenen Ordensbrüdern, den Franziskanern, der Magie angeklagt. Er ist der philosophische Naturforscher dieser Zeit. — Die theosophische Naturphilosophie gestaltete sich zu einer wuchernden Blüthe in Raimund Lullius (1236—1315). Wie ist dieser Mann angefeindet worden! Und mit Recht von denen, welche Feinde sind von Allem, was jenseits des Gebiet's des Sinnlichen liegt, Feinde der Begeisterung des Gemüths, die sie, als etwas ihnen durchaus Unbekanntes, für übernatürliche Schwärmerei halten. Ist es diesen Herren aufserdem unmöglich, aus ihrer begränzten Ansicht von der Geschichte herauszukommen und sich vorurtheilsfrei in die Denkweise anderer Zeiten hineinzuarbeiten — dann freilich ist es auch nothwendig, den Raimund Lullius einen Narren und Phantasten zu nennen. Wer möchte es läugnen, dafs in seinen Schriften eine Welt von Dingen sich findet, welche man heute „Unsinn" nennen kann, dafs besonders die Darstellungsweise seiner Ideen seltsam genug ist; aber der Geist, welcher durch dies helldunkle Gewand hervorscheint, deutet wohl auf grofse Tiefe. Er sagt z. B. (aus v. Raumer's Geschichte der Hohenstaufen): „Zwischen der Philosophie uud Theo„logie kann kein Friede und Eintracht seyn, wenn jene „nur eine Magd heifsen soll, wohl aber dann wenn beide „als Schwestern zu einander kommen. Denn Gott ist „das Ziel der einen und der Gegenstand der andern." Ist das Afterphilosophie? — In den zwölf Begleiterinnen der Philosophie, durch welche nach seinen „Principien" sie ist, und ohne welche sie nicht seyn kann; in der Reihenfolge wie sie nach einander auftreten, leuchtet eine grofse Ahnung lebendiger Natur- und Geistesanschauung. Es sind: die Gestaltende, Leidende (*materia*), Zeugende; die Zerstörende, Elementarische, Pflanzenbelebende; die Sensitive, Imaginative, Bewegende; die Erkennende, Wollende, Erinnernde. Die Erkennende läfst er unter andern so sprechen: „Wo ich „nicht zum Erkennen hindurchzudringen, die Zweifel „nicht ganz zu lösen vermag, da wähle ich den Glau- „ben, doch ist dieser nur zufällig in mir, das Wissen „hingegen meine eigenste Natur." Sollte man nicht erröthen über die unbedingten Verläumdungen, welche auf den Geist dieses Mannes gehäuft sind, wenn er die drei letzten Begleiterinnen sagen läfst: „Wenn wir drei „im innigsten Verhältnifs stehen, ist nicht nur der Au- „genblick der Gegenwart und der Fortschritt in die Zu- „kunft auf's Trefflichste begründet, sondern auch das „Vergangene reiht sich als Gutes an, alles ein Einiges „in steter Beziehung auf das unendliche Gute." — Allgemein anerkannte Wichtigkeit hat er durch seine chemischen Kenntnisse, die gröfsten unter seinen Zeitgenossen.

Durch diesen Verein der Mystik, Theosophie und Chemie (Alchemie) sehen wir in Raimund Lullius den Vorboten der Reformation der Medicin. Dieselbe fällt zusammen mit der Kirchenreformation. In der ersten Hälfte des dreizehnten Jahrhunderts waren die Waldenser und Albigenser Vorboten dieser Kirchenreformation. Wie in der Natur so in der Geschichte erscheint die Frucht nicht gleich gereift, und was bei der Pflanze im Laufe weniger Monde geschieht, das treibt die Geschichte wohl erst nach Jahrhunderten hervor. (In Preufsen war damals der Kampf gegen die deutschen Ritter — Königsberg erbaut, Marienburg der Sitz des Hochmeisters — kurz das Vaterland tritt lebendig in die Geschichte ein.)

Gleichzeitig mit der allmäligen Trennung der Medicin von der Kirche und mit diesen Vorboten der Reformation derselben sehen wir die Wiederherstellung der Anatomie im Anfange des vierzehnten Jahrhunderts, durch Mundini zu Bologna. Es ist dies der historische Beweis, dafs die Medicin Selbstständigkeit gewonnen hatte, der Kirche gegenüber; denn Bonifacius der achte konnte mit seinem Interdict die Anatomie nicht unterdrücken. Besser konnte die Medicin ihre beginnende Freiheit nicht verkünden, als dafs sie dieselbe zuerst in der Disciplin suchte, welche, als Kenntnifslehre der menschlichen Form, das Fundament der Physiologie und Medicin ist. Der Vorwurf, welcher dem Mundini gemacht wird: sich gegen den Augenschein verstockt zu haben, um nur dem Galen zu folgen, ist dadurch zum Theil absuweisen, dafs Galen in gröfster Verehrung stand und er sich an ihn halten mufste, da die Zwischenzeit von ohngefähr zwölf Jahrhunderten, für Anatomie nicht da war. —

Der Geist der Medicin blieb im Allgemeinen der der Schule zu Salerno, nur verwirrte sie sich mehr und mehr in ein Labyrinth von scholastischen Spitzfindigkeiten und Fragen. Aristoteles, Galen, Avicenna waren zugleich Schiedsrichter. Ein Repräsentant dieser Zeit ist Guilbert aus England, am Ende des dreizehnten Jahrhunderts. Bei ihm z. B. zerfallen die vier Elemente (Cardinalsäfte) in eine Menge von Gattungen und Arten, und verschwinden eben dadurch in Nichts. Er beweiset, wie fern dieser Zeit die einfache Hippokratische Heilkunst lag. Er empfiehlt nämlich den Hippokrates, aber meint: um nicht Sonderling zu scheinen, wolle er lieber den Neuern folgen. (Interessant ist, dafs er und auch andere Aerzte sich vielfach mit dem „Schmerze" beschäftigten, als wenn ihnen diese Untersuchungen in der Zerrissenheit dieser Zeit näher gelegen hätten.) —

Die Heilmittellehre ward entschieden cultivirt, besonders die Gifte und thierischen Mittel, wie am Schlufs der ersten Hauptepoche. Da die Medicin mit Naturstudium sich verband, so griffen Astronomie oder Astrologie, Chemie oder Alchemie besonders durch. Man fragte die Sterne, ehe man handelte, wie im Leben, so bei der Krankheit. Diese Weise fand ihre falsche Rechtfertigung zum Theil in der hippokratischen Crisenlehre und in der Behauptung des Hippokrates, welche auch Plato in seinem Phaidros aufgenommen hat, dafs die Natur des Körpers nicht ohne des Ganzen Natur zu begreifen sey. Volkskrankheiten, Epidemien schrieben sie vornehmlich dem Einflufs böser Sterne zu — wir dem Einflufs der Luftconstitution. Wissen wir dadurch wirklich mehr über die wahre Ursache dieser Krankkeiten? Sterne! Luft! — Worte, weiter nichts; viel erklärt wird durch beide nicht. Ja es steht dahin, ob unsere leichte Lufttheorie, diese Umhüllung unserer Unkenntnifs, nach fünf bis sechs Jahrhunderten nicht als derselbe Grad von Aberglauben erscheint, wie der Gegenwart die damalige astrologische Ansicht von den Ursachen der Krankheiten.

Der bedeutendste Beförderer der Astrologie in der Medicin ist Peter von Abano, in der zweiten Hälfte des dreizehnten Jahrhunderts; er ward deshalb excommunicirt. Durch sein Werk, welches den Titel führt: „*Conciliator differentiarum, quae inter philosophos et medicos versantur*" beweiset er, dafs die Medicin sich losgesagt von der Theologie und mit der Philosophie sich wieder versöhnen wolle.

Mit dem Beginne des vierzehnten Jahrhunderts ward Arnold von Villanova geboren. Wie man den Peter von Abano mit dem ungefähr gleichzeitigen

Roger Baco vergleichen kann, so diesen Spanier mit dem Zeitgenossen Raimund Lullius. Villanova bildete auch besonders die Alchemie in der Medicin aus. Dieser berühmteste Arzt seiner Zeit hatte zehn Jahre zu Paris und dann noch in Montpellier studiert. Im Praktischen folgte er noch der Schule zu Salerno und schrieb in deren Geiste den Tractat *de regimine sanitatis.* Er faſste auch Commentarien ab über Bücher des Galen und einige Aphorismen des Hippokrates, Vorboten der Wiederherstellung des Quellenstudiums. Er ist anzusehen als der die Reformation durch Paracelsus vorbereitende Arzt, denn wir sehen in ihm alle Richtungen des damaligen Geistes der Medicin concentrirt. Er starb 1363. In Italien lebte der Vorsänger der Platonischen Philosophie Petraca; Dante starb als Villanova ein Jüngling war; in Deutschland wurden die ersten Universitäten gestiftet. —

Paracelsus.

Er ward geboren zur Zeit der Entdeckung von Amerika, mit dem Regierungsantritte Maximilian des Ersten. Er lebte zur Zeit Carl des Fünften, Leo des Zehnten, Franz des Ersten. Seine Zeitgenossen in seinem Vaterlande waren auſserdem: Luther, Copernicus, die Reformatoren der Kirche und des Himmels, und Dürer; in Italien Macchiavelli, Leonardo da Vinci, Ariost. (Preuſsen wird unter dem Lutherischen Albrecht von Brandenburg erbliches Herzogthum.) Er trat öffentlich auf 1527; er starb 1541 den 24. Sept. zu Salzburg. Seine Grabschrift las ich dort und an derselben Stelle, wie sie B. v. Helmont angiebt in einer seiner frühern Abhandlungen: *de magnetica vulnerum curatione.*

Paracelsus ist die höchste Entwickelungsstufe der theosophisch-alchemistischen Naturphilosophie und Medicin der ganzen zweiten Hauptepoche; er ist der Wendepunct dieser und der beginnenden dritten Hauptepoche; doch hat er sich rein aus der zweiten entwickelt, welche mit ihm aufhört. Seine Werke, seine Thaten sind keine subjective, zufällige Erscheinungen, sie sind nothwendig hervorgerufen von der Entwickelung der Geschichte der Medicin. Paracelsus ist als Reformator derselben anzusehen, weil er das höchste Moment der scholastischen Medicin des Mittelalters erreicht und schon dadurch gelöset von Galen, von demselben gänzlich abfallen mufste; zweitens deshalb, weil er die Chemie mit der Medicin vereinte und so die nächstfolgende Theorie vorbereitete; drittens deshalb, weil er von seinem Standpuncte aus, als Arzt, die Harmonie des Alls mit der Medicin in Einklang zu bringen suchte, freilich nach der trüben Anschauung, wie er diese Idee vorfand. Dieses Streben nach Einheit fand seine Idole im Stein der Weisen, in dem Universalmittel etc. Die grofse Sympathie der Natur und des Menschen, welche Paracelsus suchte, erinnert vielfach an den Timäus des Plato, wo die ganze Welt ein lebendiges, verständiges und in Wahrheit durch Gottes Vorsehung entstandenes Thier genannt wird und der Kopf des Menschen eine Nachahmung des periphärischen Schemas des Weltalls. Ganz gemäfs diesen Ansichten nennt Paracelsus den Menschen Mikrokosmus des Makrokosmus, welcher Ausdruck auch schon bei Nemesius vorkommt. Paracelsus hat eine Trias von Elementen; dem Plato ist das Dreieck das Urbild aller Körper. Es ist bekannt, welche wichtige Rolle das Salz bei Paracelsus spielt; Plato nennt es auch im Timäus einen in Wahrheit von Gott gesegneten Körper, da er für die Erhaltung der Gemeinschaft unter den Empfindungen des Körpers so wichtig sey. Ueberhaupt, je mehr man eindringt in das Wesentliche des Systems des Paracelsus, um so entschiedener drängt sich der Vergleich mit den im Timäus ausgesprochenen Ideen auf und wohl möchte man sagen, dafs diese Ideen durch Paracelsus auf trübe Weise in der Medicin zur Anwendung gekommen sind. — Die drei Elemente, in denen der Ursprung aller Krankheiten zu suchen, sind: Mercur, Salz, Schwefel. Sie gehören zum Mineralreich. Die Mineralien stehen als Heilmittel in naher Beziehung mit dem reproductiven System, in welchem vorzugsweise der Chemismus herrscht. Merkwürdig und die Verbindung der mineralischen Mittel mit der Reproduction sehr bestätigend, ist die Beziehung, welche diese drei Elemente mit den drei damals zuerst bedeutend werdenden Krankheiten haben. Wer verkennt denn wohl die Verbindung des Mercur, Salzes und Schwefels mit der Syphilis, dem Scorbut und *Sudor anglicus* in Bezug auf Therapie und Pathologie? Sind diese drei Krankheiten nicht Leiden des reproductiven Systems? Waltet in ihnen nicht die chemische Auflösung der Cohäsion der Substanz entschieden vor? Erinnernd an das, was wir in der Einleitung über Verbindung der Theorien und Geschichtsentwickelung der Krankheiten sagten, sehen wir selbst die Aufstellung seiner drei Elemente bedingt durch diese drei mächtigen Krankheitsformen. — So abentheuerlich seine fünf *Entia: Ens astrorum, veneni, naturale, spirituale, Dei* erscheinen mögen und so abentheuerlich er sie behandelt hat, so enthalten sie dennoch den Inbegriff aller möglichen pathologischen und therapeutischen Momente, wenn wir unter *ens astrorum* die Einflüsse der Natur überhaupt auf den

Menschen verstehen, unter *ens veneni* das eigentlich chemisch - zersetzende Element, die *materia medica*, unter *ens naturale* das sympathische Einwirken der Natur, das Magische der Neueren, unter *ens spirituale* den Einflufs des Geistigen auf das Leibliche überhaupt, unter *ens Dei* die Wirkung des Göttlichen, der Religion, Kirche, des Glaubens. Freilich erscheint dies Alles bei ihm als dunkler Mysticismus, als Aberglaube für uns; aber dennoch war die Aufstellung dieser „*Entia*" nur möglich durch eine tiefe Ahnung der Verbindung des Menschen mit den Kräften des Universums. — Die Chemie war bei ihm grofsentheils Alchemie, ein Hauptheil der Magie, aber das konnte nicht anders seyn, da es keine wissenschaftliche Chemie gab. Ihre auffallenden Erscheinungen und Verwandlungen erschienen als Wunder, als eine göttliche Kraft, in des Menschen Hand gegeben. Von ihr aus glaubten sie Gewalt zu haben über die Natur, welche ihnen als ein Dämonisches gegenüber stand. Durch die Chemie wähnte die Zeit die Natur zwingen zu können, persönlichen Absichten dienen zu müssen. So ward sie zur Alchemie, zum Aberglauben, welcher die unbegriffnen Wirkungen der Natur auf das individuelle Schicksal bezieht, da der Geist sich Selbst noch nicht losgesprochen hat von der Natur und er die Naturkräfte nicht rein an und für sich, sondern als unmittelbare Gotteskräfte betrachtet. Sie erforschen hiefs: göttlicher Gaben theilhaftig werden. — Aus denselben Gründen ward die Astronomie zur Astrologie. Da nämlich die Gesetze der Bewegungen des Himmels nicht erkannt waren, so mufste die räthselhafte Ordnung desselben, dessen Anschauen unwillkührlich das Wort „ewig" begleitet, jene Zeit wohl aufs Tiefste bewegen. Sie nahm das Natürliche für ein Uebernatürliches, das Sinnliche für ein Uebersinnliches, das Endliche für ein Göttliches, dessen Einflüssen auf sich sie gläubig nachspürte. Aus Mangel an realer Kenntniſs ward sie ihres Wahnes nicht enttäuscht und faſste es nicht, daſs dies scheinbare Wunder — Natur sey, ein an nothwendige Gesetze Gebundenes, Willenloses, und daſs der Himmel mit all' seinen Harmonien etwas bei weitem Niedrigeres sey, als der Mensch, mit der Freiheit seines Willens, Gedankens und Thuns. —

Wer wollte aber deshalb toben und schimpfen über solche Ansichten! Die Zeit symbolisch-mystischer Gefühlsansicht von der Natur geht voran dem Ernste ruhiger, besonnener Untersuchung, wie die Dichtung der Prosa, die Mythologie der Philosophie, wie das Ideale des Jünglings dem Realen des Mannes Platz macht.

Vergleich des Paracelsus mit Hippokrates und Galen.

Lagen der hippokratischen Heilkunst die allgemeinen Bildungsmomente des menschlichen Lebens zum Grunde; entwickelten sich dieselben in Galen zu einem in sich abgeschlossenen Organismus, in welchem er die Seele nur als das Untergeordnete, in der Abhängigkeit vom Leibe betrachtete, — so umfaſste endlich drittens Paracelsus den ganzen Menschen nach seiner ganz allgemeinen leiblichen und geistigen Sphäre, und beide in Verbindung mit der Natur und dem Göttlichen; aber zugleich das Chemische des Organismus und vorzugsweise berücksichtigend, gab er dem Ganzen ein körperliches Moment, obgleich diese chemischen Elemente beherrscht wurden vom Archäus, dem personartigen Geist (Dämon) der Lebenskraft. So stellt Paracelsus gleichsam schuldvoll, künstlich dar, was dem Hippokrates auf natürliche, schuldlose Weise unmittelbar gegeben war. — In den Elementen des Hippokrates ruhte schon das Chemische des Paracelsus; jener führt zu Galen, Paracelsus zu Sylvius. — Zu Galen verhält sich Paracelsus umgekehrt, möchte man sagen. Galen gründete sein System auf die körperlichen (natürlichen) Elemente des Lebens, Paracelsus auf die geistigen (übernatürlichen) in der trüben Weise, wie er sie vorbereitet fand. Galen betrachtete das psychische Element als unterworfen dem leiblichen, Paracelsus umgekehrt das leibliche als das niedrigere, beherrscht vom Naturgeist und seine Chemie war Alchemie.

Hippokrates umfaſste das Leibliche und Geistige in unmittelbarer Einheit, Galen vorzugsweise das Organische und nebenbei das Psychische, Paracelsus vorzugsweise das Psychische, freilich auf diese fast nicht zu erkennende Weise, wie wir es in der kirchlich-scholastischen Medicin sich entwickeln gesehen haben. Dem Paracelsus war Alles beseelt, aber auf besondere Art. — Der eigene persönliche Geist nämlich begriff weder sich, noch den Geist überhaupt. Wie der Mensch an den göttlichen Geist nur glaubte, so glaubte er auch nur an den eigenen Geist. Aber selbst der Glaube an den eigenen Geist war kein selbstständiger, sondern nur ein Reflex des Glaubens an den göttlichen Geist. Dieser göttliche Geist nun war der Geist des Christenthums. — An den Glauben an Christus war der Geist gebunden. Da aber der eigene Geist des Menschen seine Freiheit nicht errungen hatte, sondern den Glauben an seinen unendlichen Werth in sich, nur in dem Glauben an den göttlichen Geist fand, und dieser göttliche Geist wiederum dem Menschen nur als Glaube an Christus offenbar ward — so muſste sich der eigene persönliche Geist, gleich dem göttlichen, nur im christlichen Glauben finden. Und somit erkannte der Mensch dieser Zeitepoche nur in dem Glauben an Christus und seine Lehre die Realität des subjectiven Geistes. Die Freiheit des Geistes und das Wissen von demselben war nun ganz untergegangen in dem Glauben an Christus, und diesen Glauben nahmen sie für den eigenen Geist. — Dieser Glaube an Christus, sowohl für den persönlichen Geist gehalten und dem gemäfs in seinen Beziehungen zum gesunden und kranken Leben betrachtet — als auch für den göttlichen Geist gehalten und als solcher in seinen Verbindungen mit der Natur und dem Menschen geschaut — dies war die Weise, in welcher das psychische Element der Heilkunde gleich in den ersten Jahrhunderten der christlichen Religion keimte, späterhin sich entwickelte und die Blüthe im Paracelsus erreichte, dessen System in diesem Sinne „psychisch" zu benennen nicht Unrecht seyn dürfte, da der Geist und die Seele des Menschen als „Glaube" geglaubt wurde. — Mufste die Psyche sich nicht zuerst als Glaube geltend machen? Entwickelt sich im Leben des Einzelnen nicht auch das Psychische zuerst als Glaube? Gewifs! — Das Kind (die psychische Heilkunst war noch ganz in der Kindheit) begreift auch den eigenen Geist nicht; es ist magisch gebunden an den Glauben des Geistes der Eltern; der Glaube an das Göttliche erscheint nur als ein Instinctartiges, als ein ganz unentwickelter Keim, nur der Möglichkeit nach die Kraft der Entfaltung in sich tragend als eine ursprünglich gegebene und in ihm ruhende. Mit der ersten Entwickelung trit die Verwunderung ein, als Beweis des regsamen psychischen Triebes. Die Welt ist dem Kinde voll W u n d e r. Es bezieht alle Umgebungen auf sich, macht sie lebendig f ü r sich, d. h. s p i e l t mit den Gegenständen, die ihm vorkommen. Daher geben ihm später M ä h r c h e n über Alles, da seiner Natur nach sich alles mährchenhaft gestaltet. — Auf analoge Weise ward bei dem Erwachen der Psyche in der Medicin, Alles zum W u n d e r; es ward ein S p i e l getrieben mit den Wissenschaften; m ä h r c h e n a r t i g ward die Welt aufgefafst. So nothwendig diese erste Entfaltung der Psyche im Kinde, so gewifs sie sich höher und bestimmter entwickeln wird unter günstigen Umständen; auf dieselbe Weise verhält es sich mit den Spuren psychischer Heilkunst in der kirchlich-scholastischen Medicin des Mittelalters. Die Entwickelung des Höheren aus dem Niedrigen, des Besonderen aus dem Allgemeinen, des Bestimmten aus dem Unbestimmten wird nicht ausbleiben, wenn anders die Geschichte der Medicin eine stetige Progression hat..

So irre und wirre, abergläubisch und phantastisch die Theorie des Paracelsus erscheinen mag — sie war eine nothwendige, sowohl in Bezug auf die Vergangenheit, aus welcher sie hervorging, als auch in Bezug auf die Zukunft, welche sie verkündigte; sie war gerade dadurch tief bedeutungsvoll für ihre Zeit, wenn anders dieselbe nicht beurtheilt wird nach dem „Jetzt" oder sonstiger subjectiver Ansicht. Wer die Entwickelungsstufe einer vergangenen Zeit mit dem Auge egoistischer Kritik betrachtet, an den rächt sich die Geschichte dadurch, dafs er sie nicht begreift und dafs sie ihm stets ein Aergernifs ist. — Wie entsetzlich ist nicht Paracelsus in neuen und neusten Zeiten herabgewürdigt! Es wäre thöricht, drob sich zu erzürnen, da es von denen geschehen mufs, welche in der Geschichte keine nothwendige Entwickelung kennen und denen sie also ein gelehrter Index ist, ohne Sinn und Verstand. Hätte für sie die Geschichte Geist, so wäre die Wurzel ihrer Schmähungen abgestorben und ihre Kritik würde gerecht und unparteyisch seyn. Waret Ihr alten Tadler denn immer so klug als heute? Seyd Ihr nicht durch viele Metamorphosen eures Geistes, von dem Sonst zu dem Jetzt fortgeschritten? Verachtet Ihr eure Kindheit, Jugend, da Ihr Männer oder Greise seyd? Gewifs nicht, wenn Ihr euer Leben nicht auf gleiche Weise wie die Geschichte betrachtet. Nun dann seyd auch schonend gegen die Geschichte, die auch eine Jugend hatte! Wem die Entwickelung der Medicin des Mittelalters fremd ist, dem mufs die Theorie des Paracelsus eine „leere aus der Luft gegriffene Chimäre" seyn. Wer die ganze zweite Hauptepoche verachtet, wer einen Zeitraum von zwölf Jahrhunderten einen „Stillstand" der Medicin zu nennen wagt, der mufs freilich seinen ganzen Zorn und Unwillen auf Paracelsus concentriren, als die Concentration dessen, wozu es die Geschichte in dieser Zeit gebracht hat. Dennoch lassen sich all' dergleichen Urtheile entschuldigen; aber unverantwortlich ist es für den freien Forscher, den Paracelsus wegen seiner persönlichen Denk - Sinnes- und Lebensweise das Recht eines Reformatoren streitig machen zu wollen. Die engherzigen Ansichten flacher, hergebrachter Moral den Thaten welthistorischer Individuen als Maafsstab ihres Werthes anlegen wollen, heifst den Mann und seine Zeit nicht begreifen, da beide aus einem Gufse sind. Die Geschichte ist nicht eine Mustercharte von Beispielen zu Sittensprüchen über Thun und Lassen; nein, sie ist die Offenbarung der Thaten des Weltgeistes in allen nur möglichen Formen — sie ist die Lehre von der Menschheit, nicht von Menschen — die eine grofse Anthropologie! Das historische Individuum mufs aus der Richtung des Zeitgeistes begriffen werden, nicht aus der breiten, weichen Moral, auf welcher die Masse sich behaglich reckt und dehnt. Wer nach so beschränkten Ansichten die Thaten der Gröfsten beurtheilen will, der gleicht jenen Hellebardenträgern, dem die Bühne des Lebens durchschreitenden königlichen Geiste gegenüber —; mochten sie ihn „kreuzen" mit ihren Spiefsen — ihnen „stand er nicht Rede." Wer auf diese spiefsbürgerliche Weise die Thaten der Geschichte beurtheilt, der mag sich wundern, gleich jenem Schreiber im Mährchen, dafs, als die Sophia, ein edles, göttergleiches Weib das Schreibwerk in die Probeschaale getaucht hatte, dasselbe ganz weifs wieder herausgezogen wurde und alles ausgelöscht war. Ein Solcher trage Mädchen, welche gestern confirmirt sind Geschichte vor — die werden ihn loben und lieben und er wird Geschichte von ihnen lernen können. Wir trauen seiner Geschichte nicht, stets fürchtend, dafs der Geist derselben ihm durchgehen wird mit seinen subjectiven moralischen Gefühlen.

Es ist uns tief Ernst um jenes Wort: dafs die Weisheit zuerst keusch sey; es ist uns unerschütterliche Ueberzeugung, dafs das wahre Genie, welches die Einheit Seiner, der Zeit und seines Berufs genetisch begriffen hat, zugleich sich zum sittlichen Kunstwerk herausgebildet haben mufs; aber jene Zeit war nicht die Zeit der Wahrheit, und Paracelsus war kein vollendetes Genie. Wer vor der Geschichte des Mittelalters, wer vor dem Leben und den Werken des Paracelsus steht, der steht, wie Göthe von den Shakespearschen

Tragödien sagt, vor den aufgeschlagenen Büchern des Schicksals, in denen der Sturmwind des bewegtesten Lebens hin und her brauset. Welche Zeit war die des Paracelsus! Welch ein Ringen des Alten und Neuen in Wissenschaft, Religion und Leben! Welche Gewalt der Leidenschaften mufste in Folge dieser vielfachen Revolutionen sich aufthürmen, da ja nichts Grofses ohne Leidenschaft geschieht! Das Leben der Männer, welche Verkünder dessen sind, was der Schoofs der Zeit ausgetragen hat, ist ein Spiegel, in welchem sich das grofse Panorama der Zeit reflectirt. Sieh dich nur um in den Lebensgeschichten grofser Männer des sechzehnten und siebzehnten Jahrhunderts, und du wirst Belege genug zu diesen Behauptungen finden! In Paracelsus stellt sich entschieden dar das Streben nach harmonischer Erfassung alles Wissens vom Standpunct der Medicin aus, für die Medicin, bei der Unmöglichkeit der Erfüllung; daher dies wüste, regellose Getreibe in seinem Leben und Thun. Er überkam's und übernahm's, den Riesenkampf des Alten und Neuen in der Medicin durchzuführen. Welche Zerrissenheit, welcher Wucher feindlicher Leidenschaften ward dadurch in ihn gebracht! Die starre Autorität abgestorbener Formen, das für ehrwürdig Gehaltene, weil es alt, die ganze Last herkömmlicher Gewohnheiten traten ihm überall hemmend entgegen. So in wechselseitig, durch äufsere und innere Reize, sich steigernder Aufregung erhalten, mufste leider, psychologisch, seinem feurigen Naturell gemäfs, das Gefühl seines werthvollen Strebens in eitle Prahlerei, der erlaubte Stolz auf seine Kraft in trotzigen Uebermuth, die ernste Liebe zur Wissenschaft in wild fanatische Begeisterung, die ruhig-besonnene Kritik in grobe Verachtung und pöbelhafte Beschimpfung sich verkehren. — Mit welchen herben Geisteswehen mufs nicht ein Mann zu kämpfen haben, der doch wohl durch eigne Kraft aus der Zeit für die Zeit sich gebildet hat! In Paracelsus einte sich die ungeheure Gährung der Zeit, mit der Gährung seines eigenen Geistes, das Ringen mit der Zeit und seiner eignen Bildung. — Werft Ihr ihm sein umherschweifendes, wüstes Leben vor? — Ein Mann mit solchen innern Stürmen hat auch aufser sich nicht Ruh noch Rast. Er stürzte sich in die sinnlichen Genüsse, weil das ungestüme Mahnen des eigenen drangerfüllten Innern sich gestillt wähnte durch dies flüchtige Selbstvergessen. — — Seine Reisen sind freilich nicht der ruhigen Weise, wie die der heutigen, stillen, fleifsigen Professoren; es sind wilde Wanderzüge und vielfach befleckten sie sein Leben; aber sie bekunden eine rüstige Kraft, einen glühenden Wissensdrang. An einer Stelle in seinen Defensionen sagt er: „wir sehen die Liebha-„ber weite Wege durchziehen, um das köstliche und „herrliche Weib zu erblicken, wie viel ehe mufs dies „geschehen der prächtigen und erhabenen Kunst wegen." — Er safs nicht brütend über dem Getrümmer der Vergangenheit — er ertrug das nicht — nein! er schöpfte aus Natur und Welt und Menschen in der lebendig ihn umringenden Gegenwart; aus der Zeit, in welcher er lebte, holte er, was ihm Noth zu thun schien. Daher sagt er selbst, dafs die Kunst nicht in des Vaterlandes Gränzen eingeschlossen sey, dafs sie sich Niemandem aufdränge, sondern ergriffen und ausgespürt seyn wolle (Journale gab es ja damals noch nicht). — Dadurch, dafs er sich losrifs von allem Gegebenen, verkündet sich die Energie eines Kopfes, welcher auf eigenen Füfsen frei stehen und gehen wollte. Er war nicht gelehrt, und vielfach hat er das gebüfst; ja es will uns bedünken, als wenn gerade in dem übermäfsigen Schimpfen auf Gelehrsamkeit, wider Willen der geheime Groll durchblickte und zugleich bemäntelt werden sollte, dafs es ihm an Gelehrsamkeit fehle. Wohl wären durch klassische Bildung seine Sitten vielleicht milder und edler geworden, doch erkennen wir auch, dafs er am wenigsten der Vergangenheit bedurfte, da er ja den alten Riesen stürzen wollte. Er schrieb barbarisches Latein — auch das ist ihm von denen, die glauben ächt Römisch zu schreiben, vorgeworfen. Dadurch aber, dafs er zuerst „Deutsch" schrieb, beweiset er auch, dafs er den Römersinn ganz abgeworfen. — Hat er den Galen öffentlich verbrannt, so that er etwas damals sehr Gewöhnliches; Luther that es auch auf seine Weise; es wirkt dies Mittel schnell ein auf die Menge; es ist der äufsere Ausdruck des innern Feuers, das für sich Schlechte zerstören zu wollen; es verdrofs ihn, dafs „ein Sattel allen Arten von Pferden angepafst wurde." — Er hinterliefs keine Bibliothek; auch das haben gelehrte Sammler tadelnswürdig gefunden. Wer weifs, ob, wenn er eine Bibliothek hinterlassen, sein Name sich nicht gleich jener aufgelöset und zerstreut hätte. Er hinterliefs seine Bücher, die Werke, die Thaten seines Geistes, und sein Name wird genannt werden müssen, so lange es eine Geschichte der Heilkunde giebt. Denn Aurelius, Theophrastus, Paracelsus, Bombastus von Hohenheim war der von dem Geiste der Zeit Auserkohrene, die gereifte goldene Frucht vom Baume der Vergangenheit ungestüm herabzuschütteln, damit aus derselben eine neue Zukunft aufgehe im fruchtbaren Schoofse der Zeit.

Dritte Hauptepoche.

Von Paracelsus bis zur Gegenwart.

Sie zerfällt in drei Abtheilungen.

1. Von Paracelsus bis Stahl.
2. Von Stahl bis Haller.
3. Von Haller bis Brown.

Erste Abtheilung.

Von Paracelsus bis Stahl.

Ehe wir die Bedeutung der Hauptentwickelungsmomente dieser Abtheilung beginnen, wollen wir nachträglich drei welthistorischer Begebenheiten des funfzehnten Jahrhunderts erwähnen. Ihr mächtiger Einfluſs offenbarte sich vornehmlich erst im sechzehnten.

Es sind die Erfindung der Buchdruckerkunst, die Eroberung Constantinopels durch die Türken und die Entdeckung von Amerika.

Die Erfindung der Buchdruckerkunst verkündet, daſs der wissenschaftliche Verkehr nicht vorzugsweise der Kirche und ihren Dienern angehören sollte. Die Buchdruckerkunst war die äuſsere Form dessen, was der Geist der Zeit wollte, nämlich daſs der Gedanke Allgemeingut würde. Sie war das Mittel zum Zweck schnellen Verkehrs und Umtausches mit geistigen Producten. Aus ihr bildete sich der Groſshandel der Erkenntnisse, wie durch die Entdeckung von Amerika der allgemeine Welthandel. Diese Erfindung deutet auf die strotzende Fülle geistiger Keime, welche nach allen Seiten hin sich ans Licht hervordrängen wollten. Sie gehört Deutschland an, weil von hier die Revolutionen in der Medicin, Naturgeschichte, und Religion (Paracelsus, Copernicus, Luther) ausgehen sollten, zugleich mit der vasten Gelehrsamkeit. Die ächt geschichtliche Ansicht erlaubt es nicht, in dieser Erfindung die Ursache des neuen, grofsen, wissenschaftlichen Reichthums zu sehen, sondern die Schätze waren da; es bedurfte nur einer Form, um sie aufzubewahren. Der Rheinwein, dieser flüssige Naturgeist Deutschlands, wächst nicht der Fässer wegen, wenngleich diese ehe fertig seyn müssen, als der Wein gezeitigt ist, damit sie ihn aufnehmen, er in ihnen ausgähren, und dann versandt werden könne.

Die Eroberung Constantinopels durch die Türken deutet den politischen nnd geistigen Untergang der Griechen. Ihre Flucht nach Italien, der Schutz, den ihnen die Medicäer angedeihen liefsen, gilt als Beweis des Endes ihrer wissenschaftlichen Selbstständigkeit. Ihr Geist ward das Erbtheil anderer Völker. Die Griechen übersetzten sich selber, hatten schon eine ganz veränderte Sprache, — ein klarer Beleg, dafs der alte Geist nicht mehr der ihrige war. Dies Zehren von der eigenen Vergangenheit beweiset ihre geistige Noth und Armuth. Sich selbst waren sie ein Fremdes geworden, nur Mittel zu Anderer Zwecken. So beförderten sie einerseits die Theosophie durch Platonische Philosophie, andererseits öffneten sie die reinen Quellen klassischen Alterthums, und mit ihnen die Quellen der Bildung des Einzelnen, wie sie die Bildungsquellen der ganzen Welt waren. Denn der wissenschaftlich-vollständig Gebildete soll die Entwickelung der Wissenschaften in sich wiederholen — daher auf Schulen ewig nothwendig das Kennenlernen griechischer und römischer Sprache und Geschichte. Nur dem Hochmuth egoistisch-subjectiver Innerlichkeit des Gefühls mag das Leben der Alten entbehrlich seyn. Dieser wiedergeborne Sinn für das Klassische ward auch bei den Aerzten geweckt, und wir verdanken dieser Zeit das Aufsuchen des alten treuen Hippokrates. —

Die Entdeckung von Amerika.

Wenn irgend ein Mensch, so verdient Columbus den Namen eines welthistorischen — denn er entdeckte eine Welt. Wie er der alten Welt eine neue gab, so bewegte die That dieses Einzigen die ganze alte. Nicht bewundern wir an Columbus, dafs er mit unerschütterlicher Gewifsheit aussprach: im Westen ruht eine andere Welt, ein anderer Himmel — darin that sich nur der Genius kund, der ist ein durch göttliche Kraft Empfangenes; aber dafs er achtzehn Jahre hindurch diese Idee in sich tragen, dafs er von einem Hofe zum andern herumbetteln mufste für die Möglichkeit der Ausführung, dafs die Narren und Gelehrten der Zeit ihn verspotteten, verlachten, verhöhnten als einen Phantasten, Schwärmer und halb Verrückten, und dafs er dennoch treu blieb diesem Genius, dieser innern Stimme, die ihn rief, das ist es, was uns zur Bewunderung hinreifst. Den glänzendsten Lohn hatte er dahin, als das Land seiner Verheifsungen von dem weltenspähenden Auge zuerst begrüfst ward. Königlich empfangen bei seiner Rückkehr, benahm er sich königlich, und majestätisch-prächtig tritt er auf als Herr einer neuen Welt, welche sein Geist in das Leben der Geschichte rief. Wir staunen die würdevolle Erhabenheit, die Grofsmuth seines Benehmens und seiner Gesinnung an, als ihn auf dem Eylande der neuen Welt die Ketten angelegt wurden, welche er mit in sein Grab nehmen wollte; als er noch später, abgewiesen von dem festen Boden seiner Entdeckungen, dem sturmbewegten Ocean preisgegeben wurde. Wir würden das Menschliche hierin vermissen, wenn wir nicht sein Leben kennten, wenn wir nicht wüſsten, daſs er ein glühend Begeisterter war, daſs er sich für ein Werkzeug in den Händen Gottes hielt zur Realisirung dieser Idee, welche ihm nur höheres Mittel war zu dem höchsten Zwecke — das heilige Grab zu befreien. Er segelte aus dem Hafen vor Sonnenaufgang am dritten Tage des August im Jahre 1492; er starb am Tage der Himmelfahrt Christi, den 20sten May 1506. Sein Leib fand im Grabe noch keine Ruhe. Aufgestört in der alten Welt, muſste der Todte die Reisen des Lebendigen machen, bis die irdischen Reste wieder ausgegraben in St. Domingo endlich ihr Asyl auf der Insel Cuba fanden. —

Die Entdeckung Amerika's offenbart die Gewalt des Genius über die Dogmen der Kirche. Hatte dieselbe früher schon Alchemie und Astrologie verboten und dafür ihre Heiligen gesetzt, da sie fühlte, daſs das Studium der Natur die Menschen von ihr lösete, so gab die Entdeckung eines neuen Welttheils der ganzen alten Welt die Richtung nach derselben, und der ganze Rest des innerlichen Schauens wandte sich mit gierigen Blikken nach der äuſseren sichtbaren Welt und entfernte von der innern unsichtbaren. So stürzte die Entdeckung von Amerika, als Ursache dieses Abstrahirens des Menschen von sich, die Scholastik und mystische Naturphilosophie und leitete unmittelbar zu reiner Naturbeobachtung. Das Reich der Untersuchungen war eine neue Erde und ein neuer Himmel.

Der Dualismus von Natur und Geist, welcher sich schon früher in dem Realismus und Idealismus der Scholastiker zu entwickeln begonnen hatte, und welcher auf groſsartigste Weise auftrat durch die Entdeckung einer neuen Welt, der alten gegenüber, drängte sich mehr und mehr in allen Formen hervor. Glauben und Wissen, Religion und Philosophie, Empirie und Speculation stellten sich gegen einander auf. Mitten drin stand die Kirche, als Priesterherrschaft, als Pabstthum. Gern Alles hätte sie in ihr nächtlich-dunkles Gewand gehüllt, da aber ihre Zeit vorüber war seit *Luther*, so verhielt sie sich negativ, feindlich gegen das Uebrige, nur nicht gegen *Inquisition* und *Jesuiten*, in welchen sie zugleich ihre Mittel und ihre Zwecke fand. Wo diese beiden herrschen, da ist das *Wesen* des wissenschaftlichen Lebens die *Verwesung* desselben. Von unserm Standpunct aus zeigt sich das Dualistische entweder als der Sinn für das *Einzelne* oder für das *Allgemeine*.

Der Sinn, welcher auf das Einzelne gerichtet war, gehört der *Erfahrung* an. Aus ihm entwickelte sich *Anatomie*, *Naturbeobachtung* und das *Studium des klassischen Alterthums*. — Man könnte diese Richtung die *ruhige*, *glückliche* nennen, wie die andere, welche auf das Allgemeine ausgeht und deren Character Speculation und Philosophie ist, die *unglückliche*, *tragische*, als welche sie sich in dem Schicksale derer, welche ihr angehörten sattsam genug bewährte. —

Die *Richtung auf das Einzelne*, *Reale* offenbarte sich als *Anatomie*. Es geschah in Italien, welches sich durch Mundini ein Recht auf die erste bessere Ausbildung derselben erworben hatte. Zugleich blühte die Kunst daselbst. Die Kenntnifs des Leibes kam in vielfache Berührung mit ihr. An der Kunst, dieser ewigen Versöhnerin des grofsen Gegensatzes von Natur und Geist und jeglichen Dualismus, fand die Anatomie Schutz, und jene neigte sich milde zu dieser herab, da sie ja auch ihren Zwecken förderlich war. — Antonius de la Torre, zwischen Mundini und den drei gröſsten Anatomen der Zeit stehend, schöpfte zwar auch noch aus Galen, doch war er der Erste, welcher anatomische Tafeln nach der Natur darstellte, und künstlerisch stand ihm hier zur Seite der tiefsinnige Leonardo da Vinci. — Das groſse Triumvirat bestand aus Vesalius, Fallopia und Eustachius. Ersterer, der Gröſste, zuerst den Galen nicht bewundernd, sondern ihn zurechtweisend, ward unterstützt in seinen herrlichen Abbildungen durch Titian. — Den Schluſs der groſsen Anatomen des sechszehnten Jahrhunderts macht Varoli († 1575). Er starb jung, im zwei und dreiſsigsten Lebensjahre und ist doch unsterblich. Er ist der Schöpfer der physiologischen Anatomie. Das Herz des Gehirns, die alle Theile verbindende „Brücke" trägt mit Recht seinen Namen. Er beseelte die Lehre von dem Gehirn, doch war es ihm nur „das Organ, welchem die Bilder zugeführt wurden, entkleidet von aller Leiblichkeit."

Zweitens offenbart sich die Richtung auf das Einzelne in der Bearbeitung der Naturgeschichte und in den Untersuchungen und Beobachtungen über die einzelnen Naturproducte. Die Ehre dieser gelehrten Naturstudien gebürt besonders Deutschland. Es sey hier genannt Agricola, ein Zeitgenosse des Paracelsus. Er schrieb besonders über Mineralogie, vorzugsweise über Metallurgie. Sehr schön, da er sich dadurch recht an seine Zeit anschloſs, indem Alchemie, Goldmacherei und die mineralischen Mittel an der Tagesordnung waren. Die Botanik ward auch von Deutschen zuerst betrieben, z. B. von Otto Brunfels, den beiden Cordus und dem Leonhard Fuchs. Der umfassendste Bearbeiter der

Naturgeschichte in dieser Weise und vorzugsweise der Thiergeschichte, war der Polyhistor Conrad Gefsner († 1562). Er war der Albert, der Plinius dieser Zeit, der Inbegriff ihres factischen, naturhistorischen Wissens. Zu vergessen ist nicht Aldrobandi († 1605) für Zoologie und vergleichende Anatomie.

So erkennen wir in der Bearbeitung der Zweige der Natur im sechzehnten Jahrhundert auch das Gesetz der Entwickelung vom Niederen zum Höheren. Die Forschung begann mit dem niedrigsten unorganischen Reiche — den Metallen, und hörte auf mit dem Thierreiche. Wie der Einzelne noch jetzt nach der Encyclopädie seine naturhistorischen Studien verfolgen soll, in derselben Reihenfolge bildete dieselben auch das Jahrhundert aus.

Die dritte Weise, in welcher sich die Richtung auf das Einzelne entwickelte, war das Studium der Klassiker, die Gelehrsamkeit. Das Studium des Alterthums gab den Forschern selbst die Vorzüge des Alters — etwas Ehrwürdiges, Besonnenes, Tüchtiges; und das ist denn auch diesen sogenannten Restauratoren gemein. Es gehören hieher z. B. Joh. Winter, Fernel, Peter Brissot, Cornar, Jak. Holler, Foesius, Pet. Forest, dieser besonders wichtig als trefflicher Beobachter psychischer Krankheiten zur Zeit der Reformation in Deutschland. Sämmtlich waren sie tüchtige Praktiker — ein Beweis, wie einflufsreich auf wahre Erfahrung das fortgesetzte Studium der Quellen der Medicin ist. Es weckt nicht nur den rechten praktischen Sinn, sondern erhält ihn auch frisch und lebendig, und bewahrt vor vielen Abwegen, auf welche der sich allein ganz Ueberlassene so leicht geräth. Einer von diesen ist der, dafs die allgemein gültig seyn sollende Erfahrung zur eigenen

—schen zusammenschrumpft. Die Geschichte sorgte bald für die Anwendung des gewonnenen ächt practischen Blicks im Grofsen, indem sich neue gefährliche Seuchen, Fleckfieber und andere epidemische Krankheiten entwickelten.

Die andere Seite, die Richtung auf das Allgemeine, das Ideale, diejenige welche wir im Gegensatze der realen die unglückliche nannten, nähert sich mehr oder weniger dem Paracelsus. Daher hat sie auch ähnliche Schicksale und ähnliche Urtheile über sich müssen ergehen lassen. Diejenigen, welche diese Richtung verfolgten, umkreiseten den Paracelsus, standen ihm näher oder ferner, im Einzelnen höher oder niedriger als er, im Ganzen hatten sie dasselbe Streben, nur in andern specielleren Sphären. Sie strebten nach harmonischem Wissen, verstiegen sich in alle Gebiete desselben, konnten aber das Ganze nicht einen. Schon dieser ungestillten wissenschaftlichen Sehnsucht halber sind sie „unglücklich" zu nennen. Es gehören hieher z. B. Cardanus, Agrippa von Nettesheim, Thomas Campanella, Jordan Bruno. Wer des Cardanus „*vita propria*" kennt, der hat ein psychologisch-historisch wichtiges Beispiel von dem Leben und Treiben jener Männer. Sein Leiden begann vor der Geburt, da seine Mutter ihn abtreiben wollte; sein Vater war sehr strenge; er hatte eine kranke, elende Kindheit. Ein unwiderstehlicher Trieb führte ihn zu allen Fächern des Wissens, ohne dafs er sich für eines entscheiden konnte. Desgleichen ward er von einem Orte zum andern fast heimathlos umhergetrieben, und konnte sich in Welt und Wissenschaft gar nicht zurechtfinden. Er konnte zu seiner Zeit am besten disputiren über jedes Fach, eben weil er einen übersprudelnden Geist hatte und eine

Fülle von Kenntnissen, aber ohne Einheit. Alle Leidenschaften wucherten in ihm, besonders diejenigen, welche sein eigenes, inneres und äufseres Glück zerstören konnten. Er selbst sagt von sich: dafs er nichts lieber spräche, als was den Hörenden mifsfiele, und obgleich er es wüfste und das Schädliche einsähe, so wollte er es doch. Er nennt sich kalt, feige und hinterlistig, fromm, zornig, einen Spieler, wollüstig, rachsüchtig über seine Kräfte, und setzt hier hinzu, dafs ihm gefalle, was Viele verdammten, wenigstens dem Worte nach: *At vindicta bonum vita jucundius ipsa.* Dazu war er, wie er von sich fortfährt, stets denkend und zwar das Gröfste und Unmögliche, überlegte schnell und irrte während des Ueberlegens. Er macht das Streben nach Unsterblichkeit hienieden lächerlich, und sehnt sich dennoch unaufhörlich nach derselben, weifs aber nicht, wodurch er sie erringen soll. Bei dieser innern Zerrissenheit war es kein Wunder, dafs er wirklich that, was er von sich sagt, nämlich: „wenn ich keine Ursache zum Schmerze „hatte, so suchte ich sie, und machte mir Schmerzen, „weil ich glaubte: der freiwillige Schmerz werde leich„ter gestillt werden können. Wenn nun innerlich die „Seele ein so unerträglicher, über alles Andre gehender „Schmerz befiel, so machte ich mir körperliche Schmer„zen, bifs mir die Lippen, quetschte mir die Finger, die „Haut, die Arme, bis ich weinte, weil diese Schmerzen „gar nichts waren, da nichts Schädliches, Unheilbringen„des in ihnen." Wer erkennt nicht in dieser Entwickelungskrankheit des Geistes einen Parallelismus mit den Entwickelungskrankheiten des Leibes, besonders den die Pubertät der Mädchen wohl begleitenden, wo auch diese Schmerzenssucht, aus Lust am Schmerz, auf's höchste sich steigert, um für die innere, unbekannte, unbegriffne Angst eine Ableitung zu haben. Und stellte die Zeit selbst nicht den Uebergang zur Pubertät dar, war sie nicht die Zeit der Jugend, des schmerzenreichen Sehnens, welches weder die Welt noch sich begreifet, und doch beides umklammern will? — Zur Vervollständigung dieser innern Widersprüche sei hier noch angeführt, daſs ihn Träume oft zu bestimmten Werken aufforderten mehrere Male hinter einander; sein berühmtes Werk: „*de subtilitate*" verdankt auch seinen Ursprung Träumen. Daher glaubte er an einen Spiritus (Genius). Von Kindheit an, sagt er, sei sein Gebet gewesen: „Mein Herr und Gott, gieb mir in deiner unendlichen „Güte langes Leben und Weisheit und Gesundheit des „Geistes und Leibes." Sein Gebet wird bis auf den ersten Wunsch nicht erfüllt. Wenn für irgend Jemand, so gilt für ihn dies Wort des Spinoza über den Unfreien: „So bald er aufhört zu leiden, so bald hört er auf zu seyn." Seine *praecepta ad filios* sind herrlich, ihr Inhalt aber der gröſste Widerspruch mit seinem Leben — Reue, und in ihr eine Art von Ruhe. Aehnliches, nur nicht in diesem Grade, erlitten Andere auch. Agrippa schrieb zuletzt: *de incertitudine et vanitate omnium scientiarum etc.* nachdem er sein Wissen in allen Gebieten lange genug für wahr gehalten hatte. Sämmtlich hatten sie von der Kirche zu leiden. Jordan Bruno, einer der tiefsten Pantheisten, der die Formen der Natur durch innere Künstler bilden läſst, der die Einheit von Form und Materie erkennen will, der eine Urform annahm, ward verbrannt 1600.

Die vielfachen Strahlen, in welche sich der Dualismus von Idealismus und Realismus, Speculation und Erfahrung brach, concentrirten sich mit dem 17ten Jahrhundert in zwei Brennpuncten. In jedem von beiden erschien die ganze Kraft der einen Seite aufs höchste entwickelt. Es waren Jakob Böhme und Bacon von Verulam. Ersterer nahm das Allgemeine, Speculative, Mystische für sich, der Zweite das Besondere, die Erfahrung, das Reale. Man kann nicht sagen, wer der Gröſste von ihnen sey, wenn man sie an und für sich und ganz unparteyisch betrachtet. Jeder steht einzig da, und nur dadurch sind sie einander ähnlich.

Jakob Böhme, der Deutsche, ein Schuster, ist ganz versunken in die tiefste Innerlichkeit des subjectiven Geistes (Gemüthes), und aus ihm heraus sucht er das allgemeine Eine, die Harmonie des Geistes mit dem All der Dinge, vermittelst der Dreyeinigkeit, welche in Allem ist, und welche Alles ist, ans Licht zu bringen. Vor sich hatte er in Deutschland im vierzehnten Jahrhundert den Tauler, im funfzehnten Thomas a Kempis, im sechszehnten den Paracelsus. Da die ganze wissenschaftliche und empirische Naturkenntniſs ihm abging, und er doch dabei verharrte, die Einheit von Natur und Geist aus der göttlichen Dreyeinigkeit darzustellen, so konnte es nur in der Weise höchster Mystik geschehen, um so mehr, da er rein aus dem Innersten seiner Brust schöpfte. Die Morgenröthe ist von magischem Lichte, farbigem Dunste und Nebeln begleitet. Wie er sein erstes Werk „Aurora" nannte, so zeigt er sich auch als die Morgenröthe deutscher Philosophie, in glühendste Farbenpracht ihren Nebelhimmel hüllend, aber zugleich verkündend, welche Welt des Wissens die steigende Sonne deutscher Philosophie verbreiten würde.

In Bacon von Verulam, dem Engländer, einem Lordkanzler, concentrirt sich der Geist der Erfahrung, getragen von der durchdringendsten Klarheit des Verstandes und wurzelnd in der Einheit des Dualismus, welche Einheit aber, wie jede Wurzel, nicht an das Licht kam. Er ist der Restaurator, das Evangelium der Erfahrungswissenschaften. Seine Naturanschauung ist himmelweit verschieden von der gemeinen Empirie; diese ist ein Leichnam gegen die lebendige Erfahrung des Bacon, und hat nichts mit ihr gemein. Er wollte in der Natur den Gedanken aufsuchen, und was er fand, das stellte er als Erfahrungsgesetz hin. In diesem Sinne ist er Philosoph der Erfahrung, denn das Wesen der Erfahrung war in ihm zum Bewufstseyn gekommen, und als solches sprach er es aus. Bei dieser ächten Theorie von der Erfahrung, mufste er die herrschende teleologische Ansicht in der Physik und Physiologie als verderblich erklären, er mufste gegen Alchemie und Magie, als der Erfahrung nicht angehörig, kämpfen. Er hat so ungeheuer gewirkt, weil die ganze Zeit auf sinnliche Erkenntnifs losging. Damit die Zeit, losgelassen in dieser einen Richtung, nicht ausartete in die rohe Willkühr sinn- und geistloser Empirie, damit sie das Reich der Erfahrung nicht trennte durch leere Vereinzelung des Beobachteten, wie den Scholastikern durch die Spaltung der Begriffe der Gedanke verloren ging, so bedurfte sie eines Gesetzgebers für Erfahrung, und das war der Beruf dieses Engländers. So gewaltiger Verwunderung über sein Erscheinen und Thun bedarf es übrigens gar nicht. Denn vor sich hatte er in seinem Vaterlande den Roger Baco, die früheren grofsen Scholastiker, und gleichzeitig mit ihm lebte Shakespeare, der stürmende, wogende, spiegelhelle und immer unerschöpfliche Gedankenocean über Natur, Mensch, Geschichte und deren Schicksale. Er hatte schon ganz abgeworfen den bleichen, trüben Behang der Mystik. Frei und prächtig wandelte dieser Genius umher in ursprünglich-kräftiger Schöne; harmonisch ist er, wie die Natur und unerschöpflich zugleich in Gegensätzen wie sie. Er ist der Chorführer, der grofse Ahne protestantischer Dichter. — In seinen Königen hat er den Geist der Geschichte herauf gesungen; Jahrhunderte sind vergangen, ehe diese Geistertöne vernommen wurden.

Böhme und Bacon waren also die grofsen Repräsentanten des Dualismus von Idealem und Realem, Geist und Natur.

Descartes, (vor sich habend Ramus und Montaigne) stürzte sich in die Mitte. Diese Mitte des Idealen und Realen, von Natur und Geist war der Mensch: er fand sich Selbst. Darum mufste er rein in sich zurückkehren so weit er konnte, um in dem menschlichen Bewufstseyn das Wahre zu finden. Wie er es fand, und überhaupt die Entwickelungsgeschichte seines Geistes, ist ein grofses Kunstwerk der Selbsterkenntnifs und seine Dissertation „*de Methodo*" eine Fundgrube ächter Psychologie. Was er fand, es war der menschliche Geist, der Gedanke, und seine Philosophie somit die erste selbstständige, rein aus sich gezeugte und auf sich selbst beruhende. Daher ist der Grundgedanke derselben: „*cogito ergo sum.*" Das Denken ist das Erste, das Seyn folgt nach, das „*ergo*" ist nicht das vereinte dritte, sondern nur das anknüpfende, die Copula beider. Der Gegensatz des Dualismus von Denken und Seyn war nicht gelöset. Ja in ihm tritt der Dualismus von Natur und Geist erst recht hervor. Er rückt den Gegensatz weit näher, fafst ihn weit schärfer, indem er ihn im Menschen selber erfafst. Er spricht den allgemeinen Dualismus von Idealem und Realem aus, als Gedanke und Ausdehnung, als Inneres und Aeufseres, Immaterielles und Materielles.

Die Aerzte, bei ihrer Vorliebe zu dem Aeufsern, zu der materiellen Natur, liefsen den Gedanken ruhen und nahmen für sich nur die negative Seite der Cartesianischen Philosophie. Die Naturkunde und die Medicin waren jetzt getrennt von Philosophie und Religion, und der empirischen Beobachtung waren Thür und Thor breit geöffnet.

Das Princip der ganzen Körperwelt war dem Cartesius die Ausdehnung; auf ihr war seine ganze Physik gebaut. Diese Ausdehnung hat ihre drei Dimensionen: Länge, Breite, Höhe, und ihre Weisen der Figur und Bewegung. Durch Ausdehnung, Figur und Bewegung, verbunden und bewiesen durch Mathematik und Algebra, war er der Schöpfer der mechanischen, materiellen, mathematischen Naturlehre und Medicin. Er war der geistige Hebel der grofsen physikalischen, mathematischen Entdeckungen, Erfindungen, Beobachtungen. —

Die Gährung des Blutes, als theilweise Ursache der Bewegung desselben, welche er aus einer ätherartigen Materie erklärte, durch welche auch die, Säure entbindende, Verdauung geschah, gab Anlafs zu den mechanisch-chemischen Systemen.

Die nächsten Theorien der Medicin waren die Entwickelung und Metamorphose der Paracelsischen, mit mehr und mehr einseitig vorherrschender chemischer Basis. Haller sagt, dafs schon gegen das Ende des 16ten Jahrhunderts die chemische Sekte in Deutschland nach der Herrschaft strebte, und dafs es kaum einen Fürsten daselbst gab, welcher einen andern Arzt hatte — ein Beweis wie hoch in Ansehen diese Sekte stand. Leonh. Thurneisen war eine Zeitlang auch brandenburgischer Archiater.

Wir unterscheiden drei Richtungen dieser chemischen Schule: die erste suchte das Chemische mit Galen und der Praxis in Verbindung zu bringen; die zweite ging mehr als sie glaubte aus Paracelsus hervor, nur zeigte sie sich veredelter, aufgeklärter; die dritte endlich war die rein chemische Schule. So sehen wir ein allmäliges, stufenweises Gelangen zur Herrschaft der rein chemischen Theorien. Die Repräsentanten dieser drei Richtungen sind: Sennert, Bapt. v. Helmont und F. Sylvius.

1. Daniel Sennert († 1637).

Obgleich ein Deutscher, Professor zu Breslau, so sollen doch die Italiäner bei Nennung seines Namens den Hut gezogen haben. Dies geschah wohl deshalb, weil er als sogenannter „Conciliator" das Neue mit Galen und der scholastischen Medicin, welche in Italien sich zu der Zeit noch hielten, zu verbinden strebte. Er steckt freilich auch ganz voll von paracelsischen, mystischen Ansichten, suchte aber mit ihnen die Cardinalsäfte des Galen zu einen, und war aufserdem ein sehr tüchtiger rationeller Praktiker. Seine Theorie ist ein Eklekticismus von Hippokrates, Galen und Paracelsus, mit vorherrschender chemischer Theorie.

2. Joh. Bapt. von Helmont († 1644).

Er war ein auf harmonisches Wissen gerichteter Geist. Er erfuhr die Wehen, an welchen seine Geistesverwandten litten, wie wir gesehen. Ein Zeitgenosse des Descartes, und wie dieser in der eigenen Brust das Wahre suchend, hatte er, wie Descartes, einen schweren Kampf mit seinem Innern zu bestehen. An alle vorhandene Kenntnifs hatte er den Glauben verloren. Er sagt (*ortus medicinae, studia, promissa, confessio autoris, vis magn.*): „Ich habe den Fuchs, Fernel, Galen, Hippokrates (dessen Aphori smen eraus dem Kopfe recitiren konnte) gelesen, und wieder lesend schämte ich mich der darauf verwendeten Zeit und Jahre. Die Bücher des Paracelsus, von belachenswerthem Ansehen, habe ich ausstudirt, und jenen Mann bewundert, bis mir endlich die Einsicht gegeben ward in seine Werke und Irrthümer." Er nennt die Bücher des Galen lächerlich und fade, den Aristoteles ganz unwissend in der Natur. Er wollte auf eigenen Füfsen stehen und fortschreiten, verlor aber auch den Glauben an seine eigene Kraft, was er durch die seltene That bewies, dafs er den Titel eines Magister ausschlug, indem er sagte: „er wisse nur, dafs er nichts wüfste und wüfste, was nichts werth sey (Faust). Verzweifelt, sagt er, verliefs ich daher alle Bücher, und sah in der Medicin eine Verbindung voll Betrug. — Dennoch wollte er Neues stets und „lauter Unerhörtes" aus sich herausholen — nennt alle seine Gedanken, Paradoxen, behauptet aber, dafs wenn es anders mit ihm käme, würde er nutzlos sich hinquälend, seine Tage vergeudet glauben. In der Jugend schon machten die Schriften von Tauler und Thom. a Kempis Epoche in ihm. Da er seine Mühe verachtete, so fragte er jetzt: was die christliche Welt davon habe, dafs die Krankheiten aus erdichteten Feuchtigkeiten entständen? Bei dem Brüten über dergleichen Dinge verfiel er einst in einen Schlaf, und sah im Traume seine Seele, klein, in menschlicher Gestalt, doch geschlechtslos. Er verwunderte sich sehr, wie das Ich seine Seele von Sich unterschieden sähe und den Geist aufser Sich erkennen könnte. — Da sah er ein Licht in seiner Seele, und dies Licht war nicht verschieden von der Seele selbst. Darauf erkannte er, dafs wir, jetzt Eins mit dem Fleische, durch dasselbe von wahrer und heller geistiger Einsicht abgehalten werden. Er untersuchte nun die Seele, im Traume, nach dem Spruche: Wer weifs, was im Menschen ist, aufser der Geist des Menschen, der in ihm ist, und erfuhr die Nichtigkeit alles Forschens aus der Selbstsucht (*Egoitas*). Das Resultat dieses merkwürdigen Traumes war also Verachtung der früheren Systeme und seines eigenen selbstischen Wissens. Dieser Traum ist zugleich der Schlüssel zu seinem Systeme. Dasselbe sollte sich gründen auf immaterielle, geistartige Principien. Die Idee derselben ward ihm durch das Selbstschauen seiner eigenen leuchtenden Seele im Traume. Sein System ging von dem Mittelpunct seines Daseyns aus, aber wie ihm derselbe nur im Traume erschienen war, so war die Gestaltung der Theorie aus diesem erträumten Mittelpunct selbst nichts, als ein schöner Traum, eine Erscheinung ohne Wahrheit und Wirklichkeit; denn er konnte nicht aus der Zeit heraus, den Einflufs früherer Systeme und besonders des Paracelsus nicht abschütteln, so sehr er sich auch bemühete, dieser edle, kräftige, dem Wahren unaufhaltsam nachjagende Geist, dieses tiefe, fromme, keusche Gemüth. — Sein System selbst ist sehr schwer herauszufinden, da es zerstreut ist durch seine systemlos geschriebenen Werke. Es ist daher immer unklar und unvollständig aufgefafst worden.

Helmont nennt die Seele eine „*lux centralis in mente*," eine *substantia lucida non tamen substantia*; (*V. sedes animae*); *mens* ist ihm *lumen vitale*, *sed substantia spiritualis*, *Imago Dei*; Gott ist ihm *supersubstantiale lumen* (*V. Imago Dei*, seine Psychologie). Die „*lux*" ist im *Pylorus*, sie breitet ihre Strahlen überall hin aus und ist der Sitz der empfindenden Seele. Diese Vorstellung von dem Sitz der Seele verdankt ihren Ursprung einem Traume und der Wirkung, welche das Aconit einst auf ihn machte. Es ist nicht zu läugnen, dafs er den Unterschied von Geist und Seele durch die Bezeichnung „*lux centralis in mente*" ahnte, aber er konnte ihn nur auf symbolisch-allegorische Weise fassen. Diese *lux* macht ihn seiner Behauptung nach verwandter mit der Geisterwelt; sie weiset ihn mehr auf sein Inneres hin, als auf das Aeufsre, die Natur, wie der Archäus des Paracelsus. Dadurch ist die eigentliche Magie (schwarze) dem Helmont auch nur etwas Zufälliges, und mehr und mehr befreiet er sich von derselben im späteren Alter. — Er nennt an einer Stelle des Buches „*de astris*" die Vorhersagungen aus denselben nichtig, *quia nituntur duplici fundamento, nullo nempe et falso.*

Dieses Licht ist innigst verbunden mit dem Archäus des Helmont, welcher in der Milz wohnt. Er ist ihm das Organ des Lichts, der *coctor* und *director Solis*, das *organon immediatum animae sensitivae*, der *faber et rector omnium corporis actuum*. Er behauptet, dafs die Seele fast nichts meditire, ohne die Hülfe des Archäus. — Dieser Archäus ist, wie dem Namen, so dem Wesen nach, sehr ähnlich dem des Paracelsus, doch nicht so abhängig und Eins mit der Natur, sondern hat mehr substanziellen Inhalt. *Sol* (*lux*) *centralis*, dieser Spiegel des göttlichen Verstandes, ist der sittliche Geist, und scheint zusammenzuhängen mit den Ansichten Böhme's vom Lichte (Sohn, *Sonne*) im Brunnquell des Herzens. Der Archäus entspricht dem Begriffe der Lebenskraft, doch ist er ein höher beseelter als der gangbare; er gleicht dem innern Künstler des Jordan Bruno.

Sol und *Archäus* sind aber ganz unbestimmte Begriffe, nach unmittelbarer Anschauung gleichsam personificirt; sie haben etwas Dämonisches. — In der *lux contralis*, welche im Magen residirt, setzt er die denkende, fühlende, im *Archäus* mehr die begehrende Seele. — Wie nah ist er durch den *Archäus* den Platonischen Ansichten über den Sitz der begehrenden Seele im Unterleibe; nur wies Timäus derselben die Leber, Helmont die Milz an; diese ist aber nach Plato da, um die Leber glänzend und rein zu erhalten, sie war ihm also nur Hülfsorgan, Dienerin der Leber. — Vielfach analog ist ferner der Archäus dem ἐνορμῶν der Hippokratiker und Galenisten, an beide schliefst Helmont sich auch dadurch besonders an, dafs er dem Heerde ihrer schwarzen Galle seinen Archäus zum Wohnsitz gab. — — Obgleich er die drei Elemente des Paracelsus nicht anerkennt, so gehen doch seine chemischen Ansichten gerade von dem *Archäus*, durch welchen er sich dem Paracelsus nähert, aus.

Die ursprüngliche Materie ist ihm das Wasser, aus demselben ist die Erde hervorgegangen; das Feuer ist ihm, wie schon früher dem Cardanus, kein Element. Es bleiben ihm also nur zwei Elemente, Luft und Wasser, worin sich der herrschende Dualismus der Zeit wiederholt. —

Aus diesem Urstoffe baut nun der Archäus, durch Hülfe des Ferment's, alle Körper. Dies Ferment ist weder Substanz noch Accidenz, und früher da als der Saame. — Der schaffende Geist des Archäus wird durch den Geruch des Ferments angelockt und bildet nun die Körper. — Dieser schaffende Geist des Archäus ist eine *aura vitalis* (ähnlich dem Pneuma der Pneumatiker). — Die erste Wirkung der *aura vitalis* auf das Ferment ist ein Gas, welches sich aus der Gährung des Urstoffes selbst entwickelt, und dies Gas enthält die chemischen Principien des Körpers. — So bildet also die Verbindung der *aura vitalis* mit dem Ferment (als dem Princip der Möglichkeit der Gährung selber) das chemische Gas, welches das eigentlich materiell-bildende des organischen Leibes ist. Ueber diesem stehen als höhere executive und befehlende Gewalten der Archäus und die *lux lucida* (*Sol*).

Auf dieser Dreiheit von Kräften ruht sein ganzes System. Der Archäus und die *aura vitalis* stellen das vermittelnde, seelenartige Princip vor, die *lux* (*Sol*) das höchste, geistige, und das Ferment und Gas das niedrigste, das chemisch-organische. Der Archäus und das Ferment sind die bewegenden, substanzielleren Principien der *aura vitalis* und des Gases, jene die Kräfte, diese die Wirkungen; alles Thätige ist ein Seelenartiges.

Die Krankheiten entstehen, diesem Systeme gemäfs, entweder aus den Irrungen und dem Wüthen des Archäus, um sich gegen Beleidigungen zu vertheidigen und zu rächen, oder aus den Organen des „*duumviratus*,“ d. h. aus Milz und Magen, durch welche die Säfte verändert werden, da diese beiden der Verdauung überhaupt vorstehen. Der erste Grund der Krankheiten liegt aber immer in Fehlern des Archäus, welchen zu beruhigen, zurecht zu weisen, zu leiten das Hauptbestreben des Helmont war, indem er meinte, dafs die Fehler der

Säfte dann wohl von selbst verschwinden würden. Durch solche Sätze stand er ganz auf dem Standpuncte der Pneumatiker, war Dynamiker, die Fehler der Säfte nur secundär, die Einwirkung auf den Archäus die primäre.

Paracelsus hat unbedingt, selbst ohne das Geständnifs Helmont's, dafs er am meisten auf ihn gewirkt, viel Einflufs auf seine Theorie gehabt. Das Chemische herrscht im Organismus des Menschen auch bei Helmont, aber auf viel einfachere, reinere Weise, als bei jenem. Helmont ist der besonnene, der von vielen Schlacken geläuterte Paracelsus.

Weit über ihm steht er dadurch, dafs er, gleich Descartes in der Philosophie, zuerst versuchte, die Medicin aus dem Mittelpuncte der menschlichen Natur zu construiren. Seine Aussprüche tragen vielfach den Character träumerischer Erleuchtung, wie er ja den Mittelpunct des menschlichen Daseyns nur im Träumen, nicht wachend fand; aber das Ringen nach der Erfüllung der Träume macht seine Werke strotzend von den geistreichsten Ideen über Physiologie, Pathologie und Therapie.

Wie die tiefe Frage, welche er einst an sich that: auf welche Weise der Verstand in Wahnsinn degenerirte, und welche ihm keine Schule lösen konnte, ihn gänzlich losrifs von allem Gegebenen, so ist er auch durch das Streben, diese Frage zu beantworten, eine für die Geschichte noch verschlossene, tiefe Quelle der psychischen Heilkunst. Er ist eine wahre Fundgrube von Ideen, über Natur, Ursachen und Heilung von Gemüthsaffecten, Leidenschaften und des Wahnsinnes, besonders aber der Formen, welche in Verbindung stehen mit den Präcordien, Hypochondrien und dem Uterus, welchen er einen schlafenden, durch Leidenschaften geweckten, bissigen Hund, (ein Thier im Menschen) nennt, und ihm eine „besondere Monarchie anweiset, in welcher er ein grausames Regiment führt." — (Dies nur beiläufig, als eine Andeutung, dafs einen grofsen Theil der Wichtigkeit seiner Werke die Geschichte der psychischen Heilkunst zu beweisen hat.) (*V. Demens Idea; de Conceptis.*)

Er schuf seine Werke während der sturmbewegten Zeit des dreifsigjährigen Krieges; sie kamen heraus im Jahre des westphälischen Friedens. Er starb mit vollem Bewufstseyn und übertrug seinem Sohne die Herausgabe. Unser Helmont war ein Zeitgenosse von Johannes Keppler, welcher während der Zerrissenheit Deutschlands seine wundervolle „Harmonie der Welt" schrieb; sie verhallte unvernommen!

3. F. Sylvius (✝ 1672).

Er stellte das chemische System in ganzer, todter Einseitigkeit auf. Er wirkte so mächtig, weil Chemie und Einseitigkeit herrschten. Mit ihm ward diese Richtung aber auch bis auf die Hefen erschöpft. — Das System entwickelte sich aus der Cartesianischen Physik, aus Helmont und Paracelsus. Aus allen Dreien nahm es nur für sich das einseitig Chemische.

Das Ferment des Helmont ist das Princip seines Systems. Jede Veränderung der Säfte ist mit Gährung verbunden, und in den verschiedenen Aufbrausungsarten der Säfte besteht seine Physiologie. — Die Aufbrausung selbst geschieht durch die Verbindung des Laugensalzes (Leber) und der Säure (Speichel), welche bei der Verdauung beginnt. Das Blut ist der

Verein aller Säfte. Die Bewegung des Blutes geschieht auch durch das Aufbrausen dieser beiden Stoffe, und dieselbe bringt das Lebensfeuer hervor. Der Lebensgeist wird im Hirne abgeschieden durch Destillation und sich ergiefsend in die Theile, macht er sie empfindlich. Kann es eine trotzig-consequentere Halsstarrigkeit der Humoralpathologie geben? — Säfte und Gährung, Gährung und Säfte, weiter nichts — keine Spur von Geist, Seele, Leben — das wahre *caput mortuum* aller Systeme! Dies System bleibt unerreicht in der Geschichte durch seine erstarrte Einseitigkeit; in dieser Theorie wird der Tod der Materie als Erklärungsgrund des Lebens und der Bewegungen der Seele systematisch durchgeführt. Dem sey, wie ihm wolle; dies System verkündet, welche Macht und Kraft der chemische Procefs einst auf spätere Medicin äufsern würde, es weissaget die Tiefe der Chemie, dieser bis auf heute noch in der Gährung begriffenen Grundwissenschaft der Natur unsers Erdballs. Der Chemie fehlt ein Keppler, dann würde ihr Newton nicht ausbleiben. —

Die Krankheiten entstehen natürlich auch aus dem Vorwalten von Säure oder Laugensalz, welche er dann Schärfen nennt. In der Cur die entgegengesetzten todt chemisch wirkenden Mittel. Der Dualismus tyrannisirt durch und durch dies System; kein Leben tritt rettend hinzu. Da das Princip des Systems die chemische Zersetzung und Auflösung war, so war der Erfolg der Medicin oft genug dem Princip gleich. — Denn wo der Tod als Gesetz des Lebens aufgestellt wird, da ist das Leben dem Tode nothwendig unterworfen. — Die grassirenden Seuchen, der Friesel, die Kriebelkrankheit, das Fleckfieber etc. begünstigten und halfen mit emportreiben diese Theorie und Curmethode, besonders durch abführende und schweifstreibende Mittel. Es ist vorüber! —

Die zweite Schule, welche sich aus der Cartesianischen Physik entwickelte, war die iatromathematische, mechanische. Sie beruhte auf der Ausdehnung nach dem Begriffe des Descartes, und ihren beiden Ausdrücken, Figur und Bewegung. Auf den Organismus wurden die mathematischen Gesetze der Figur und Bewegung angewendet. Die Physiologie, die Medicin wurden zu einem Theile der mechanischen Physik und angewandten Mathematik. Dies geschah um so leichter, da dieser Theil der Naturwissenschaften damals am meisten glänzte, und die Medicin, von Philosophie und Religion getrennt, sich den Naturwissenschaften allein anschlofs. Der Mensch ward zur künstlichen Maschine; die Bewegungen des Lebens wurden begriffen aus den Gesetzen der Statik und Hydraulik. — Die festen Theile dienten dieser Theorie zur Basis; die Bewegungen der Säfte, mit ihrer ersten Figur, Gröfse, Schwere, erinnerten sehr an die Atomenlehre. Die chemische Schule stellte das humoralpathologische Moment, die iatromathematische das solidarpathologische in der höchsten Einseitigkeit auf; jene ist daher zu vergleichen mit der Sekte der Dogmatiker, diese mit den Methodikern. — So weit ging die Medicin in ihrer gänzlichen Hingebung an das Einzelne, dafs sie selbst von dem allgemeinen Begriffe des Lebens abstrahirte, und der Organismus ein Object der angewandten Mathematik ward. Allein dies System, welches sich besonders viel mit den Gesetzen der Bewegungen des Körpers zu thun machte, weckte zuerst die Aufmerksamkeit für die Muskeln und festen

Theile überhaupt, und ist dadurch als das anregende Moment zum Begriffe der Irritabilität zu betrachten. Die künstliche Vollendung in der Organisation des Menschen, welche bis ins Kleinlichste ihren mathematischen Gesetzen gehorchte, mufste bald auf die Frage nach einem höheren Princip führen, welches diesen mechanischen Organismus beherrschte, und wäre es auch nur die gewesen: wer hat denn diese künstliche Maschine gebildet? — Den Uebergang der chemischen zur iatromathematischen Schule machte Sanctorius († 1636) durch seine *medicina statica.* Die Berechnungen der Hautausdünstung sind klassisch. Sie waren sehr an der Zeit, bei der schweifstreibenden Methode. Die eigentliche Theorie ging von des Galilei Schülern aus. Ihr Stifter ist Borelli; ihr Sitz, Italien. Borelli führte besonders die Muskelbewegungen auf Gesetze der Statik zurück. Er verband die Theorie mit chemischen Ansichten und sah in der Mischung des Nervensafts die erste Ursache der Muskelbewegung — allerdings die erste rohe Skizze der Nervenpathologie. Zahllos sind die Modificationen, Ausbildungen, welche diese Theorie durch die Anwendung der Mathematik, Mechanik, Hydraulik, Statik erlitt. Wie die Scholastik durch minutiöse Zersplitterung des Begriffs zu Grunde ging, so diese Theorie durch die kleinliche Anwendung des Mechanischen auf das Organische. Sie kam zu einem Unauflöslichen, Unzuberechnenden, und siehe das Leben trat hervor — als der *Deus ex machina.*

Ehe wir weiter gehen, wollen wir die Nothwendigkeit dieser chemisch-mechanischen Systeme, von unserem Standpuncte der wissenschaftlichen Entwickelungsgeschichte der Medicin beweisen.

Die Medicin schreitet nach dem ihr eingebornen Gesetze fort, vom Allgemeinen zum Besondern, vom Niedern zum Höhern.

Das Allgemeine sahen wir in den beiden ersten Hauptepochen entwickelt, und dasselbe wieder in sich vom Niedern zum Höhern.

Wie mufste die Medicin jetzt fortschreiten in der dritten Hauptepoche der Vergangenheit? Nicht anders, als dafs sie das Besondre, die einzelnen Systeme ausbildete, damit die Medicin sich nicht gänzlich auflösete und verginge in der Schwindsucht des Allgemeinen. Das Allgemeine war noch gar nicht zur bestimmten Form gekommen, und hatte so gar kein in sich abgeschlossenes reales Seyn. Das Einzelne mufste erst durchgemacht werden, ehe die Medicin sich zum höheren, nicht in sich verdampfenden Erfassen des Allgemeinen wenden konnte.

Diese Arbeit begann mit der dritten Hauptepoche. Wodurch sie hervorgerufen wurde, haben wir gesehen.

Die Natur ward im Einzelnen beobachtet, sinnlich erforscht in allen ihren Zweigen, mit wahrer Leidenschaftlichkeit. Mit Gier gab sich die Zeit der Sucht hin, nichts Einzelnes undurchsucht liegen zu lassen. Sie rief alle Mittel zu Hülfe; das natürliche Auge genügte gar nicht mehr; der Verstand erfand künstliche, und durchdrang mit denselben Himmel und Erde, das Gröfste und Kleinste. Die Erfindungen sämmtlicher physikalischen Instrumente, der Teleskope, Mikroskope etc. waren keine zufälligen, sondern aus dem innersten Wesen des Zeitgeistes hervorgehenden. Vermittelst dieser künstlichen Organe glaubten sie zum Wesen der Sache dringen zu können. Es genügte, das Kleine ungeheuer vergrößert gesehen zu haben. Das künstliche Auge nahmen sie für das geistige.

Wie mußte die Medicin nach ihren Gesetzen der Entwickelung sich in dieser Zeit benehmen? Wie die Naturforscher, denen sie folgte, sich in die Natur versenkten, so mußten die Aerzte jetzt sich in das Einzelne des Leibes versenken. — Sie mußten den Leib zergliedern, zerlegen in seine einzelnen Bestandtheile. Die große That dieses Willens war die Anatomie.

Die einzelnen Systeme der Medicin mußten, nachdem das Allgemeine in den beiden ersten Epochen durchlaufen war, mit dem niedrigsten beginnen.

Wie die Medicin der ersten Epoche ausgegangen war von den allgemeinen Elementen des Körpers, so mußte die dritte Epoche ausgehen von dem besonderen, niedrigsten Systeme des Körpers. Da nun das Niedrigste im Organismus das Mechanische und Chemische ist, so mußte sie dieses zuerst zum Grunde legen.

Das Chemische waltet vorzugsweise im reproductiven, im Abdominalsystem; dieses ist räumlich wie wesentlich das unterste; daher mußte die Theorie der Medicin von hier aus einseitig und zuerst ihr Heil versuchen.

Diese Richtung sehen wir vollendet in den beiden Theorien, von welchen wir gesprochen haben. Ueberall, in den mannichfaltigsten Weisen offenbart es sich, daß die Medicin einzig beruhte in dem reproductiven, im chemischen Systeme. — Selbst das Spirituelle des Helmont'schen Systems hatte seinen Sitz im Abdominalsystem, in Magen und Milz. Der Ursprung aller Krankheiten ging vom Archäus aus, dessen Sitz im Pylorus war; die Krankheiten der Säfte, aus den Beleidigungen des Archäus; das Ferment, die Säure, dies chemische Product, ward im Magen bereitet.

Die wichtigen Agentia im Systeme des Sylvius, Säure und Laugensalz, bestimmten die Verdauung und wurden vorzugsweise producirt im Pancreas und der Leber. Die Gährung dieser beiden, aus dem Abdominalsystem hervorgehenden Stoffe, greift in alle Verrichtungen ein, bewegt das Blut, ja sie — destillirt den Geist.

Der gröfste Jatromathematiker verband mit dem Mechanischen das Chemische, und Borelli, wenn er gleich so vortrefflich die Gesetze des Hebels auf die Muskelbewegung als solche anwandte, sah doch die Ursache des Anschwellens derselben durch ein Aufwallen chemischer Gährung bedingt.

So erkennen wir, dafs die Geschichte der Medicin, in ihrer Wiederholung der einzelnen Systeme des Organismus, vom Abdominalsystem ausging und in demselben, vielfach modificirt, Alles suchte: Gesundheit, Krankheit, Tod, Leben, Seele, Geist. Sie brachte ein ungeheures Opfer, denn sie opferte ihren Geist selber. Aber in der Natur wie in der Geschichte ist kein Sprung. Schritt vor Schritt mufste die Geschichte der Medicin weiter, sie mufste selbst über die Brücke des Todes, um zum schönern Lande des Lebens, nach langem Suchen, endlich gelangen zu können.

Mitten aus diesem Wirrwarr einseitigster Theorien erhob sich der Geist von Bacon's grofsartiger Naturanschauung und Erfahrung. Einfach und edel erschien derselbe, einerseits zwischen der Erstarrung des Lebens in Mechanik, und andrerseits zwischen der Auflösung desselben durch den chemischen Procefs, in den beiden Britten: Harvey und Sydenham. Jeder von ihnen erscheint auf seine Weise als der Hüter und Bewahrer des Lebens der Medicin. Wer unter den damaligen Aerzten das Leben in seiner Brust fühlte und es lieb hatte in der Kunst, der klammerte sich an diese beiden festen Säulen und bereitete mit ihnen die Zukunft vor.

Harvey († 1657).

Er gehört durch die Entdeckung des Kreislaufes des Blutes, nach Beobachtungen und Experimenten, durch seine Untersuchungen über die Zeugung, in denen er die ersten Anfänge der Bildung des Organismus aufs mühsamste im Einzelnen nachspürte, ganz dem Geiste der Zeit mit ihrer Richtung auf das Einzelne an. Aber Niemand als er fühlte mehr die unendliche Geistesleere seiner Genossen, und sehr treffend nennt er sein Zeitalter ein „luxurierendes" (im Einzelnen), und die meisten Schriftsteller „Sophisten," und meint, dafs wohl nur wenige, Philosophen seyen. Hoch stand er über seiner Zeit. Sein Geist war philosophisch gebildet durch Plato, Aristoteles, Seneca. Seine Werke sind zu Thaten gewordene Kunstwerke, welche uns die wahre Idee Baconischer Naturanschauung offenbaren. Harvey, der Leibarzt Carl des Ersten, war ein Genie im Beobachten. Die unsterbliche Frucht seines Geistes, welche auf den Boden wissenschaftlicher Medicin fiel, war die Entdekkung des Kreislaufes. Wenn von irgend einer Arbeit, so gilt von dieser das Wort: „alles Grofse reift langsam." Von seinem Lehrer Fabricius hatte er die Vertheilung der Klappen der Venen kennen gelernt. Diese inhaltsreichen Keime fielen bei den Schülern, ja bei dem Lehrer selbst, auf steiniges Erdreich. Bei Harvey senkten sie sich in den weichen, empfänglichen Fruchtboden des Genie's. Das von einem Andern Empfangene bildete er in dem verschloſsnen Schooſse seines Geistes siebzehn Jahre hindurch; die reifgewordene Frucht hütete er noch neun Jahre; ihrer erfreute sich nur ein kleiner Kreis von Schülern; ans Licht der Geschichte trat er erst mit derselben im Jahre 1628; denn er kannte die Zeit und wuſste, was er von ihr zu erwarten hatte. Aber daſs sie so sein Werk aufnehmen und verhunzen würde, hatte er doch nicht erwartet. Die ruhige Würde seines Benehmens, gegenüber der Masse von Gemeinheiten, deutete allein schon auf das sichere Selbstbewuſstseyn von der Wahrheit seiner Entdeckung, auf die innere Zuversicht, daſs sie in eingeborner Kraft sich schon ihre Bahn brechen würde durch Neid und Verläumdung, oder durch die Pedanterei und Philisterei abgestandener, alter Gelehrsamkeit. — Die Wahrheit siegte, aber auch er muſste es erfahren, daſs das, was er klar hingestellt, trübe und verworren gemacht wurde. Den Geist trieben sie heraus und behielten die Theile in der Hand. Das Herz, in dessen unermüdlicher Bewegung er den „Ausgang des Lebens" sah — ward zur hydraulischen Maschine, zur Saugpumpe herabtheoretisirt, ja es ward der Hebel und Schwerpunct der mechanischen Erklärungsweisen der Zeit. — — Wenige Jahre nachdem sein Herr und König enthauptet war, erschien, fast wider seinen Willen (so hatten sie doch den Geist gedämpft) sein zweites Werk über die Erzeugung der Thiere, tief und geheimniſsreich, voll schöpferischer Kraft, wie der Gegenstand, Leben durch und durch. Es erging diesem wie dem ersten; das Tiefere ward nicht bemerkt; sie hielten sich besonders an die Entwickelungszeiten des bebrüteten Eyes, an das rein Factische; der Geist, das Leben, welches diesem Werke inwohnt, kümmerte sie wenig. —

Was erhebt denn diese beiden Entdeckungen und Untersuchungen zur geschichtlich-wissenschaftlichen Gröfse? Es ist die Idee des Lebendigen, welche sie durchdringt. Harvey wird durch sie der Schöpfer der Physiologie als Erfahrungswissenschaft. Und das ist das historisch Herrliche, dafs die erste Idee wahrer Physiologie ausging recht von dem Centrum des Lebens, vom Herzen und Blute, in denen er die Quellen des Lebens erkannte; dafs sie begann mit den Uranfängen der Bildung des Lebens, mit der Zeugung und der Entwickelung des Eyes. — Durch die Entdeckung des Kreislaufes zerstörte er von Grund aus die alte Physiologie; durch das Wort: *omne vivum ex ovo*, die Meinung von der Erzeugung durch zufällig bei einander kommende, todte Materie (*generatio aequivoca*). — Ihn verläfst die Idee des Lebens nie bei seinen Untersuchungen; die Zeugung selbst ist ihm ein Akt des Lebens; die Bildung des Embrio geschieht durch das Leben, als ein ursprünglich demselben eingepflanztes (*implantatum*). Was für die Religion der Glaube, das ist ihm für die Natur das Leben — ein heiliges. Daher sagt er, dafs das Befruchtende überall dasselbe sey und zwar ein Göttliches, dem Himmel analog, der Kunst, dem Geiste, der Vorsehung. Das Leben (*anima vegetativa*) erfüllt ihn so mit Bewunderung, dafs er meint: „die Werke, die Thaten des Lebens überragten den Geist nicht weniger, als die Götter den Menschen."

Was die lebendige Zeugung, Genesis, ihm ist, das ist uns die Frucht seines Nachdenkens darüber — eine geniale.

Sydenham († 1689).

Für die Idee des kranken Lebens, für praktische Medicin ist er, was Harvey für die Idee des gesunden

Lebens und für Physiologie war.* Auch ein Denkmal, nach der Idee des Bacon aufgestellt, ein einfach-erhabenes wie die grofse Natur. Ihm ist die Natur göttlichen Lebens voll, und die Krankheit den Gesetzen des gesunden Lebens unterworfen. Er schauet dieselben, wohin er blickt, aber seine Verehrung gegen die Natur scheuet selbst die Möglichkeit, das Wesen ihrer Gesetze durch speculative Contemplationen ans Licht zu ziehen, indem er meint, dafs unser Wissen stets nur in der Rinde der Dinge sich bewege (*versari*). Harvey sagt: „der Geist, welcher diese grofse Masse stets „herumschwinget, und dieselbe auf und untergehende „Sonne ewig führt über die verschiedenen Striche der „Erde, derselbe Geist, dieselbe „*vis enthea*" läfst die „Zeugung (die ununterbrochene Revolution vom Hühn„chen zum Ey und vom Ey zum Hühnchen) an der „Ewigkeit Theil nehmen." Ganz aus demselben Gesichtspuncte fafst Sydenham die Epidemien auf, zu deren Schilderung er vorzugsweise berufen war und in denen er auch das Zeugende der Krankheiten schaute, was wir jetzt den Genius der Epidemien nennen! — Sydenham ist die höchste Frucht des wiedergebornen Studiums klassischen Alterthums. Er ist der zweite Hippokrates, im Gewande seiner Zeit. Das Naturleben der Krankheit im Grofsen, die Epidemien, hat er uns geschildert; für acute Exantheme und andere neue pestartige Seuchen ist er die Fortsetzung der hippokratischen Epidemien; seine Werke hierüber, die Säulen, welchen, wie auf Gesetzestafeln, der Grundtypus der Geschichte der Krankheiten seines Jahrhunderts mit unvergänglichen Zügen eingegraben ist. — Was er in chronischen Krankheiten gethan, ist das treuste Gemälde der Natur. Seine Schilderung der Hysterie z. B. ist ein

Kunstwerk in der Darstellung des Vereins ihrer körperlichen und psychischen Symptome; der Naturkündiger wird hier zugleich Herzenskündiger. — Von seiner Abhandlung über Wassersucht und Podagra, wie von allen seinen Werken gilt, was er über jenen Tractat selbst sagt: „*Si quis ea semel tantum perlegere dignetur, est quod doleam me huic eam perdendi temporis ansam praebuisse.*" — Streift er ins Theoretische hinein, so fröhnt er der Zeit, wie er z. B. die Hysterie von der Unordnung der Lebensgeister ableitet. Auch seine Heilmethode, die wohl zu einseitig angewendete Antiphlogosis, ist eine Folge der Zeit, ist der Gegensatz, die Negation der herrschenden Kurweisen der chemischen Schulen.

Sydenham soll auf die Frage von Jemand, was er für medicinische Bücher lesen solle, geantwortet haben: den Don Quichotte, es ist das beste. Gewifs ist, dafs er empört war über den Wirrwarr der Medicin seiner Zeit; und in der That, wenn man zu seinen Werken tritt, nachdem man mit den langweiligen Theorien seiner Zeit sich abgearbeitet hat, dann ist's einem wohl, als ob man aus der Studierstube plötzlich in einen schönbelaubten Wald käme und den Geist der Natur ruhig einwirken liefse auf den eigenen. Geht man von ihm zu Krankheitsgeschichten der Gegenwart, so wird einem vielfach zu Muthe, als wenn man aus einem frischen Walde in ein Treibhaus versetzt würde, wo das Leben der Natur, eingeengt, begränzt nach allen Seiten durch künstliche Mittel, verkümmert genug aussieht. Wie unerreichbar Sydenham hierin ist, fühlt der am meisten, welcher sich selbst daran macht, eine Krankheitsgeschichte zu beschreiben. —

Das Herrliche, was er in seiner Zeit wirkte, war: dafs er wie Harvey den reinen Glauben an das Leben, und den Sinn für die Einsicht desselben weckte. Er hielt Gericht über die Theorien seiner Zeit, nicht durch Widerlegung (das vermocht' er nicht, das Leben war zu kurz und die Natur unerschöpflich), sondern vor dem steigenden Glanze, welcher aus dieser reinen, vollen Naturanschauung der Krankheiten sich erhob, erloschen die Irrlichter der Theorien. Ueberhaupt sehen wir, dafs in Zeiten solcher gefährlichen Stürme die Geschichte das Anker wahrer Erfahrung auswirft, als einziges Rettungsmittel gegen den Untergang, bei dem fortgesetzten steuerlosen Umhertreiben. — Er schuf nach seinem Bilde die grofsen praktischen Aerzte, wenn auch nur so, wie Gott uns Menschen d. h. dürftig genug — Unabwendbar wie die Natur sind seine Werke. —

Baglivi († 1706).

Wir nennen ihn, als den Schlufs dieser ersten Abtheilung der dritten Hauptepoche. — Er vereint die Hauptrichtungen dieser Zeit. In der Theorie folgte er der iatromathematischen Schule, in der Praxis dem Sydenham. Durch seine neue Ansicht von den Zusammenziehungen der harten Hirnhaut, als Ursache der Absonderungen des Nervensaftes in dem Gehirn, bereitet er die spätere, vollständiger entwickelte Theorie von dem Nervensafte, als Ursache aller Bewegungen, vor. — Die Seele suchte er in die Medicin einzuführen, doch sagte er nur mehr, was vermifst ward und stellte seine psychischen Ansichten als geistreiche Fragen hin. Obgleich die Entwickelungsstufe der Medicin am besten beweiset, dafs er die Fragen nicht beantworten konnte, so offenbarte auch sein Tod in jungen Jahren, dafs er dazu nicht berufen sein konnte. Er bildete den Uebergang zum achtzehnten Jahrhundert.

Der dritten Hauptepoche zweite Abtheilung.

Von Stahl bis Haller.

1. Stahl.

Er wurde in einem und demselben Jahre mit Fr. Hoffmann geboren, 1660, da der Friede zu Oliva abgeschlossen ward. Im Jahre 1694 kam er an die neu errichtete Preufsische Universität Halle; er war seit 1716 Leibarzt von Friedrich Wilhelm dem Ersten. Er starb 1734. —

Das Eigenthum seines Geistes ist strenges, eisernes Beharren auf Wissenschaftlichkeit in der Medicin, deshalb das Ausgehen von einem Princip und das Eingehen in das Wesen der Erscheinungen, von diesem einen Princip aus. Gleich in dem ersten Paragraphe seiner Theorie stellt er das Wissen als die eigenste, innerste Natur der menschlichen Seele auf.

Was Spinoza in der Geschichte der Philosophie, das ist Stahl in der Geschichte der Medicin. Wie es für jenen Philosophen nur eine Substanz gab, das Göttliche, so für Stahl nur eine Substanz in der Theorie der Medicin, die Seele. In ihr lösete sich alles Uebrige auf und ward nur in, aus und mit dieser einen Substanz begriffen. Die Seele ist ihm der Gott des Mikrokosmus (Menschen), wie dem Spinoza Gott die Seele des Makrokosmus (Universum). Dieser Vergleich kann um so ehe geltend gemacht werden, da Stahl selbst in seiner Dissertation: *de aestu maris microcosmici etc.* in dem Flufs und Rückflufs des Blutes ein Analogon der Ebbe und Fluth des Weltmeeres sieht. Die Stahl'sche Seele ist die auf den Menschen concentrirte Idee der Weltseele. — Wie nach Spinoza ohne Gott nichts begriffen werden konnte, so nach Stahl nichts ohne die Seele; alles Uebrige waren nur Accidenzen, Attribute, Modi, ein Nothwendiges, folgend einer einzigen freien Ursache. War Spinoza Pantheist, so ist Stahl Panpsychist zu nennen. War, nach dem Worte des Novalis, Spinoza ein Gotttrunkener Philosoph, so war Stahl ein Seelentrunkener Arzt, obgleich übrigens Beide sehr nüchtern und besonnen sind. Beide haben auch eine schwerfällige, harte Form der Darstellung; aber es gilt von ihren Werken, was Alcibiades vom Sokrates im Symposion sagt: daſs, wenn man die äuſsere Hülle durchbrochen, ich weiſs nicht was für Götterbilder schaue, an denen man sich gar nicht satt sehen könne.

In dem Verhältniſs, wie Spinoza mit Cartesius, steht Stahl im Allgemeinen mit v. Helmont. Dem Helmont sind der Archäus und das Ferment auch nur Accidenzen des innern Lichts, welches als Substanz wieder ein Spiegel des göttlichen Verstandes ist. Aber dennoch haben der Archäus und das Ferment unläugbare Substanzialität bei Helmont. Er konnte hier nicht herausfinden; was Substanz war, war ihm auch Accidenz, und beides hatte noch den Character von etwas Personartigem, Dämonischem. Stahl nennt zwar diese Platonischen Ansichten der vernünftigen (Licht), empfindenden (Archäus) und vegetativen (Ferment) Seele nicht ungeschickt, doch, sagt er, ging daraus in der Folge die Fabel von Geistern hervor, indem diese bloſsen Eigenschaften mit selbstständigen Qualitäten verwechselt wurden. — Stahl erkannte daher nur eine Substanz, die Seele; alles Uebrige waren nur Weisen, durch welche die Seele, das allein gebietende Wesen, sich offenbarte. —

Wie es ohne Cartesius keinen Spinoza gegeben hätte, so ohne Helmont keinen Stahl. — Helmont war noch befangen in dem Chemismus seiner Zeit, durch das Ferment und Gas und zum Theil auch durch seine *aura vitalis*, das Product des Archäus und des Ferments. Stahl dagegen, obgleich in der chemisch-mathematischen Schule gebildet, obgleich Schöpfer einer chemischen Theorie, rifs sich in seiner medicinischen Theorie fast gänzlich davon los; die Chemie ward ihm zum Accidenz seines Strebens, und diese ungeheure Abstraction von allem Vergangenen, worin er selbst Grofses geleistet hatte, bekundet recht die Energie seines thatkräftigen Willens. — Auf ähnliche Weise, wie Helmont das Ungenügende des Galen erkannte, ward Stahl zum Widerwillen gegen die mechanisch-chemischen Theorien geführt, welche er „zufällige" nennt. Es geschah durch die „stupende, plötzliche, schnelle Wirkung der sogenannten Leidenschaften und Gemüthsaffecte auf den menschlichen Körper." Er sagt weiter, (*Diss. de medicina medicinae necessaria* 1702) dafs die untrüglichen, constanten, nicht selten bewunderungswürdigen Einflüsse derselben auf die Lebensbewegungen und Alterationen, welche oftmals so schnell seyen, dafs zwischen Ursache und Wirkung kein Zeitmaafs zu bemerken, (*nulla civilis mensura temporis*) ihm eine intercurrirende materielle oder irgendwie mechanische Potenz durchaus verdächtig machen mufsten. Da erkannte er: dafs der Medicin, Medicin nothwendig sey, und sagt, dafs das ganze Streben seiner Studien einzig und unablässig dahin gegangen sey, etwas Stetes und Festes (*solidum*) heraus zu gestalten; er gesteht übrigens ein, dafs er bisweilen strenger und rauher Ausdrücke sich bediene; aber das sey nicht gegen Personen gesagt. —

Was er erreicht hat, ist etwas durchaus Erstes, Einziges. In der Stahlschen Theorie erscheint die Seele zum erstenmale baar und ledig alles Materiellen, nicht als ein traumartig Dämonisches wie im Helmont, sondern selbstständig, als immaterielle Substanz. Durch ihn befreit sich für Medicin die zum Selbstbewufstseyn gekommene lebendige Seele, das beseelte Leben, von den sinnlichen Formen, welche sie bisher nicht loswerden konnte. Daher ist kein medicinischer Theoretiker vor ihm, so frei von Aberglauben, Mystik und Magie als Stahl, man müfste denn einen rein religiösen Sinn verkehren zu solchen Dingen. Die Schlufsstellen bei seinen Programmen zu Dissertationen werden doch nicht als Beweise gelten sollen? Es gehörte damals wie noch jetzt zur Form, Gott anzurufen bei academischen Feierlichkeiten; die Weise war damals eine andere, aber auch nichts als eine Weise.

Das Immaterielle war seine „anima." Der Begriff derselben steht zwischen Leben und Geist, bald mehr zu jenem, bald mehr zu diesem sich neigend. Stahl, möchte man sagen, stahl die Seele vom Geiste und Leben — sie war nicht sein Eigenthum, ihren Begriff konnte er nicht fixiren. Demjenigen, welcher den Unterschied von Geist, Seele und Leben kennt, ist die unglückliche Seite des Stahlschen Idealismus klar. Für denjenigen, welcherdie Unterschiede dieser Begriffe nicht kennt, oder verkennt, ist die Stahlsche Theorie nicht nur unverständlich, sondern selbst eine Quelle zur Vermehrung seines Irrthums; sie mufs sich dann subjective Auslegungen gefallen lassen, wodurch sie freilich nicht die Stahlsche Theorie bleibt.

Dafs auch die schönen Ansichten von der Natur des Lebens, als eines göttlich Eingebornen, wie sie Harvey aufstellte, dafs die ähnlichen Ansichten über Krankheiten, von Sydenham, dafs endlich die psychischen Fragen des Baglivi Erregungs- und Bildungsmomente der Stahlschen Theorie geworden sind, offenbart sich, je mehr man in dieselbe eingeht.

Er unterscheidet strenge Theorie und Erfahrung. Beide sind ihm wahr; diese ist historische Wahrheit durch Hülfe der Sinne und des Gedächtnisses, jene, wissenschaftliche durch Erkenntnifs der Ursachen. Seine Bestimmungen über die Criterien einer Krankengeschichte in seinen Dissertationen sind Theorien der Sydenhamschen Kunst, das Schönste was man darüber lesen kann.

Die Theorie selbst, ihrem wesentlichen Inhalte nach.

Die Seele ist ihm die eine einfache Substanz; ihr Attribut ist Bewegung; ihre Modi der *tonus vitalis* und die Circulation.

Die Seele ist das ursprünglich thätige, bewegende, vorstellende Wesen; sie ist immaterieller Natur, der Körper materieller, erstere das Thätige, letzterer das Leidende.

Der Körper ist also wahrhaft organisch, das heifst: er ist ein Werkzeug (Organ) der Seele, soll ihr dienen zu bestimmten Zwecken. Er ist ein unmittelbares Insrument der Seele; ohne die Seele ist er eine Maschine, Mechanismus; durch die Seele wird er Organismus und (was wohl zu merken) behält nur die Disposition zum Mechanismus (*dispositio mechanica, ratio instrumentalis*). (Dies ist der grofse Unterschied der herrschenden mechanischen Theorie von seiner organischen.)

Das **Leben** der Seele besteht in dieser bestimmten Thätigkeit auf einen bestimmten Körper. **Das Leben der Seele und das Leben des Menschen ist gleich.** Dasselbe sagt öfter v. Helmont, z. B. im Anfange von „*imago Dei.*” Das Leben des Körpers verhält sich dazu, wie die Bewegungen des Körpers zum Künstler; der Körper hat nicht Leben, sondern die Seele ist die *vis vivifica*, macht ihn erst belebt.

Das **Leben** des **Körpers** ist **Erhaltung** der Mischung und Structur, und zwar ausgehend von dem innern Princip des Lebens der Seele, von der *anima vivifica.* „Erhaltung” deshalb, weil der thierische Körper als ein **gemischter**, der Natur dieser Mischung zu Folge, der schnellsten Fäulniſs vermöge seiner Materie ausgesetzt ist, und nur durch das Leben dagegen geschützt wird (*V. de diversitate mixti et vivi corporis*). Daher ist der wahre **Tod** des Körpers die Zerstörung durch den Act der Fäulniſs, als Gegensatz der Erhaltung. (Durch diesen Gedanken erschüttert er die Grundprincipien der chemischen Theorie.) Er ist zu demselben dadurch gekommen, daſs er beweiset, es könne kein solider physischer Grund gegeben werden, warum der Mensch naturgemäſs (*naturaliter*) ohne einfache und directe äuſsere Gewalt sterben könne. (Ein tiefer Blick! Was hat ihn geöffnet? Leichenobductionen — in denen man Alles sieht, nur nicht Tod und Leben?)

Alle Veränderungen des Körpers geschehen durch **Bewegung.** — Bewegung setzt nothwendig ein **Bewegendes** voraus, d. h. ein **Belebendes.** Die Seele macht lebendig; folglich ist das Bewegende selbst ein Immaterielles; es ist die **Energie** der menschlichen Seele. Die Alten nannten es **Natur** — ist das ἔϱγον der lebendigen Natur und bedarf nur genügender Organe, um richtig zu wirken. Er meint daher auch, dafs das Wort „ψυχή" gewifs nicht von „ψύχω" herzuleiten sey, sondern von φυσεχή, (welches poetisch für ψυχή gebraucht würde) durch allmälige Veränderungen in φυσ-χη — φσυχη — ψυχή. (So ist die Energie die Kraft zu den Bewegungen, analog dem Begriffe der Alten, welche die Seele auch in „Bewegung" setzten.

Die Wechselwirkung von Seele und Körper geschieht durch dies Bewegende (Energie); es ist das Vermittelnde. Durch Bewegungsveränderungen wirkt man auf beides ein, auf Leib und Seele. (Hier ahnet er den wahren Begriff der Seele.)

Empfindung und Ernährung geschehen durch Bewegungen, vermittelst des Bewegenden. Ernährung ist fortgesetzte Zeugung, diese ist ein Act der Seele. (Die Seele baut sich ihren Körper, heifst also wohl nichts anderes, als sie giebt die Energie und das Princip des Lebens.) Nicht die Materie, als mechanische, vermag Empfindung und Ernährung hervorzubringen, sondern nur die Bewegung; das Bewegende ist die Energie, diese That des lebendigen Organismus; sie hat das Leben nur durch die Seele; folglich sind Empfindung, Bewegung und Ernährung ursprünglich Seelenhandlungen.

Die Organe der Sinne sind als solche dem Willen der Seele unterworfen, aber müssen durchaus nothwendig, zur richtigen Aufnahme des Aeufsern für die Seele, proportionirt seyn. Die Seele, meint er, gleicht in ihnen einem Vogelsteller, der sein Netz auswirft.

Das eigentlich wesentlich Erste der Physiologie und Theorie der Medicin ist ihm: die Geschichte der Bewegungen und der Beweggründe zu ihren Zwecken (*rationes ad fines*) einzusehen.

Die Modi dieser Bewegungen sind: der *motus tonicus vitalis* (*tonus*) und der *motus pulsorius* (*circulatio*).

Die tonische Bewegung ist die zusammenziehende und erschlaffende poröser und besonders weicher Theile. Durch sie geschieht die Transpulsation des Bluts, schneller oder langsamer, gröfser oder schwächer, je mehr die laxe oder stricte Bewegung vorherrscht. Von der gröfseren oder geringeren Kraft (*intentio*) dieses *motus vitalis* entsteht die Concalescenz des Bluts; diese hängt nicht von der Materie des Blutes als solcher ab, sondern höchstens wirkt die materielle Disposition desselben dazu mit. (So macht er, da die Ursache des Tonus die Energie ist, den Blutumlauf zu einem organischen, nicht mechanischen, und hebt den Begriff der Schärfe als eines selbstständigen auf, indem dieselbe nur Folge des Tonus ist.) —

Da alle Bewegungen ihren letzten Grund in der Seele haben, so ist die allgemeinste Ursache des Krankseyns (*aegritudo*): die gestörte Idee der Regierung der thierischen Oeconomie.

Weil der Mensch die ausgebildetste Seele hat, ist er auch den meisten Krankheiten unterworfen; daher das weibliche Geschlecht häufiger als das männliche, weil die Seele des Weibes zarter, empfindlicher, leichter gestört wird.

Da das Vermittelnde der Seelenhandlungen die Bewegung ist, so ist eigentlich die Substanz der Seele — Apathie (Stoiker, Pneumatiker), und die Gesundheit besteht in der gleichmäfsigen und verhältnifsmäfsigen Bewegung der festen und durch diese der flüssigen Theile, vermittelst der Seele. Die irgendwie gestörten Bewegungen der Seele bringen die Krankheiten hervor.

Aus den Bewegungen der für die Erhaltung der Gesundheit besorgten Seele, und aus den Hinderungen (*impedimenta*) derselben werden die meisten Krankheiten zusammengesetzt. Daher nennt er auch Symptome nicht Bewegungen von der Krankheit, sondern wegen der Krankheit — Natur (Energie) nicht Krankheit.

Wird die Seele zu sehr gestört, irrt sie zu sehr in ihren Bewegungen, so vermag sie gegen die grofse Neigung des Körpers zur Fäulnifs nicht hinlänglichen Widerstand zu leisten, und so stirbt der Mensch nicht an der Krankheit, sondern an dem schlechten Erfolg (*successus*) des lebendigen Widerstandes gegen die Fäulnifs. Hierauf wendet er sehr schön und geistreich das Wort des Seneca an: „*morieris non quia aegrotas, sed quia vivis; ista te calamitas etiam sanatum manet.*"

Das beseelte Leben der Natur (*energia*) wird in den Krankheiten angegriffen; es reagirt dagegen und heilt dadurch die Krankheiten. Zu dieser Behauptung ist er besonders geführt durch die Fieber, und er gesteht selbst, dafs diese ihm besonders zur gänzlichen Ausbildung dieser Ansichten die Hand gereicht hätten.

Die reagirenden Bewegungen der Natur in Krankheiten reduciren sich, gemäfs seiner Lehre vom *tonus vitalis*, auf krampfhafte und convulsivische Bewegungen in den festen Theilen und dadurch erfolgende Congestionen und Blutungen in den flüssigen Theilen, um das Krankhafte auszuscheiden. Beide Formen verhalten sich gegenseitig zu einander, wie Gattung und Art. Durch die höchste Reaction des *motus spasticus* entsteht Entzündung, als abnorme Concalescenz des Bluts. Die Stockungen entstehen durch träge und gehinderte Bewegung, nicht durch zu starke, wie die Congestionen. (Trefflich!) Der Sitz dieser Stockungen ist besonders die Pfortader, als Grund der meisten chronischen Schwächekrankheiten; daher Hämorrhoidalfluſs (*porta malorum*) und stärkende Mittel heilsam.

Da die Bewegungen das Vermittelnde sind zwischen Leib und Seele, so sagt er: es zeigt von Unverstand oder Malice, zu behaupten: alle Krankheiten müſsten durch die Seele geheilt werden; sondern man ordne und leite nur die Bewegungen, suche dem feindlichen Materiellen entgegen zu wirken, die Bewegungen zu stärken, zu schwächen oder zu verändern in ihren Richtungen, um so überall in die wohlthätigen Absichten der Natur eingehen und dieselben unterstützen zu können. Ohne die innere Energie der Natur bei Krankheiten, ohne die Autokratie derselben vermag die Kunst nichts, und er hofft, daſs, wenn der Arzt sich zeigt als Diener und Mitarbeiter der Natur, das wahre Fundament der Heilkunst hergestellt werden würde.

Daſs der Arzt aber die Natur zu unterstützen vermag durch die That, dazu bedarf es vor allen Dingen, nach Stahl, der genauesten Kenntniſs der Wirkung der Arzneimittel, als der die Bewegungen künstlich verändernden Ursachen. Auf diese strenge Begründung einer gewissen Wirkungsweise der Mittel dringt er überall, und meint, daſs die Symptome der Weg sind, welchen die Natur dazu anweiset. Unsere Kenntniſs von der Wirkung der Mittel nennt er so ungewiſs, daſs er es hier für Recht hält, die Gottheit selbst zu Hülfe zu rufen, daſs sie den Verstand leite und die

Gelegenheiten herbeiführe. [Und in der That ist es heute noch so, dafs die *Materia medica*, diese Seele der Medicin, diese versöhnende Mitte zwischen Pathologie und Therapie, dafs diese wahrhaft heilbringende Mittellehre ein wahres Chaos ist, schrankenlos und dunkel (ὕλη).]

Dafs die Medicin nicht alle Krankheiten auf jegliche Weise schnell und angenehm ausgleichen könne, das nennt er einen gehässigen und thörichten Vorwurf. Hier, fährt er fort, ist kein Mangel der Kunst, sondern Billigkeit, und Ueberflufs der göttlichen Gerechtigkeit, damit die Krankheiten eine deinen Sitten auferlegte Strafe seyen, und deine Seele, wenn sie ihren Körper von aller Schlechtigkeit und dem Mifsbrauch seiner Gewalt wieder befreiet hat, die Gesundheit schätzen lerne. (Dies über den Geist der Stahlschen Theorie. Es ist wenig, aber es ist das Resultat langen Umganges mit den Werken dieses seltenen Mannes. Möge dieser kurze, aber wahre Inbegriff genügen; denn das weitläuftigst Geschriebene über Stahl und seine Theorie scheint mir ungenügend, wohl nicht ganz rein von Vorurtheilen und selbst nicht ohne Spuren von Verwirrung zu seyn.)

Ernst Stahl sollte nicht Grofses gewirkt haben? Er war es, der das Dämonische so gut wie Thomasius stürzte und Wierus; er stürzte ferner die Mystik und Magie; er erschütterte in ihren Grundprincipien die Lehren von den Schärfen, Lebensgeistern, und die mechanisch-mathematischen Theorien. Das sind seine negativen Wirkungen. Seine positiven Wirkungen sind, dafs er das Seelenleben, als immaterielles Wesen, systematisch verband mit der Medicin, dafs er den Unterschied von Mechanismus und Organismus feststellte. Durch ihn kam erst wahrhaftes Leben in die Heilkunst; er ist der Restaurator des Wissenschaftlichen in der Medicin; durch seine Theorie ward die Idee der Natur nach den Alten wiedergeboren. Er gleicht dem Aesculap in dem Sinne, dafs er zwar nicht Todte, aber die todte Medicin ins Leben zurückrief. — Ja es ist zu behaupten, dafs das was seine Zeitgenossen Neues hervorbrachten, sie dem Stahl verdanken. Ernst, strenge und wach stand er ihnen zur Seite, dafs sie nicht gänzlich in den Mechanismus zurückfielen, und willenlos und weit mehr als sie wufsten und wollten, waren sie seinem Einflusse unterworfen. Mit dem Nahmen, „Stahl" war der Begriff der Seele verbunden, und mochten sie sich noch so sehr gegen ihn und seine Theorie sträuben, es ist ein Glück für ihren Ruf in der Geschichte, dafs sie seine stille Macht doch empfanden. Stahl's Theorie war gleichsam das Gewissen der Medicin, ihr Genius, der sie bewahrte vor dem Uebel des todten Mechanismus. Ueberall streute er lebendige Keime für die Zukunft aus. Ganz an der Zeit war er, nicht aufser der Zeit.

Nur seine Ideen über Psychiatrie, zu vergleichen den psychologischen in Spinoza's Ethik (*de affectibus, de servitute humana*) waren eine Frühgeburt. Unfähig sich selbst zu ernähren, und keine Nahrung in der Zeit findend, konnten sie nicht bestehen; aber ihr Geist wird auferstehen in höherer Verwandlung seines Wesens, wenn es an der Zeit seyn wird. Kein wahrer Gedanke kann untergehen in der Geschichte; er ist geschaffen vom Geiste, das Geschöpf ist gleichgeartet dem Schöpfer; des Geistes Wesen ist Ewigkeit, jeder wahre Gedanke ist ein Laut der Ewigkeit, mitten in der Zeit.

Stahl war sich grofser Dinge bewufst; sein Geist hatte zu kämpfen mit dem armseligen Reichthum seiner Zeitgenossen; er mufste daher, um die Zeit von diesen Leiden zu befreien aufs heftigste reagiren, und sein selbst leidenschaftlich entzündetes Gemüth ist wenigstens durch seine eigene Theorie zu entschuldigen. — Gleich dem Spinoza, welcher die Idee des contemplativen Lebens, wie es Aristoteles in seiner Ethik schildert, realisirte, stand auch Stahl einsam da in seiner Zeit. Nur zu sehr fühlte er es; denn er sagt selbst: „*Ita totus diverto a vulgari vigentis theoriae me-„dicae calle — Eremitae sollicitudini propior mihi „esse videor.*" Da die Seele nahe verwandt ist mit der Idee der Kunst, so möchte es nicht unerlaubt seyn, einige Worte Schelling's über Winkelmann, welche in jenes academischen Rede „über das Verhältnifs der bildenden Künste zur Natur" stehen, auch auf Stahl anzuwenden: „Heilig wie das Gedächtnifs allgemeiner „Wohlthäter bleibe uns sein Andenken! Er stand in er-„habener Einsamkeit, wie ein Gebirg durch seine ganze „Zeit: kein antwortender Laut, keine Lebensregung, „kein Pulsschlag im ganzen Reiche der Wissenschaft, „der seinem Streben entgegen kam. — Und dennoch „hat er Grofses gewirkt! Er gehört durch Sinn und „Geist nicht seiner Zeit, sondern entweder dem Alter-„thum an, oder der Zeit deren Schöpfer er war etc."

2. Börhaave und Fr. Hoffmann.

Lebten gleichzeitig mit Stahl. Wie Wolff's, Leibnitzen's und Newton's sich weit ausbreitende Klarheit den tiefen Abgrund Spinoza's und Keppler's überflossen, so Börhaave und Fr. Hoffmann den Stahl. Wie jene dem Spinoza und Keppler, so haben diese das Beste dem Stahl zu verdanken. — Auf Hoffmann und Börhaave häufte sich alle Bewunderung der Zeitgenossen; auch waren sie mit den Gaben reichlich beschenkt, welche der Welt Bewunderung entlocken. Sie strotzten von Gelehrsamkeit; ihre Theorien waren so faſslich, weil Jedermann was darin fand, denn es war gar Vieles untereinander gemengt; sie waren berühmte Praktiker; auſserdem kam ihnen, besonders dem Hoffmann, sehr zu Statten daſs sie „Hofleute" in der Gelehrsamkeit und dem Wissen waren: ihr äuſseres Auftreten nämlich in diesen Dingen stets glänzend erscheinend, gewandt nach oben und unten, sicher und bestimmt über das Bedeutende, wenn gleich es zweifelhaft war, urtheilend, oder auch mit Würde und einer Art edler Resignation das Nichtwissen gestehend, aber dies auf eine Weise, daſs man hätte glauben mögen, es zu wissen sey unmöglich, da sie es nicht wüſsten; dem Unbedeutenden vermochten sie eine geistreiche Wendung zu geben, und so es scheinbar zu etwas Bedeutendem zu machen. — Alle diese Eigenschaften wurden getragen, gehoben von einer Persönlichkeit, welche überall sich human und wohlwollend zeigt, aber die doch Jeden in ehrerbietiger Entfernung zu halten weiſs. — Diesen Männern gegenüber — Ernst Stahl — seine Theorie — sein Character, wie sein Name! Natürlich waren sie also bei weitem liebenswürdiger zu nennen als Stahl; sie selbst und ihre Theorien leisteten wenig Widerstand, und das Alles machte sie unwiderstehlich. Mit Recht waren sie die auserkohrnen Lieblinge der Zeit, Europa der Kreis ihres praktischen Wirkens. Was die Welt Herrliches hat, erreichten sie bei Lebzeiten in Fülle: Glanz, Ehre, Ruhm, Reichthum. Aber die wissenschaftliche Geschichte der Medicin, deren Wahlspruch „vorwärts" ist, kümmert sich gar wenig um all' diese Dinge. Sie frägt: welchen neuen Schatz des Geistes habt ihr eurer Wissenschaft zugebracht? Da haben sie denn gröſstentheils nur die Reichthümer der Vergangenheit gesammelt, geläutert, ordentlich aufgezählt, überschlagen zum allgemeinen Besten, und den Nieſsbrauch davon gehabt. — Aber aus dem eigenen Schachte ihres Geistes haben sie kein neues, groſses Moment, rein und gediegen wie Gold, ans Licht gebracht. Die wissenschaftliche Bedeutung Stahl's ist so viel tiefer, als die Fläche des Ruhmes und der Gelehrsamkeit bei ihren Lebzeiten breiter war. Sie stehen auf dem Standpunct des Eklekticismus; alles ist wohlfeil bei ihnen und in reichster Auswahl zu haben; sie verstehen das Anpreisen, und so war das Gedränge der Kauflustigen gar groſs. Auf Genialität machen sie wohl nicht Ansprüche, also konnten sie nicht füglich miſsverstanden werden. Börhaave's hochgepriesenes Motto: „*simplex veri sigillum*" war wohl nur Symbol; doch wenn es auch mehr seyn sollte, so ist der Stempel der Wahrheit doch nicht die Wahrheit selbst, verhalten sich zu einander wie Tod und Leben, Mechanismus und Organismus.

Dies gilt nur in Bezug auf ihre Theorien. Ihr praktischer Standpunct ist der höchsten Auszeichnung werth; doch war auch er bei weitem nicht so rein und groſsartig, wie der des Sydenham, welcher auch den Hoffmann von seiner einseitigen mechanisch-chemischen Theorie losriſs.

In ihnen repräsentirt sich der Verein der chemischen, mechanischen, mathematischen Theorien, geläutert durch rationelle Empirie, und beschränkt durch die Einwirkung Stahl's. Durch sie kamen diese sämmtlichen einseitigen Theorien in ein höheres Gleichgewicht und klärten sich gegenseitig auf und ab. — Ihre Theorien sind der grofse, umgeackerte Boden, aus welchem die Frucht dieser zweiten Abtheilung aufging.

Börhaave und Hoffmann (und das ist das Wesentliche ihrer Characteristik) schufen besonders die Methode verständiger Systematik, gegründet auf formelle, mathematische Weise. Sie stellten eigentlich das auf, was man jetzt „Schule" in der Medicin nennt. Diese war höchst nothwendig, gegenüber und nach der Stahlschen Theorie, (welche er ja selbst eine „contemplative" nennt) damit die Medicin sich nicht verlor in immaterielle Substanz, wie sie früher in todte Materie sich aufzulösen drohte. Diese Methode war das Product der Wolffschen Schule in Halle, und reflectirte sich in der Medicin als systematische Methodik. Wie die Methodiker der ersten Epoche hervorgingen aus der dogmatischen und empirischen Sekte, so ging diese Methode der dritten Epoche hervor aus der Stahlschen und mechanischen Theorie. Die Form ward in ihr für das Wesen genommen, das Aeufsere für das Innere, die Erscheinung für den Begriff. — Gelehrsamkeit ist mit dem Eklekticismus und der Methodik verbunden. Es war auch ganz vortrefflich, dafs diese Beiden so gelehrt waren. Denn wohl war es wieder einmal an der Zeit, dafs die ungeheure Masse des Wissens, welches seit dem Beginn der dritten Epoche zu Tage gekommen war, sich concentrirte, damit man es bequemer überschauen, aber auch die Geschichte den Spreu von dem Weizen sondern konnte.

Dies im Allgemeinen die Bedeutung und der Standpunct jener beiden berühmten Männer. Ist Stahl mehr mit Helmont verwandt, so sind Börhaave und Fr.

Hoffmann es mit Sylvius und Sennert; doch stehen jene so viel höher über diesen, als Stahl über Helmont.

Jetzt einiges Einzelne über Beide, zum näheren Verständnifs der Entwickelung dieser zweiten Abtheilung.

Herrmann Börhaave (✝ 1738).

Er wirkte hinreifsend durch seine Persönlichkeit, durch das lebendige Wort, durchdrungen von Liebe zum Fache und dem Streben, dieselbe wieder einzuflöfsen. Ein Kreis geistvoller Schüler folgte ihm. Holländer, zu Leyden, und so äufserlich schon an chemische Theorien gebunden, konnte er sich derselben nicht erwehren, obgleich er die rohe Weise des Sylvius verwarf. Begierig nahm er wohl daher das Neue der Zeit auf, und verbreitete um so mächtiger und sicherer mannichfache theoretische Irrthümer, da der Glaube an ihn fast unbedingt war. Er suchte nämlich die chemische und mechanisch-mathematische Theorie zu vereinigen. Auf ihnen beruhte seine Methode. Das Princip des Lebens war auch ihm mechanisch-mathematischen Gesetzen unterworfene Bewegung. Als erste Ursache der Bewegung nahm er wohl ein unsinnliches Princip an, aber es hatte aufserhalb des Gebietes seiner Theorie einen Platz — es war wirklich ausgeschlossen. Er ging höchstens bis zum „*impetum faciens*" des Hippokrates, von welcher Kraft er in seinen Nervenkrankheiten sagt: er wisse nicht, ob sie Materie oder Spiritus sey. In den Nerven- und Geisteskrankheiten fühlte er überall, dafs mit diesen Bewegungen nicht auszukommen sey, leitete aber doch ganz bestimmt die Seelenkrankheiten von einer „*circa praecordia haerente materia*" ab. Wie das möglich ist, und wie das geschieht, sagt er, definire ich nicht, verlangte aber doch, daſs man der Behauptung, trotz einem Aphorism glauben sollte. Die Seele klebte hier im eigentlichen Sinne des Worts an der Materie. Doch stand er zu hoch, um, wenn seine Theorie nicht ausreichen sollte, es zu läugnen, daſs er den Grund nicht wisse. Durch diese Aufrichtigkeit wirkte er bei seiner vasten Autorität vielleicht mehr, als durch das Gegentheil, auf die Masse seiner Schüler. „Das weiſs man nicht" war leicht aufzufassen, und doch eine bestimmte Antwort, die sich noch leichter nach Hause tragen lieſs. Uebrigens sind eine Fülle herrlicher Gedanken in seinen Werken, abgesehen von seinen Erfahrungen. Er verdankt selbige seiner philosophischen Bildung; sie sind freie und unabhängige Erzeugnisse von dem Zwang der Theorie.

Friedrich Hoffmann († 1742).

Er nennt mit Leibnitz die Natur die Kraft selbst, und sagt, dieselbe sey ihr von Gott beigegeben. Die Materie als solche ist ihm, wie seinem Philosophen, organisch, da sie ins Unendliche getheilt werden kann und jedes Theilchen in jedem Puncte von Monaden durchdrungen ist, welche selbst nicht körperlich sind, sondern substanzielle Formen haben, die sie beleben. Mit diesen Monaden ist das Universum erfüllt und sie herrschen im Körper. Dem Hoffmann, als dem Nebenbuhler des Stahl, war dies System sehr willkommen. Auf dasselbe fuſsend, sprach er es aus, daſs die materielle Kraft selbst die Bewegung ausübe und nichts Anderen bedürfe. Alle Bewegung, alles Leben und Thun des Körpers muſste sich daher mechanisch, mathematisch und physisch erklären lassen; alle sonstigen Gründe waren ihm Schwärmereien. Wird er gar nicht fertig, so nimmt er, wir wollen glauben ohne Ueberzeugung, dennoch oft nichts Seelenartiges an, sondern erklärt das Unerklärte aus einem höheren Mechanismus, der — noch erfunden werden soll. Dies mechanische Ding und Unding zugleich ist das höchste Prinzip, wozu es seine Theorie bringt, und auf solcher Basis, die in der That solid (massiv) genug ist, bauet er ein rationell genanntes System der Medicin.

Das Leben ist ihm Bewegung. Die Bewegung ist durch die Materie selbst der festen Theile bedingt. Das Herz ist die Triebfeder der Maschine, mechanisch wirkend durch Ausdehnung und Zusammenziehung. — Da aber auf diese Weise gar kein Unterschied der unorganischen und organischen Körper möglich war, wurde er, mit sich selbst im Widerspruch, aus seinem eigenen Mechanismus herausgejagt, und griff nun nach einem luftigen Princip, als dem ersten Grunde aller Bewegungen und Absonderungen. Es war sein sogenannter Nervenäther, eine höchst feine, feine Materie, welche überall verbreitet ist und im Gehirn abgesondert wird als unsichtbare Flüssigkeit, und nun durch die Nerven im Körper umherfliefst. Offenbar hat er diesen Nervenäther aus der Monadenlehre hergeholt, nur dafs diese Monaden bei ihm erst assimilirt und gleichsam verdauet werden im Hirn. Diese Flüssigkeit ist das durchaus herrschende Moment im Körper, ist das Allwissende und Ordnende im Leben. Was ist es anders, als die zum Götzendienst herabgewürdigte Stahlsche Theorie der lebendigen Seele? — Gesundheit ist ihm nichts als freie Bewegung des Kreislaufes und der Säfte, Krankheit gestörte Bewegung. — Da die Bewegung von den festen Theilen abhängig ist, so hat er nur zwei Krankheitsformen, Krampf und Atonie (Anspannung, Abspannung). Erstere entstehen aus zu schnellen, letztere aus zu langsamen Bewegungen. Aus diesen beiden Hauptgruppen und ihren höchst willkührlichen Unterabtheilungen entstehen fast alle Krankheiten. Doch ist er auch hier nicht consequent. Denn obgleich er die Krankheiten der Säfte mittelbar aus den Fehlern der Bewegung hervorgehen läſst, so nimmt er doch directe Veränderungen derselben an, durch äuſsere Einwirkungen, wie durch Nahrung und deren Bestandtheile. Er hat auch Schärfen allerlei Art, nach roh chemischer Ansicht, und seine Theorie des Putriden ist todte Gährung. Um das Eklekticiren vollständig zu machen, fehlt es auch nicht an einer Portion von Astrologie und Alchemie, an Dämonen und dem Teufel, welche, bei diesem Mechanismus wirklich poetische Figuren, wunderlich genug sich ausnehmen.

Wie war es möglich, daſs dies System so ungeheuer wirken konnte? Ohne die Zeit zu beleidigen, ist kein anderer Grund denkbar als der, daſs es an der Zeit war, wie oben schon angeführt ist.

Wegen seines hohen Ansehens war er es, der durch den Ausspruch des *solidi vivi* die Solidarpathologie, schon lange vor ihm existirend, ins Leben rief. Er bereitete auch, freilich materiell genug, durch seinen Nervenäther, welcher im Hirn abgesondert wurde, die Nervenpathologie vor.

Wie öfter in der Geschichte der Medicin, so zeigte es sich auch hier, daſs in Zeiten des herrschenden Eklekticismus besonders Diätetik und Populärmedicin hervortreten. Hoffmann ist der Restaurator derselben. Den Gebrauch der natürlichen Bäder hat er wahrhaft ins Leben gerufen und dadurch aufs segenreichste gewirkt für Mit- und Nachwelt. Als Praktiker war er ausgezeichnet, als Theoretiker nothwendig, er hat sich dazu durch stupenden Fleiſs und groſse Thätigkeit des Verstandes gebildet und somit steht sein Name nach allen Seiten hin gesichert da.

Ja! je mehr man seine sämmtlichen Werke in Bezug auf psychische Heilkunst studiert, um so überraschender drängt sich die Ueberzeugung auf, daſs Hoffmann's Theorie vielfach der Widerspruch gegen Stahl, rein des Widerspruchs wegen ist. Dieses wissenschaftliche Unrecht strafte sich dadurch, daſs die Wahrheit durch Eifer- und Parteisucht erkrankte. Die Negation gegen Stahl macht gerade die Hoffmannsche Theorie so starr und steinern. Was jenseit seiner Theorie steht, lehrt den ungebundenen Mann kennen, und der ist ein geist- und lebensvoller. Niemand, der das in seinen Werken vielfach zerstreute und mühsam zusammenzusuchende, auf psychische Medicin sich Beziehende kennt, kann nur möglicher Weise den auſserhalb seines Systems sich bewegenden Arzt einen Mechaniker nennen. Mehr als viele Andere ist er es werth, in diesem Gebiete gekannt und anerkannt zu werden. Es ist dies eine hübsche Aufgabe für einen psychischen Arzt, weil sie noch nicht gelöset ist, weil der Gehalt bedeutend ist, und weil sie den vielfach Verkannten in ein bei weitem glänzenderes, reineres Licht stellen muſs.

3. Albert v. Haller († 1778).

Er war Schüler des Börhaave, schüttelte die Frucht dieser mittleren Abtheilung der dritten Epoche der Vergangenheit. Der Boden, aus welchem sie sich entwikkelte, war das ganze empirische Wissen seiner Zeit und der Vergangenheit, gedünget mit den trefflichsten eigenen Beobachtungen und Experimenten. Man könnte diese Gelehrsamkeit anstaunen, wenn nicht mit ihm in einem Jahrhundert, Börhaave, Fr. Hoffmann, Linné, Leibnitz und der verschwenderisch geniale Büffon gelebt hätten — lauter Giganten des Wissens, die mit ihren Massen von Gelehrsamkeit den Himmel der Wissenschaften erstürmen wollten.

Man kann von Haller sagen: er las beständig, entweder in gedruckten Büchern oder in dem Buche der Natur. Was er Bedeutendes fand, schrieb er auf, und schrieb alles wie zum Drucke. So sieht man die Möglichkeit seiner Leistungen, ohne zu erschrecken, besonders wenn man es selbst erfahren, was man in einem Jahre, in wenigen Stunden täglich, excerpiren kann — solche Stöfse Papier, dafs man zweifelt oder beim Selbstdenken fast verzweifelt, dafs man es wirklich zusammengeschrieben hat, ohne Naturberuf zum „litterärischen Sammler" zu haben, wie Haller. Schon im fünften Jahre seines Lebens verfertigte er Bücher, schrieb sich alle neue Wörter auf, die er von Tag zu Tag erlernte, so dafs der Junge schon Lexica gearbeitet hatte, als Vorbedeutungen seiner „Bibliotheken." In seinem neunten Jahre hatte er schon 2000 (?) Lebensbeschreibungen gelesen und Auszüge davon gemacht. Er hatte keine Kindheit, ihn ekelten die Knabenspiele an, er dachte an nichts lieber, als an lange, recht weitschichtige Arbeiten und las mit unersättlicher Begierde alle Arten von Büchern hintereinander fort. Bei diesem Schwinden und Verschwinden der harmlosen, so für den Augenblick lebenden, unwiederbringlichen Kindheit, in Gelahrtheit, wird man schwankend in dem Begriffe von Talent, und doch mufs man hier eine angeborne, unüberwindliche Neigung annehmen, denn sein schwächlicher Körper reicht zur Erklärung nicht aus. Auffallend genug ist, als Gegensatz gegen dies Treiben, die gleich frühe Neigung zum Dichten, obgleich die Wahl des Stoffs, welche meist einen eben gelesenen betraf, den Uebergang bildet. Doch bleibt diese Liebe zur Dichtkunst psychologisch merkwürdig, wenn anders sie nicht einen Grund hat mit jenen oft phantastischen Träumen der Menschen, die sich wachend auf ihren Verstand und ihre solide Beschäftigung beschränken, und sich wohl jedes einfachen Gefühls schämen. Bei solchen Menschen nämlich holt die unbewachte Seele nach, was der wachenden nicht erlaubt war; die disharmonische Ausbildung der geistigen Kräfte setzt sich wieder ins Gleichgewicht, damit keine Verschrobenheit oder Krankheit entstehe. Trieb nach gelehrtem Wissen war seine angeborne Neigung, daher schritt er so unglaublich schnell in litterärischen Arbeiten vorwärts. In Bern beklagten sich aber auch seine Patienten, dafs er bei ihnen lese: er las auf Spaziergängen, zu Fufs, zu Pferde, zu Wagen, alles gleich. Nur einem solchen Manne, der eine wahre Sucht zu lernen hatte, war es möglich, an seinem Hochzeitstage, wie die Sage geht, etwas im Differential-Calcül zu thun.

Die Zeit bedurfte eines Mannes wie Haller; sie hatte ihn erwählt: der Brennpunct der gesammten Litterärgeschichte der Medicin zu seyn; diese war nothwendig, damit man, auf einen Fleck beisammen habend die Quellen der Litteratur, rascher und sicherer fortschreiten konnte.

Haller ist ferner die Summe physiologischen Wissens der Vergangenheit, bis zu seiner Zeit. Er ist die unerschöpfliche, noch immer auf Zinsen leihende, Schazkammer der gelehrten Physiologie.

Haller ist drittens der Schöpfer der Methode in der Physiologie, gegründet auf Beobachtung, Anatomie, und pathologische Anatomie, in welcher letzteren er es sich doch gefallen lassen muſs, den Morgagni ein bei weitem glänzenderes Gestirn genannt zu wissen. Er war der Stifter der Schule der Physiologie, wie Börhaave und Fr. Hoffmann der Medicin. Ueberhaupt bilden diese drei ein weit natürlicheres Triumvirat, als die beiden letzten mit Stahl, er steht gleich Caesar besser allein. — Aus dem Verein dieser vielumfassenden Thaten seines Lebens, die in einer Fülle von Werken niedergelegt, ihn vor der litterärischen Vergänglichkeit schützen, erblühte ihm noch der würdigste Lohn, nämlich: die Entdeckung der Irritabilität; ihretwegen bekränzt seinen Namen die Entwickelungsgeschichte der Medicin mit ihrem ewig grünen Lorbeer. Was im Schooſse früherer Zeiten sich gebildet hatte, das gebar er nach langen Mühen. Diese höchste That seines Lebens, welche sich fast verlieret in der Masse seiner nachgelassenen Werke, ist zu bekannt, als daſs ihr Wesen und Entstehen hier weitläuftig auseinandergesetzt zu werden brauchte. Es sey nur erwähnt, daſs die Gesetze der Irritabilität das Resultat von 190 Versuchen waren, daſs er durch sie dazu kam, in den Muskeln eine selbstständige Kraft der Reizbarkeit zu erkennen, daſs diese Bewegungskraft der Muskelfaser verschieden dem Grade nach sey, am stärksten im Herzen, und daſs diese Muskelkraft auch verschieden sey von der Empfindlichkeit der Nervenkraft, da der gereizte Nerve die Muskeln erzittern mache, aber sich selbst nicht im geringsten bewege, und die Nervenkraft nur durch den Willen auf die Reizbarkeit der Muskeln wirke, in den Muskeln selbst aber unaufhörlich spiele.

Durch diese Entdeckung der Reizbarkeit, Irritabilität bildet er den Schluſs, das Ziel dieser Abtheilung. —

Durch den Gegensatz der Nervenkraft, deren Wirkungen auf die Muskelkraft er wohl erkannte, und wodurch eben der Gegensatz kein bestimmter blieb', bereitete Haller zugleich schnell die dritte Abtheilung dieser Epoche vor.

Ehe wir aber zu derselben fortgehen, müssen wir noch rückwärts einen Blick werfen auf den, diese ganze Abtheilung beherrschenden, Grundcharacter. Da erscheint als der die verschiedenen Systeme dieser Mittelabtheilung beherrschende Geist das mittlere System des Organismus, das Brust- das irritable System. Die Entwickelungsgeschichte der Medicin bestätigt abermals das Grundprincip der wissenschaftlichen Theorie aller Systeme der Heilkunst, nach welchem die menschliche Natur und die Medicin einem und demselben Typus der Entwickelung unterworfen sind, vom Allgemeinen zum Besondern, vom Niedern zum Höhern. Wie die erste Abtheilung der dritten Hauptepoche das reproductive System darstellte, so diese das irritable.

Die Ansichten Stahl's über den Tod, die Pfortader, die Stockungen im Unterleibe, die Hoffmannsche Atonie der Eingeweide, seine humoralpathologischen Sätze, die Schärfen, die Ansichten Börhaave's über die Ursache der Nerven- und Seelenkrankheiten — dies Alles deutet zwar auf das Abdominalsystem hin, allein es ist nur als Uebergangsmoment der Systeme dieser und der vorhergehenden Abtheilung anzusehen. Denn den ersten Grund sahen sie in gehemmter, gestörter Bewegung der festen Theile und der von ihnen abhängigen Flüssigkeiten. Das Leben selbst ward in der Bewegung gesehen; der *tonus* und *motus vitalis* war die That der

„Energie" Stahl's; dem Börhaave war die Bewegung der festen Theile Ursache des Lebens, das Lebendige stand aufserhalb der Festung und konnte sie nicht einnehmen; Fr. Hoffmann's *solidum vivum* war das Leben selbst; die Gesundheit bestand in der mechanisch geordneten Bewegung der Contraction und Expansion des Herzens und in dem dadurch bedingten Blutumlauf; die Krankheiten waren gestörte Bewegungen, mittelbar oder unmittelbar; ihre beiden Formen waren: Krampf und Atonie; die Kriebelkrankheit characterisirt durch den Namen „Krampfsucht" den Geist der Aerzte, die in Bezug auf Theorie selber an einer spastischen Zusammenschnürung des Geistes zu laboriren schienen. In der Luft, diesem *pabulum* der Brust und des Lebens, fand Hoffmann ein Seelenartiges und liefs es als Aether ein. Die Wunder am Grabe des Paris und andere fürchterliche Zuckungen stellten das gänzliche Hineingewuchertseyn der Zeit in dieses Spastische dar, und diese Explosion mag wohl tiefer in dem Genius der Krankkeiten und in der Zeit begründet seyn als wir glauben; sie sind, möchte man sagen, in Frankreich die dem hinsterbenden Leben der mit Füfsen getretenen Religion vorangehenden Convulsionen, welche aber aufhören konnten, als an den Thüren des Kirchhofs, auf Befehl der höchsten Behörde geschlossen, folgende Verse zu lesen waren: „*de par le Roi défense à Dieu, — d'operer miracle à ce lieu.*"

Es ward also in dieser Zeit der Grund der Gesundheit, des Lebens, der Krankheit, der Heilindicationen, in der Bewegung gesehen. Was ist sie anders, als der sichtbare Ausdruck des irritablen Systems? Ist die Bewegung nicht das Mittlere zwischen Ernährung und Empfindung, von den frühesten Zeiten her? Ist das irritable System nicht das mittlere zwischen Bauch- und Kopfsystem? War bei den Alten nicht schon die Seele das Bewegende, offenbarte sie sich nicht in der Bewegung? Ist die Stahlsche „Energie" mit ihrem *motus* und *tonus vitalis* nicht die Offenbarung der Seele, und ist die Seele nicht analog dem Herzen, ist sie nicht gleich diesem das Mittlere, zwischen Geist und Leben und doch ein ganz anderes Wesen als beide? Sehen wir also nicht auf's deutlichste, dafs die ganze Theorie dieser Abtheilung versenkt ist in das irritable System, in welchem sie ihre Befriedigung wähnt, und dafs diese Theorie endlich durch die Reizbarkeit der Muskeln, deren Ideal das Herz ist, (welche Haller fand und von der Nervenkraft trennte) in und für sich eng begrenzt und abgeschlossen ist? Die vielfachen Untersuchungen über den Bau und die Verrichtungen der Lungen, der Streit Hamberger's mit Haller, in welchem sich jener fast seine Lunge ausschrie, haben wirklich historische Bedeutsamkeit in dieser Zeit. —

Selbst die gröfsten naturhistorischen Entdeckungen dieses Abschnittes sind in Harmonie zu bringen mit dieser Herrschaft des irritablen Systems. Es sey erinnert an die Elektricität, welche das Mittel ist zwischen Chemismus und Magnetismus und welche, wie sich später zeigte, innigst verbunden ist mit der thierischen Reizbarkeit; ferner an die Entdeckung der Luftbestandtheile, welche von Norden und Süden her fast zu gleicher Zeit geschah. Stehen Luft und Brust nicht in unzertrennlicher, zum Leben absolut nothwendiger Wechselwirkung? Die formelle Methode, welche zu dieser Zeit in der Medicin herrschend wird, gehört sie nicht auch hieher? Ist die Form nicht die Mitte zwischen Materie und Wesen, zwischen Empirie (sinnlicher Anschauung) und Speculation (Gedanke)? — Ja was hindert uns, von dem Standpuncte aus, von welchem wir einen Blick werfen in den Geist der Geschichte der Medicin, zu glauben, daſs das gröſste Genie einseitig künstlicher Systematik, Linné, in dieser auf das Formelle gepfropften Zeit erscheinen muſste, und die Blüthenkrone seines Ruhms, die Pflanzenwelt, welcher er die kunstvollendetste Form gab, ist sie nicht selbst schon, rein physisch betrachtet, das Vermittelnde zwischen Mineral- und Thierreich?

Der dritten Hauptepoche dritte Abtheilung.

Von Haller bis Brown und der Erregungstheorie.

Daſs sich zunächst das sensible System entwickeln muſste, wird wohl ein Jeder merken. Diese Stufe erreichte die Medicin auf dem Wege ihres Fortschreitens schnell. Alles war schon zum Empfange bereitet in der vorigen Abtheilung. Selbst Sylvius hatte schon das Seinige dazu gethan, dadurch daſs er den Spiritus im Gehirn destillirt werden lieſs; auf solidere Weise Baglivi, durch seine Ansichten von der Zusammenziehung der harten Hirnhaut, als Ursache der Möglichkeit der Absonderungen einer Lebensflüssigkeit; ferner Stahl, dessen *tonus* und *motus vitalis* die Uebrigen einseitig genug aufgefaſst hatten. Sein Geist verfolgte stets die Medicin, sie muſste seinem Drängen nachgeben und die Energie wenigstens zur Nervenkraft gestalten. Boerhaave wirkte mit zu dieser Abtheilung durch seinen Glauben an das „*impetum faciens*" des Hippokrates, Fr. Hoffmann durch seinen im Gehirn abgesetzten Aether, der den ganzen Körper durchdrang als Ursache der Lebensbewegungen. Vor Allen beschleunigte aber Haller selbst dieses nächst höhere Moment, eben durch die Trennung der Irritabilität von der Sensibilität, welcher Gegensatz nicht rein war, sondern, wie wir gesehen, zum Theil abhängig von dem Willen der Nervenkraft, d. h. der Empfindlichkeit, und endlich negativ durch seine höchst ungenügende, unphysiologische Erklärung der Ursache der Irritabilität, welche er zum Theil in einer Gallert der Muskelfiebern suchte.

Franzosen, Deutsche, Holländer bereiteten die Nerventheorie vor, z. B. Sauvages, welcher das Stahlsche System mit dem iatromathematischen verband, aber doch die Seele zu ihren Verrichtungen einen Nervensaft, eine Art elektrischer Flüssigkeit gebrauchen liefs; ferner Unzer, dessen „erste Gründe einer Physiologie der eigentlich thierischen Natur thierischer Körper" ein wahres höheres Entwickelungsmoment der Hallerschen ist, und welche, wie sein „Arzt" viel zu wenig studiert werden. Er spricht sich entschieden gegen die Erklärung der thierischen Verrichtungen durch Mechanik und Physik aus; er sagt, dafs Haller's Lehre von der Reizbarkeit nur ein Theil der thierischen Verrichtungen sey, die nicht von der Vorstellungskraft abhängen. Er unterscheidet, wie er sagt, die thierischen Kräfte in ihrer Unabhängigkeit von Physik und Vorstellungskraft, und sieht den Sitz derselben in der eigentlich so zu nennenden thierischen Maschine, nämlich in dem mit Lebensgeistern versehenen Gehirn, nebst den Nerven, durch welche sich die thierischen Kräfte den mechanischen mittheilten. (Da er die Seelenkräfte umständlich zugleich abhandelt, und nur von der Nervenkraft aufserdem spricht, und nach diesen beiden Seiten hin, rein aus dem animalen Leben, sich bewegt, so hat die Geschichte der psychischen Heilkunst dem Unzer die würdige Stelle anzuweisen. Drittens ist zu nennen **Gaub**, dessen Institutionen der den Gesammtinhalt der gangbaren Theorien reflectirende Spiegel sind, ein wahrer Haltpunct der Geschichte der Medicin. Das *ἐνορμῶν* des Hippokrates möchte nach ihm richtiger wohl dem Körper zuzutheilen seyn (Börhaave sein Lehrer war zweifelhaft). Das *solidum vivum* nennt er: „*quod vi vitali pollet.*" Die Lebenskraft sieht er in den festen Theilen, doch meint er, dafs heimlich (*occulte*) wohl schon etwas in den Feuchtigkeiten, woraus die festen Theile bestehen, glaublich angenommen werden könne. Die Lebenskraft der festen Theile besteht in der Zusammenziehung auf einen Reiz. In demselben erkennt er zwei Facultäten, nämlich: gleichsam (*quasi*) Empfindung und Bewegung. So hat er drei Bedingungen des Lebens in den festen Theilen: Irritation, Perception und Contraction. Dies sind durchaus solidarpathologische Ansichten, nur sind sie noch nicht auf der Nervenkraft als solcher ruhend, sondern die wahre Empfindung gehört nach ihm zu der dem Körper inwohnenden Seele und setzt Bewufstseyn voraus.

Diese besonders herausgehobenen Beispiele mögen darthun, dafs überall die Hallersche Reizbarkeit auf mannichfache Weise modificirt und ausgebildet, und mehr und mehr in, von der Nervenkraft abhängige, Verbindung gesetzt ward. —

Die eigentliche Entwickelung des sensiblen Systems gebürt aber den Engländern, und zwar mit Recht, da Glisson in Cambridge schon in dem letzten Drittheil des siebzehnten Jahrhunderts jede Materie als empfindend dargestellt hatte, und so als Vorgänger des Leibnitz angesehen wird, wodurch er auch mittelbar auf

Fr. Hoffmann eingewirkt hätte. Er wandte schon der thierischen Faser die Irritabilität zu, als deren Wirkungskräfte er die Perception und den Appetit hinstellt. Diese Ansicht wirkte damals nicht, da sie zu früh kam, um verstanden zu werden. — Robert Whytt war's, der noch bei Lebzeiten Haller's 1761 die Reizbarkeit da faſste, wo sie sich bloſs gab, nämlich an ihren schwankenden Gegensatz mit der Sensibilität. Er läugnete geradezu die Unabhängigkeit der Reizbarkeit von der Nervenkraft und gab dieser das Uebergewicht vor jener.

Nun erhielt denn bald die Nervenkraft die Dictatur über alle Lebensverrichtungen, im gesunden wie kranken Zustande, in den festen sowohl als flüssigen Theilen des Körpers. Nerven und Gehirn wurden als Anfang und Ende des Lebens, als der einzige Grund des Lebens, ja als das Leben selbst betrachtet. Diese im doppelten Sinne des Worts höchste Entwickelung einseitig materieller Systeme repräsentirt sich in dem Systeme des Cullen, dieser rein in sich abgeschloſsnen Frucht der Solidarpathologie, entsprossen aus dem einzig noch übrig bleibenden Systeme des Körpers, dem Gehirn- und Nervensystem. Das *solidum vivum* ward hier in gröſster Abstraction nur allein auf das Hirn und die Nerven beschränkt, und alle Functionen, die ganze Mischung der Säfte einzig abhängig gemacht von Hirn und Nerven, welche als solche, als Nervenmaterie, mit dem Nervenleben und ihrer Kraft verwechselt wurden, unter dem Namen „Vitalprincip." Cullen nimmt auſserdem noch im Gehirn eine eigene Bewegungskraft an. Da in diesem Systeme das Hirn und die Nerven das den ganzen Organismus zukommende Leben despotisch an sich rissen, so hatte es den Schein des Rechtens mehr für sich, als die vorigen Systeme, weil jetzt eingesehen ward, dafs früher das Niedere das Höhere beherrscht hätte, und der umgekehrte Fall doch der bei weitem natürlichere sey. Aber es war auch nichts als dieser leere, oberflächliche Schein, den dies System für sich hatte. Dem Wesen nach ist es eben so einseitig, als das des Sylvius; beide betrügen den Organismus um seinen Begriff, dieses nur gröber und dummer, jenes feiner und listiger, und darum wirkte es so gefährlich, gleich einer Nervenkrankheit mit dem Character der Malignität. Da dies System auf der höchsten Entwickelung organischer Materie beruhet, so macht es hochmüthiger Weise Ansprüche auf Gediegenheit und bestimmtes Wissen, die es doch nun und nimmermehr befriedigen kann. Von ihm datirt sich z. B. der alltäglich tausendmal zu hörende Ausspruch: „das liegt in den Nerven, ist nervös," und wer dies sagt und wer's hört, glaubt was Rechtes gesagt und gehört zu haben, und beruhigt so den Kranken und wohl gar sich selber. Dieser Ausspruch hat solche Popularität, solchen blinden Glauben, dafs man fast überall damit ausreicht, um den Fragen der Kranken, nach den Ursachen ihrer Leiden, zu genügen, ja es ist anständig „nervenkrank" zu seyn, und man könnte oft übel anlaufen bei Damen, wenn man andere, rohere Ursachen geltend machen wollte. Die Anwendung dieses Ausspruchs mag gut seyn, wenn man die Fragen des Kranken nicht der Wahrheit gemäfs zu beantworten für nothwendig und klug hält; aber uns selbst mit demselben in schwierigen Fällen abzuspeisen, deutet wenigstens auf grofse wissenschaftliche Trägheit. Sind denn die Worte: „die Ursachen sind nervös," wenn wir aufrichtig seyn wollen, etwas anderes, als metaphorische Umschreibungen von: „ich weifs es nicht"? Es gilt auch von dieser geistlosen Redensart: „Wort ohne Sinn kann nicht zum Himmel (Wahren) dringen." Es wird einst eine Zeit kommen, welcher diese Erklärungsart so abgeschmackt erscheinen wird, als uns jetzt die der Destillation des Spiritus im Gehirn. — Nach dieser Theorie liegen die ersten Ursachen der Krankheiten in den Nerven, da die Nerven durch äufsere Reize zuerst afficirt werden, und durch sie dann mittelbar alle übrigen Theile des Körpers. Das „Wie" läfst Cullen unerklärt, doch ist er nicht frei von einer ätherartigen Nervenflüssigkeit in der Marksubstanz. Die Nerven reagiren gegen die krankmachenden Reize; diese sind entweder schwächende oder erregende, die Reactionen desgleichen. In den Fiebern, diesen Grundkrankheiten, nennt er die ersterer Art Typhus, die der zweiten Synocha, nimmt aber noch eine dritte, aus beiden gemischte, Art an, doch mit überwiegender Schwäche, den Synochus. Die Cur ist daher auch eine erregende und schwächende, doch meistentheils letztere. Die meisten Mittel wirken dynamisch. Cullen war aber ein zu umsichtiger, rationell-empirischer Praktiker, um nicht viele Inconsequenzen seines Systems durch seine, von demselben abweichende, Praxis blicken zu lassen.

Nachdem die Medicin, in ihrem Entwickelungsgange durch die dritte Epoche, sämmtliche Systeme des menschlichen Organismus als Substrate ihrer einseitigen Theorien verbraucht hatte; nachdem sie im Hirn den Gipfel der Materie erreicht; nachdem sie in der Materie des Hirn- und Nervensystems selbst, in der Nervenflüssigkeit, dem Nervenäther, endlich in einer elektrisch genannten Materie den Begriff der Lebenskraft gesucht, und nun allmälig das Materielle fast ganz abgestreift hatte — was blieb ihr jetzt, dem eingebornen Gesetze zu Folge übrig als:

sich nun von aller Materie als solcher, von allem Leiblichen als solchem, von allem Gegebenen gewaltsam loszureifsen.

Dies geschah durch jenen Schotten,

John Brown.

Er sollte Leinweber werden, hatte auf Schulen ein ungeheures Gedächtnifs, vermiethete sich später als Schnitter während der Erndte, um sich Geld zum Lernen verdienen zu können. Als Jüngling war er strenger Separatist, sollte abbitten, dafs er eine andere Kirche besucht hatte, lieber entsagte er. Anfangs studierte er Theologie, bekam sie aber bald satt und ging zur Medicin über. Er trieb sie zehn bis eilf Jahre, und erst nachdem er funfzehn Jahre hindurch sich mit ihr beschäftigt hatte, ohne Befriedigung in ihr zu finden, schrieb er seine Elemente (1780). Diese sind allein schon durch innere Consequenz und energische Gedrängtheit einzig in der Medicin; kein Satz ist überflüssig, und die Form allein, diese Ordnung des Systems mufste auf Deutschland mächtig einwirken.

John Brown schwebte zwischen Materie und Leben, ohne beide zu erreichen. Die Materie läfst er fahren, und das Leben hat er auch nicht erfafst. Ueber den Grund und Boden früherer Zeiten erhob er sich, und woran er sich hätte halten können, an das Leben, das konnte er nicht erreichen, und so ist seine Stellung ein grofses Schwanken zwischen Materie und Leben, eine wahrhaft gefährliche, kritische Lage, welche sich auch in seinem ganzen persönlichen Leben reflectirt. Sein Standpunct in der Medicin ist und bleibt ein einziger, unvergleichbar mit allen übrigen. Dieser Titane nennt mit Recht sein Werk: *elementa*, weil er zuerst das kühne Wagnifs vollbrachte, auf's Gerathewohl, der eigenen Kraft sich vertrauend, von der Materie abzuspringen. Der Geist der Geschichte trieb ihn weiter; aber nachdem das Gehirn zuletzt als Boden der Theorien benutzt war, war auf dem festen Grunde der Leiblichkeit an sich, kein weiteres Fortschreiten möglich, und er mufste das „Weiter" aufserhalb suchen und das that er wirklich, blieb aber auf dem halben Wege zwischen Materie und Leben hängen. — Wenn in irgend einem Systeme, so offenbart sich in diesem, was bisher nicht geglaubt werden konnte, die Nothwendigkeit der von Stufe zu Stufe fortschreitenden Entwickelungsgeschichte der Theorien der Heilkunde, auf das glänzendste! —

Er sagt: das Leben sey einzig dadurch vom Tode unterschieden, dafs es durch äufsere Dinge, und durch gewisse ihm eigenthümliche Actionen so afficirt werden könne, dafs dadurch die dem Lebendigen selbst eigenthümlichen Actionen vollzogen werden könnten.

Die Eigenthümlichkeit, durch welche beide (die Aufsendinge und die eigenthümlichen Actionen) wirken, nennt er Incitabilität (Erregbarkeit); die Aufsendinge selbst, Reize. Was die Incitabilität sey und wie sie afficirt werde von den Reizen, das weifs er nicht, geht ihn auch nichts an, wie er sagt. — Die gemeinsame Wirkung der Reize ist nun: Bewegung, Empfindung, die Thätigkeit des Verstandes und die Gemüthsaffecte. Die Wirkung selbst dieser auf die Incitabilität wirkenden Reize nennt er Incitatio (Erregung). (In diesem Begriffe der Erregung ahnt er den Begriff des Lebens; allein diese Erregung ist nichts Selbstständiges, sondern nur Folge der auf die Erregbarkeit wirkenden äufsern Reize.) Darum sagt er auch, dafs die gemeinsamen Reize alles Leben schaffen, und dafs in dem Stimulus der Zustand alles Lebens, aller Gesundheit und Krankheit bestehe und in nichts Anderem. — (So sieht er das Ursächliche des Lebens, den Grund aller Wirkungen desselben in den äufsern Reizen. Er fand nur in den allgemeinen äufseren Dingen das ursächlich Bedingende des Lebens. Der Begriff des Organismus war ihm gänzlich verloren gegangen. Das Leben war ein Product der Reize, diese das *primum movens*, also der Organismus ein Sklave der Aufsenwelt, ein Automat äufserer Reize. Das Brown'sche System ist die umgekehrte gröfstmöglichste Einseitigkeit aller früheren, es ist wahrhaft revolutionär, es ist die Umkehrung alles Bestehenden. Ja er trieb die Verachtung des Organismus an sich, und der Humoralpathologie insbesondre so weit, dafs die flüssigen Theile, Blut, Säfte etc. für *res externae* von ihm erklärt wurden. Gewifs die frechste Ausgeburt der Solidarpathologie!)

Da zuvörderst in dem Stimulus alles Leben und Gesundheit besteht, so war ihm die Krankheit ein zu viel oder zu wenig Reiz, und aller Unterschied der Krankheiten war nur ein quantitativer. Die zu sehr vermehrten Reize bringen die sthenischen Krankheiten hervor, die zu sehr verringerten die asthenischen. Die Cur besteht daher hier nur im Reizgeben, dort im Reiznehmen; andere Indicationen hat er nicht; nach diesen beiden werden alle Indicata eingetheilt. Alle asthenischen Krankheiten sind Krankheiten aus Schwäche, ihre Heilmittel *stimulantia*; alle sthenische Krankheiten hätten nun müssen Krankheiten aus Stärke seyn und ihre Heilmittel debilitirende, aber nach seinem Grundsatz: „die Erregbarkeit wächst, je geringer die Reize sind, und erlischt desto mehr, je gröſser die Reize sind," entsteht durch Ueberreizung eine höhere Schwäche, welche er indirecte nennt, und welche, wenn sie vorhanden, nur durch Reizmittel gehoben werden kann. Zu dieser indirecten Schwäche war er besonders durch die Wirkungen des Opium geführt, welches wie Wein in kleinen Gaben aufreget, in gröſseren Betäubung hervorbringt und alle Zufälle scheinbarer Schwäche. Vom Opium sagt er daher: *me hercle non sedat.* — (In dem Begriff der indirecten Schwäche, diesem Umschlagen in das Entgegengesetzte durch die Incitabilität und die Incitation, ahnt er die Selbstständigkeit des Lebens, vermag sie aber nicht zu gestalten. — Die indirecte Schwäche war zugleich tiefer begründet in dem Geist der Krankheiten der Zeit; indem dieselbe, welche auch nur im — Aeuſseren das Wahre suchte, wohl wirklich durch Luxus und Sinnlichkeit sich überreizet und dadurch geschwächt hatte.) —

Wie John Brown sich in der Medicin von jeglicher bestehender Form loszureiſsen suchte, mit Gefahr in's Nichts sich zu verlieren, so ist seine Theorie wirklich auch eine Weise, worin die revolutionäre Zeit sich bekundete. Da aber die Brown'sche Theorie und die Revolution Leben und Freiheit in dem Aeuſsern suchten, so konnten sie beides nicht finden. Wie die Revolution durch den Umschwung zwischen Natur (*Rousseau*) und Denkfreiheit (*Voltaire*) bedingt ist, so die Brown'sche, in der Medicin revolutionäre Theorie, durch den zwischen Materie und Leben.

Sein System ist die höchste Ironie aller Empirie, welche auch stets bei dem Aeuſsern stehen bleibt, ohne sich um das Innere, das wahre Seyn im geringsten zu bekümmern. Diese Theorie zeigt, zu welchen Irrthümern und zu welcher Consequenz im Irrthume solch einseitiges Auffassen des Aeuſsern, Sinnlichen allein, zur Erklärung des Lebens im gesunden und kranken Zustande, führen kann und muſs! —

Da wir bisher jede Hauptentwickelungsstufe der medicinischen Theorie innigst verbunden sahen mit der gleichzeitigen Philosophie, so sehen wir auch, daſs die Brown'sche auf dem Standpunct des Hume'schen Skepticism steht. Hume sagt: „die Dunkelheit miſsfällt dem Geiste wie dem Auge," und in der That war er kein Feind der Wahrheit, aber er sah die Gränzen derselben in der Reflexion des Verstandes; daher sein Ausspruch: „Seyd Philosophen, aber mitten in eurer Philosophie seyd Menschen," nichts anders sagen will, als: laſst uns sehen, wie weit wir mit dem gesunden Menschenverstande kommen werden. Da kommt er denn in seinen „Versuchen über den menschlichen Verstand" zu dem Beweise, daſs der Verstand nicht geeignet ist zum transcendentalen Studium, und mit Recht nennt er daher, von seinem Standpunct aus, die Metaphysik die sterilste Wirkung der Eitelkeit des Menschen. — So hält auch John Brown alle theoretischen Erklärungsversuche für Unsinn und Unmöglichkeiten. Zugleich bekennt Hume aber auch, daſs das Gegentheil von jedem Factum wenigstens möglich bleibe, obgleich, wie er sagt, alle Operationen des Körpers uns durch Erfahrung zukommen. Die letzte Kraft des Verstandes bestehe darin, durch Hülfe der Analogie, Beobachtung und Erfahrung, die Masse der individuellen Wirkungen auf eine kleine

Zahl von allgemeinen Ursachen zurückzuführen; aber die Ursache dieser Ursachen würden wir nie genügend erklären können. Dieselbe Meinung hatte auch Brown, und keck genug und geistreich gleich Hume, führte er sie in der Medicin durch. Gleich dem Hume ist auch ihm das Leben ein Erfahrungsfactum, wie alle Naturereignisse; aber die Macht oder Energie, wovon dies Factum ausgeht, im geringsten zu kennen, das läugnet er mit Hume. Diese Skeptik führt den Hume dahin, zu behaupten, dafs jede Experimental-Induction nicht von dem Raisonnement ausgehe, sondern einzig und allein aus der Gewohnheit entstehe, und dafs unser Reden von Harmonie zwischen Natur und Idee nur das Werk der Gewohnheit sey. War dem Brown das Leben etwas anderes, als eine Gewohnheit der äufsern Reize und der Erregung? —

Warum brachte der Brownianismus gerade in Deutschland so immense Wirkungen hervor?

Wahrlich nicht vorzugsweise darum, dafs er das Curiren so leicht machte und so unwissenschaftlich war, sondern weil die deutschen Aerzte die erstarrten Formen der Hoffmann'schen Theorie, verändert durch jede neue Entdeckung, und mit Materialismus, Skepticismus so bunt unter einander gemischt, dafs gar kein Faden in dem Labyrinth zu finden, recht satt hatte. Das gänzlich Ungenügende des Nervengeistes, der lebendigen Faser ward nur zu sehr gefühlt; man sehnte sich hier wohl am meisten nach dem Leben, und war überreizt durch alle Materie. Brown erschien — er hatte sich losgerissen von der Materie als Lebenskraft, und das allein war schon hinreichend bei uns, ihn mit solchem Jubel aufzunehmen, der wohl ein Taumel, eine bacchische Begeisterung war, dafs man endlich doch einmal nach vielen Jahren das Leben von der überlangweiligen Tyrannei der Materie entbunden sah. Nie hat eine Theorie so gezündet in Deutschland, und die Zeit hat es bewiesen, dafs wohl die besseren, strebenden Köpfe am meisten von diesem Schein der Wahrheit und des Lebens sich blenden liefsen. Lange wollte der Rausch nicht aufhören, sie wollten es gar nicht glauben, dafs die Theorie Brown's eine verführerische sey in der Praxis. Die besonnene, würdevolle Mäfsigung der Gegner, die unparteyische Prüfung der Theorie an dem Probierstein der Erfahrung konnte die Hingerissenen nicht beruhigen, obgleich diese Männer durch Wort und That bewiesen, wie weit sie über dem System hinaus standen. —

Die Brown'sche Theorie mufste in Deutschland sich durch- und ausleben, weil hier aus derselben die weiteren Entwickelungsmomente hervorgehen sollten. Der Weg zu denselben führte nur durch die gefährliche Krise des Brownianismus; sie war eine allgemeine, vollständige, daher glücklich überstandene, und zeigte von der Kraft deutscher Medicin.

Die Erregungstheorie.

Sie ist die Fortsetzung und eben deshalb die weitere Ausbildung des Brownianismus. Wie dieser sich hineingetaucht hatte in die äufseren Reize und die durch dieselben bedingte Incitabilität, so machte die Erregungstheorie sich besonders viel zu schaffen mit dem Verhältnifs von Receptivität und Reactionsvermögen, wodurch sie einen Schritt vorwärts that, indem sie das Leben als ein durch die Wechselwirkung bedingtes auffafste. Da aber der Begriff der

Erregbarkeit ein durchaus äufserer ist für den Begriff des Lebens und der Krankheit an und für sich, und das Reactionsvermögen auch nur begründet ist in der Receptivität, so konnte freilich kein Friede, keine Einheit in die Begriffe von Gesundheit und Krankheit kommen, und das Leben war nichts, als ein Kampf mit der Aufsenwelt, und konnte nur durch diesen Kampf bestehen. In diesem Gegensatz waren gar keine bestimmte Unterschiede im organischen Leben möglich, da der Begriff der Erregbarkeit nur nach seinen quantitativen, nicht qualitativen Verhältnissen aufgefafst ward.

Die allgemeiner sich aufdringende Ueberzeugung dieser grofsen Einseitigkeit, welcher der Stoff zum Raisonniren um so weniger ausgehen konnte, da sie principlos war, dann aber auch die vielfachen Versuche, diese Erregbarkeit mit dem Nervengeist, mit der Irritabilität, Sensibilität zu verbinden, führten zu den Untersuchungen über die Lebenskraft, deren allgemeines Resultat ist: dafs das Leben und seine Erscheinungen, Gesundheit, Krankheit, als ein in der Wechselwirkung gegebenes zu betrachten ist, welches den Grund seiner Thätigkeit in sich hat. Dies ist ein höheres Moment, als das des Brown und der Erregungstheoretiker; allein es möchte nicht überflüssig seyn, zu bemerken, dafs dieser Begriff der Lebenskraft sich nur nach beiden entwickeln konnte, als seine nächst höhere Metamorphose. — Den Grund der Lebenskraft suchten diese sogenannten Dynamiker in dem Verschiedenartigsten. Die Besseren nahmen eine, den ganzen Organismus inwohnende Lebenskraft an, und modificirten sie nach ihrem Verhältnifs zu der organischen Materie; Andere nahmen specifische Lebenskräfte an, bei der Bildung der Organe, der Ernährung, bei der Zeugung etc. etc. Der Geist blieb im Ganzen derselbe; die verschiedenen Weisen verhielten sich zu der Grundansicht, wie die Gattung zu den Arten. Die Uebrigen nutzten die Fortschritte der Naturwissenschaften als Erklärungsgrund der Lebenskraft, und glaubten das Princip derselben bald im Magnetismus, bald im Galvanismus, oder in der Elektricität, dem chemischen Procefs, im Sauerstoff u. s. w. finden zu können.

Alle diese Elemente mischten sich in und durcheinander und gestalteten einen Eklekticismus, dessen Character darin besteht: die Gründe der Lebenskraft des Organismus, und dessen Wechselverhältnifs zu der Natur auf rationell-empirische, pragmatische Weise zu verfolgen. — Diejenigen besonders, welche das Princip des Lebens mit irgend einem Naturphänomen zu einen strebten, arbeiteten in der That oft bewufstlos und mehr als sie selber glauben mochten an Dem, was die Naturphilosophie bestimmt aussprach. Denn es lagen in diesem Eklekticismus alle Elemente des organischen Lebens, aber zerstreut nebeneinander, nicht miteinander zu einer grofsen Einheit verbunden. Weil diese Einheit vermifst und gesucht ward, so war derselbe sehr kritischer Natur.

Die begleitende Philosophie dieser Dynamik war die Kant'sche. Aus derselben entnahm sie den Geist, wie Brown aus dem Hume'schen Skepticismus. Kant war auch zu seiner kritischen Philosophie durch den Hume geweckt, und so sehen wir hier wieder gemeinsame Entwickelung der Philosophie und Medicin. — Dieser grofse Preufse kannte seine Zeit. Er sagt in seiner Logik: „alles geht gleichsam im Flusse fort, was der eine baut reifst der andere nieder, es ist Indifferentismus gegen Metaphysik, unser Zeitalter ist das der Kritik. Daher führen auch seine Hauptwerke den Namen „Kritik." Seine Philosophie ist in der That kritische Philosophie; er sondert das Unendliche vom Endlichen und verfolgt beide mit seinem tiefen Scharfblick so weit er kann. Durch ihn feiert die Philosophie ihre Auferstehung, und Fichte nennt selbst in seiner Wissenschaftslehre „die Vorkant'sche Philosophie eine Beleidigung des menschlichen Verstandes." Durch Kant kam die Philosophie zur Freiheit des Selbstbewufstseyns. Das Princip der reinen Vernunft, zu welchem er ohne Erfahrungssätze gelangt, ist das Unbedingte, welches sich gegenüber das Bedingte, Endliche hat. Dieses fafste die Medicin allein auf in Kant, und meinte daher wohl: Kant sei ein Praktiker, ein so genannter Erfahrungsphilosoph. Es erging ihm wie dem Aristoteles. Was die Aerzte von dem Unendlichen annahmen, waren höchstens seine Postulate vom Daseyn Gottes, von der Freiheit, Unsterblichkeit. Er sagt von denselben in der Kritik der praktischen Vernunft: es seyen keine Erkenntnisse, und doch seyen es Gedanken und sie bekämen objective Realität, als reine Verstandesbegriffe (Categorien). Solch' Postulat war auch der Begriff des Lebens. — Die Aerzte hielten sich nur an seinen Begriff von „Verstand," als dem Vermögen, sinnliche Gegenstände zu denken und so zur Erkenntnifs zu gelangen. Erkenntnifs *a priori*, sagt er, gehörte nicht zur Anthropologie, in ihr seyen nur nach Verstandesgesetzen vereinigte Erscheinungen, Erfahrungen; und was die Dinge an sich selbst sind, danach werde nicht gefragt, das gehöre in die Metaphysik. — Dieser Satz war die Gränze von der Kant'schen Philosophie, welche die Medicin dieser Zeit aufnahm; das geht hervor aus ihrem Begriff von Lebenskraft und ihren Definitionen überhaupt. — Ja, Kant sagt: in Ansehung des Zustandes der Vorstellungen ist mein Gemüth entweder handelnd und zeigt Vermögen, oder es ist leidend und besteht in der Empfänglichkeit. Eine Erkenntnifs hält beides verbunden in sich. Sehen wir nicht dasselbe ausgesprochen bei den Dynamikern, welche auch das Leben aus der Wechselwirkung von Receptivität und Reactionsvermögen bestehen liefsen? Allein Kant fordert doch, dafs der Verstand herrsche, nicht die Sinnlichkeit, obgleich sie, wie er sagt, dem Verstande allein den Stoff giebt, der zum Gebrauch des gesetzgebenden Verstandes verarbeitet werde. Er nennt öfter in seiner etwas stark populären, anekdotenreichen Anthropologie die Sinnlichkeit „Pöbel an sich, weil sie nicht denkt." —

Ehe wir zur Gegenwart übergehen, müssen wir mit Freuden noch eines Mannes erwähnen, der, wie der Sydenham dieser Zeit, sich erhebt als gediegene Erfahrungssäule zwischen dem Schwanken der Weisen der Erregungstheoretiker. Es versteht sich von selbst, dafs Joh. Peter Frank gemeint sey. Der entschiedenste Beweis, welche Gewalt über den Geist der Aerzte die Brown'sche Theorie hatte, ist der, dafs sie diesen Heros der Praxis, diesen Thomas der Theorien wankend machte. Dafs er nicht fiel, deutet zugleich, dafs Jene nicht sehr fern von ihm standen, welche den Kampf gegen diese Theorien begonnen und siegreich schlossen. —

J. P. Frank ist der Schöpfer der medicinischen Polizei. Sie war das Ideal seiner wissenschaftlichen Bestrebungen, seine erste wissenschaftliche Liebe, der er auch treu blieb, wie seiner persönlichen (V. seine Autobiographie — herrlich!). Schon im zwanzigsten Jahre schwebte das Werk ihm vor. Sein gesammtes Wissen fand hier eine Stätte und so machte ihm dies Werk viel Freude. — Nachdem die Medicin es bis zum Leben gebracht, in der Wechselwirkung zur Aufsenwelt den Begriff desselben gefunden hatte und selbst organisch geworden war, mufste sie mit dem Leben der äufsern Staatsverhältnisse in organische Wechselwirkung treten. Diese Aufgabe vermochte auf's Beste für die Zeit nur der Mann zu lösen, welcher mit gröfster Erfahrung, Fülle des Wissens und edle, sittliche Gesinnungen verband.

Durch seine *Epitome etc.* ist er der Dritte unter den gröfsten Praktikern. Aber wie verschieden von den beiden Andern! Hippokrates hatte das harmloseste Vertrauen zu seiner keuschen Naturanschauung; Sydenham gesteht schon, dafs es kaum möglich sey, das „Was" zu erkennen. Joh. Pet. Frank steht unläugbar auf dem kritischen Standpunct der Erfahrung; denn überall blickt es in seiner Epitome durch, dafs er das unbedingte Vertrauen zu jener verloren hat, und wenn man sich recht sicher glaubt, so kommt er hinterher mit einem skeptischen Negiren, besonders was die Heilmittel betrifft. Seine Werke erhalten dadurch in der That einen gewissen Humor, der seine Wirkung nie verfehlt, da er bei ihm das Product eines tüchtigen Selbstbewufstseyns ist. Mit Recht sagt wohl sein Sohn Joseph, dafs er seinen Vater nie heiterer gesehen, als wenn er sagen konnte: „Meine Herren, streichen Sie „die oder jene Zeile in meinen Werken aus; als ich „sie schrieb, hielt ich sie für wahr, nun bin ich aber „des Gegentheils überzeugt." —

Wer diese drei Centralsonnen der Erfahrung, welche Jahrhunderte trennten, vergleicht, und sieht, wie verschieden der Inhalt ihrer Werke ist, der mag sich wohl überzeugen, daſs Zeiten und Theorien auch die Erfahrungen ändern, und daſs auch diese ihre geschichtliche Entwickelung haben und keine dogmatische, absolute Gewiſsheit zu irgend einer Zeit, so wenig als Theorie und System.

Die Gegenwart.

1) Die Gegenwart im Allgemeinen.

Die Zeit ist freilich in jedem Augenblicke die stets sich selbst fliehende Einheit von Vergangenheit, Gegenwart und Zukunft; aber man muſs über diesem ewigen Einerlei sich einen Standpunct nehmen, um sie gesetzmäſsig für sich zu trennen und zu ordnen. Da sehen wir denn, daſs der groſse Wendepunct von zwei Jahrhunderten zusammenfällt mit dem gröſsern in der Welt- und Wissenschaftsgeschichte. In Napoleon stürzten zusammen die entgegengesetzten Elemente der Revolution, in Schelling die entgegengesetzten Elemente der Wissenschaften. Wie aus dem Tode des alten Jahrhunderts das gegenwärtige geboren ward, so blühte aus den Trümmern wissenschaftlicher Vergangenheit die jugendliche Gegenwart auf.

Lange vorher, ehe die Naturphilosophie ans Licht trat, entwickelte sie ihre Elemente im Schooſs der Zeit, und vernehmlich genug verkündigte sie sich in der Geschichte der Natur, Kunst und Philosophie.

Der Galvanismus offenbarte augenscheinlich die Einheit des Anorganischen und Organischen, der Elektricität und Irritabilität; die Volta'sche Säule drückte schon symbolisch in ihrer Form und Zusammensetzung die Idee aus, welche bald geistig ausgesprochen werden sollte: nämlich die vermittelnde Einheit des Entgegengesetzten; der thierische Magnetismus drängte zur magischen Sympathie der Natur und des Menschenlebens; die ganze Chemie ruhte auf dem Verein der Gegensätze von Sauerstoff und Base; der Schöpfer der vergleichenden Anatomie legte die Elemente organisch-progressiver Naturentwickelung und der Gleichartigkeit des thierischen und menschlichen Baues dar; durch das Heraufwühlen der Thiere der Urwelt offenbarte Cuvier die Einheit der Naturwahrheiten und der Religion und Mythe; selbst Lavater, Gall und zum Theil Blumenbach arbeiteten der Einheit von Natur und Geist auf gewisse Weise vor durch ihre Versuche: aus dem Aeufsern das Innere, aus der Form des Schädels die Seelenkräfte, aus dem Kopf und Körperbau die Racen zu erkennen. Ja, die ewig durch die That sich verjüngende Entdeckung Jenners verkündete sie nicht auffallend genug, und wissenschaftlich lange nicht genug gewürdigt, die mächtige Sympathie der göttlichen Heilkraft der Natur, welche aus sich selber die fürchterlichste Krankheit des Geschlechts durch eine ähnliche des Thieres beschwichtigte? —

Und die Kunst! — Mochte die Zeit in Lessing fast nur die zermalmende Kritik des Verstandes sehen, er bedurfte dieses Mittels, um die wässerige Pedanterei in Kunst, Moral und Leben in ihrer eigenen Ueberschwemmung zu ersäufen. Das Wesen seines tieferen Geistes bildete den Hintergrund seines Lebens, und über dem Grabe der Verstandesaufklärung leuchtete die Morgenröthe des Vernunftfriedens. — In Winkelmann scheint die Seele eines griechischen Gottes gewohnt zu haben; besonders in seinen kleinen Schriften, Briefen, erscheint es wahrhaft rührend, wie die Einheit von Natur und Geist in ihm ihr Wesen treibt, und er sie nicht auszusprechen vermag, da er selber diese Einheit war. Wie er auf Schelling gewirkt, ist bekannt. War dem Schelling die Kunst nicht das Höchste hinieden, ging sie ihm selbst nicht über Wissenschaft? — Herder's Ideen zur Philosophie der Geschichte der Menschheit sind durch die Ausführung des Gedankens: diesen Inhalt mit der Geschichte der Weltbildung und der Natur in aufsteigender Linie zu verbinden, durchaus naturphilosophisch angelegt; ja wer die allgemeinen Ideen dieser Philosophie, welche er viele Jahre vor dem Hauptwerke schrieb, kennt, und dem Herder überall folgt und glaubt, der mufs Naturphilosoph werden, er mag wollen oder nicht. — Die ächten Dichter, von welchen Plato sagt, dafs sie Führer und Väter in der Weisheit seyen, stimmten harmlos den Morgengesang der Naturphilosophie an: Wieland, der Dichter des Lebens weniger und aus der Ferne; viel mehr Schiller, der Dichter der Seele, schon durch diese Bestimmung; als Philosoph, als Aesthetiker in seinen prosaischen Schriften ist er immer im Begriff, den Satz der Naturphilosophie auszusprechen, so dafs dies stete Nahen der Idee, ohne sie zu erreichen, einen wirklich ängstigen kann; aber wie mächtig hat Göthe auf Schelling eingewirkt, dieser Dichter des Geistes, diese höhere Metamorphose von Lessing, Winkelmann und Herder, dieser vollmenschlich-harmonische Dichter!

Drittens war, nach dem Gesetze der Entwickelungsgeschichte der Philosophie, die Schelling'sche gar nicht möglich ohne die Kant'sche und Fichte'sche, so wenig wie die belaubte Krone des Baumes ohne

Wurzel und Stamm. Kant hält Natur und Geist auseinander; aber in seiner Kritik der Urtheilskraft, wo er von der Kunst und dem Schönen handelt, drängen beide sich so aneinander ohne sein Wissen, daſs er hier weit hinausgeht über seinen Standpunct und sich manchmal gar keinen Rath mehr weiſs. — Fichte sagt selbst am Schluſs seiner Wissenschaftslehre, daſs er da angefangen, wo Kant aufgehört. „Die Wissenschaftslehre, als das System des menschlichen Geistes, müsse nicht, wie Kant, vom Besondern zum Allgemeinen gehen, sondern vom Allgemeinen zum Besondern herabsteigen. — In so fern der Mensch absolut frei ist, hat er mit dem Naturwesen nichts gemein." Fichte faſst also die ideale Seite des Kant'schen Dualismus auf, als Ich, und entwickelt seine Philosophie in dieser einen Richtung ununterbrochen, starr und streng, doch himmelanstrebend, voll eingebornen Triebes, gleich dem Baume seines Namens. Den steten Widerstreit des Unendlichen und Endlichen sucht er in der Einbildungskraft zu versöhnen, und meint, daſs es von diesem Vermögen abhänge, ob man mit oder ohne Geist philosophire. Durch die Einbildungskraft steht er Schelling nahe, ja in seinen populären Schriften (Bestimmung des Menschen — Wesen des Gelehrten) bildet er den einfachen Uebergang zu den Ideen Schelling's. — Jacobi suchte das Unendliche, welches Fichte streng wissenschaftlich aus seinem Idealismus erzwingen wollte, durch die tiefste, schönste Innerlichkeit des Gemüths unmittelbar zu erringen. Seine Philosophie erscheint, der Aufklärung gegenüber, als „Heimweh" nach ihrem wahren Vaterlande. Daſs die Besten seiner Zeit ihm innigst befreundet waren, beweiset die Sehnsucht derselben nach dem Bessern. Wohl hatte er das Höchste, aber nicht auf wissenschaftliche Weise, sondern eben durch unmittelbare Anschauung. Er glühte für dies Höchste und so bleibt er eine der edelsten Erscheinungen.

Schelling, genährt von diesen, in der Geschichte der Natur, Kunst und Philosophie auf- und abwogenden, naturphilosophischen Elementen, wufste alle organisch zu vereinigen in dem genialen Geiste, und endete das bewufstlose Ringen der Zeit, indem er mit gottgerührter Zunge, divinatorisch, die heilige Ehe von Natur und Geist verkündete, und so der Schöpfer der Naturphilosophie ward, zugleich der Erlöser des Plato (Hippokrates), Keppler (Helmont), Spinoza (Stahl) und der Bändiger des Aristoteles (Galen), Newton (Fr. Hoffmann) und Kant (Erregungstheorie). —

Dafs die Schelling'sche Philosophie so gewaltig schnell in der Medicin zündete, lag in ihrem Princip der Identität von Geist (Philosophie) und Natur, welchen beiden im Einzelnen die Medicin ja so lange sie existirt folgte und folgen mufste. Ihr hingen besonders zuerst die Dynamiker und Erregungstheoretiker an, weil die Bessern durch ihren Begriff von Lebenskraft in der Medicin ihr am nächsten gekommen waren. Es ist denselben aus diesem Wechsel kein Vorwurf zu machen; der Uebergang lag nah, und dafs sie die geliebte Theorie verliefsen und den Schelling auf Medicin anzuwenden suchten, deutet wenigstens auf wissenschaftliches Streben. — Höchst einseitig ward die Schelling'sche Philosophie angewandt auf Medicin in der sogenannten Entzündungstheorie. Sie fafste den ungenügenden Satz Schelling's: „dafs auf die Reproduction nur mittelst der höhern Factoren, auf die Sensibilität nur durch die Irritabilität gewirkt werden könne, dafs also Irritabilität das einzige Mittelglied sey, durch welches auf den Organismus eingewirkt werden könne," höchst einseitig in Bezug auf Theorie und Praxis auf. Durch die Anwendung dieses Satzes, welcher noch durch das Streben, den Gegensatz der Brown'schen Theorie hervorzuheben, ja welcher durch die Luftconstitution selbst begünstigt ward, kam eben jene Entzündungstheorie zum Vorschein, welche kaum naturphilosophisch zu nennen ist im Sinne Schelling's, da sie nur in höchster Eile von der Oberfläche dieser Philosophie schöpfte, ohne im geringsten in das Wesen derselben eingedrungen zu seyn.

Das Gröfste, wodurch die Schelling'sche Philosophie so mächtig eingewirkt hat in alle Naturwissenschaften und auch in die Medicin, ist das Streben: die Einheit mit ihren Differenzen in den Organen, Functionen, Producten des gesunden und kranken Organismus im Allgemeinen und Besondern zu erfassen; es ist zweitens das Streben: diese Einheit mit ihren Differenzen in Harmonie zu bringen mit den Naturkräften; es ist endlich das Streben: in beiden, in der subjectiven und objectiven Natur eine höhere Einheit zu finden. — Dies ist der Trieb nach Harmonie, welchen Schelling auch in die Medicin hineingesäet hat, und durch ihn beginnt für die Medicin, nachdem sie ihre einseitigen Epochen durchgemacht und zurückgeworfen hat, eine grofse allseitige, neue Zeitepoche, in ihrer Progressivität. — Wahr sagt Schelling daher von sich: „Wessen ich mich rühme? des Einen, das mir gegeben „ward, dafs ich die Göttlichkeit auch des Einzelnen, „die mögliche Gleichheit aller Erkenntnifs ohne Unter„schied des Gegenstandes und damit die Unendlichkeit „der Philosophie verkündigt habe." — „Ich habe nichts gethan (heifst es an einer andern Stelle seines ersten Heftes d. Jahrb. d. Med. als Wissenschaft), als das Element hergegeben zu einer endlos möglichen Bildung. Gebt mir einige der Art, wie ich sie gefunden habe, und sorgt, dafs auch der Zukunft Begeisterte nicht fehlen, und ich verspreche Euch einst noch den Homeros (das einigende Princip) auch für die Wissenschaft. Hiezu bedarf es keines Schülers, so wie keines Hauptes noch Meisters. Keiner lehret den andern oder ist dem andern verpflichtet, sondern jeder dem Gott, der aus allen redet." —

Dafs die Schelling'schen Ideen vielfach auf unglückliche, verkehrte, gänzlich verfehlte Weise benutzt wurden in der Medicin, liegt einmal in der Unendlichkeit des Stoffs, welchen sie ihr zur Bearbeitung vorwarfen und welcher an sich nicht vollständig verarbeitet, unvollständiger aufgefafst, nur auf's unvollständigste angewendet werden konnte; zweitens sollte Alles auf einmal geschehen, und darum war, was sogleich geschah, voreilig, einseitig, unbestimmt; drittens war die Schelling'sche Philosophie selbst keine in sich systematisch abgeschlofsne, sondern eine Explosion harmonischer Begeisterung, welche hinreifsen mufste; die Naturwissenschaften entwickelten sich sogleich nach dieser Philosophie, um sich an ihr zu stützen und sie zu unterstützen, aber auch sie konnten die Gewalt des Stoffs nicht beherrschen. Die Medicin, Naturwissenschaften und Philosophie sonst dann erst folgend, wann beide ihr wirklich vorgearbeitet hatten, ward schnell, als dritte Genossin, hineingerissen in die allgemeine, ruhelose Fluth, und so konnte es denn freilich nicht anders kommen, wie es kam. —

Zu diesen unglücklichen Anwendungen gehört das Polaritätenspiel, welches zum leersten Dualismus ward, da das Einheitsprincip desselben ganz und gar bei Seite gesetzt wurde. Es ist nicht die Schuld der Naturphilosophie, sondern der Aerzte, welche wer weiſs wie lange gewohnt waren, sich abzumühen mit diesen Aeuſserlichkeiten, ohne eine Idee zu haben von dem innern Wesen der Sache selbst. Es scheint, als wollten diese Aerzte die Naturphilosophie sehen, möchte man sagen, weil sie gewohnt waren, nur zu sehen. Doch muſste wohl auch diese Richtung seyn, damit man sähe, was bei diesem starren Formalismus herauskäme. Schelling fühlte dies nur zu gut. Er sagt: der Verkehr der Aerzte mit den Grundsätzen sey der einer Benutzung im eigentlichsten Sinne des Worts. Auf diese Weise, fährt er fort, haben einige Abschreiber und Copisten, so weit sie nämlich dies seyn konnten, eine leichte Erndte in diesem Felde zu machen gesucht. Ein wahrhaft regsamer Geist wird unter gleichen Umständen leicht befruchtet; nur muſs es nicht mit zu allgemeinen Begriffen und Worten seyn, wie z. B. Contraction und Expansion, Receptivität und Thätigkeit, mit denen man Alles, aber eben daher auch nichts erklären kann. —

Der in der Einleitung aufgestellte Grundsatz, daſs die Medicin die allgemeinen Principien der Philosophie, welcher sie folgt, in die Besonderheit der menschlichen Natur herabzieht, und dieselben in dieser Abstraction auf sich anwendet, bestätigt sich auch in der Anwendung der Schelling'schen Philosophie auf Medicin. Der Satz Schelling's nämlich: daſs Ideales und Reales nur Differenzen seyen einer an sich absoluten Indifferenz, ward von den besten naturphilosophischen Aerzten in dieser Abstraction genommen, daſs er nur auf das Leben des Menschen bezogen wurde. Die Wechselwirkungen von Receptivität und Wirkungsvermögen, in welchen früher das Leben geschaut wurde, waren jetzt nur Differenzen der einen Indifferenz, welche das Leben war. Diese Indifferenz setzten sie als Leben voraus; es war ihnen ein Ursprüngliches, wie dem Schelling das Absolute, oder die Indifferenz. Schelling sagt nämlich, dafs der Unterschied zwischen Intelligenz und Natur aufgelöset werden müsse, aber es nicht anders könne, als durch eine prästabilirte Harmonie (nicht die Leibnitz'sche). Die prästabilirte Harmonie, oder diese Idee des Absoluten, ward bei den Aerzten zur Idee des Lebens; sie war auch eine prästabilirte Indifferenz, deren Differenzen sie allgemein-organisch untersuchten. Nur ein Leben beseelt daher das Universum, absolutes Leben an sich. Alles zeitliche, endliche Leben ist nicht mehr absolutes Leben an sich, sondern es ist das absolute Leben im Individuum. Alle Differenz des Lebens geht durch den ursprünglichen Dualismus hervor, oder alles Leben besteht nur in einer Oscillation zwischen entgegengesetzten Puncten; alle verschiedene Lebenszustände sind nur verschiedene Momente dieser einen Oscillation. — Diese Theorie des Lebens war der nächste Fortschritt von der Theorie der Lebenskraft, welche das Leben als einen gegebenen Dualismus auffafst, welcher den Grund seiner Thätigkeit in sich hat; hiedurch bleibt aber der Dualismus, und das Leben wird vorausgesetzt. In der naturphilosophischen Ansicht hingegen ist das Leben die Einheit dieses Dualismus, und derselbe wird bedingt und bestimmt durch die Einheit, und ist zugleich aufgelöset enthalten in ihr, d. h. der Organismus ist sein eigen Object. Die Einheit des Dualismus liegt also hier dem Leben zum Grunde; sie ist das Leben, und das einzelne Leben wird nicht mehr vorausgesetzt, sondern nur die

Idee desselben, der absolute Begriff in ihm, wie die Philosophie selbst das Absolute voraussetzte. — Die Idee der Gesundheit ist die Indifferenz des Lebens, oder Gesundheit ist der Zustand des Lebens, wo das positive und negative Princip unentzweiet wirken. Aufser dem Leben liegt daher niemals die Ursache der Krankheit; jede Krankheit hat ihren Grund nur in einer Differenzirung des Lebens, in dem Ueberwiegen der einen Differenz. Die Krisis ist der Ausdruck der Rückkehr zur Indifferenz, ist also selbst nur Symptom. Krankheitseintheilung und Character ist nun verschieden nach der Differenzirung des Lebens und seiner Formen. Es wird versucht, Pathologie, Heilmittellehre und Therapie nach den drei Dimensionen in Harmonie zu bringen mit sich, mit dem Organismus und der äufsern Natur. Ein grofses Streben! es ist aber nicht Erfüllung geworden. Nach diesem höchsten Standpunct haben besonders Troxler und Kieser gestrebt; erreicht haben sie das höhere Entwickelungsmoment der Theorie des Lebens und der Medicin, welches wir so eben angedeutet haben. Troxler hat es auf mehr allgemeine, geniale Weise gethan, indem er das Leben, in der „gleichen Durchsichtigkeit des Idealen und Realen, in der Einheit geistiger Anschauungen und sinnlicher Erscheinungen" auffassen wollte; Kieser mehr auf specielle, systematische Weise; doch hat er das Ganze nur vorzugsweise von der organisch-leiblichen Weise dargestellt. Eine specielle Kritik müssen wir ablehnen, da es sich hier nur um das Allgemeine handelt. In den Werken beider Männer ist übrigens so viel Geistreiches und Schwankendes, es läfst sich bei dem Einzelnen in denselben stets so viel dafür und dawider sagen, dafs uns eine genaue Kritik hier zu weit führen würde. Da wir dieselbe also nicht vollständig geben können, so erfordert es wohl die Achtung für die Werke und die Verfasser, lieber zu schweigen. Kieser's System ist nicht fertiggeworden. — Reil, welcher noch für diese erste Hälfte der Gegenwart als der Naturphilosophie angehörig genannt werden könnte, stellt das Einigungs- und Uebergangsmoment des früheren Standpunctes der Medicin mit dem Troxler-Kieser'schen dar, und zwar durch seine Theorie der Lebenskraft, welche er später mit naturphilosophischen Polaritäten, man möchte sagen, leider, in Verbindung brachte. Denn seine Schriften, die zu dieser Schule neigen, sind trübe Ausflüsse derselben, vergängliche Frühgeburten. Reil war einer jener feurigen Köpfe, welche, mächtig ergriffen von jedem geistvollen, neuen Impuls der Wissenschaft, das Frühere liegen lassen, bevor sie es vollendet haben, sich leidenschaftlich dem Neuen hingeben, und das schnell Gewonnene schnell verkündigen. Daher wirkte er, wo er wirkte, mächtig anregend, aber nicht befriedigend. Seine am längsten bleibenden Werke möchten seine anatomischen seyn; denn hier, kann man sagen, war der desultorische, sprudelnde Geist durch den vorliegenden Stoff gebunden und festgehalten.

Die Theorien von Rasori, Tomassini, Broussais liegen aufserhalb unseres Bereiches, da es sich nur um diejenigen handelt, welche die fortschreitende Geschichte der Medicin um ein wesentliches Moment bereichert haben. Theorien gleichen Werthes gab es zu allen Zeiten in der Medicin. Es ist derselben in der Vergangenheit nicht gedacht worden, also müssen wir sie auch jetzt ausschliefsen. Sie sind ephemere Erscheinungen, geschichtslose Systeme. Denn in der That, wären sie nicht solche, sie würden auf Deutschland früher oder später gewirkt haben, um so eher, da sie aus der Fremde sind. Die Erinnerung an die Brown'sche Lehre und ihre Folgen in Deutschland möchte wohl die Ausbreitung nicht haben verhindern können, weil jede zeitgemäfse Theorie bei uns eingeschlagen hat. Diese Theorien sind einseitige Ausgeburten, Umkehrungen des Brownianismus, stehen nur neben, nicht über ihm. Die Broussais'sche hat noch dies voraus, dafs sie, wenigstens bei ihrem Entstehen, mit der entzündlichen Constitution in Verbindung stand, auch möchte sie sich für das *Val de Grâce*, Hospital der Garde, wo also nur kräftige Subjecte, am meisten eignen. Wesentlich ist er von Brown nur dadurch unterschieden, dafs er Rücksicht nimmt auf die Organe und Gewebe, deshalb seine Methode eine physiologische nennt, und den Brown, weil er die Materie übersah, einen — Ontologisten. Sonst ist ihm auch das Leben nichts als Reizung, hervorgebracht durch die „*modificateurs.*" Seine „*Irritation*" ist die anomale Exaltation der Reizung. Er scheint in seinem neuesten Werke „*de l'irritation et de la folie,*" welche *folie* er nur als „*titre de preuve*" hat folgen lassen, durch die Ausdehnung, welche er dieser nervösen Irritation giebt, sich von seiner ursprünglichen Ansicht etwas entfernt, oder wenigstens dieselbe sehr ausgebildet zu haben. Das Werk gehört in gewisser Hinsicht wohl zu den interessantesten der neuesten französischen, medicinischen Litteratur. Broussais gehört nämlich ganz zur sogenannten classischen Schule der Franzosen; seine Idole sind: Locke, Condillac, Cabanis; darüber geht ihm nichts, und so repräsentirt er die alte Schule überhaupt. Seine Art zu polemisiren ist bekannt; diese wendet er *au comble* an gegen die neuste französische philosophische Schule, an deren Spitze Cousin etc. steht. Aus dem Grimme, mit welchem er gegen diese *„kanto-platoniciens"* (von welchen er schlau genug sagt, dafs sie sich Eklektiker nennen, weil sie sich so allmälig sicherer einzuschleichen hoffen) tobt, und aus dem förmlichen Abscheu, den er empfindet, dafs es hiefse: dieser *„cliquetis de mots, ce jargon sterile"* solle selbst in die medicinische Facultät eingeführt werden, sieht man, wie bedeutend diese neue Schule auch für die Medicin in Frankreich zu werden beginnt. —

Haben die Nationen auch ihr wissenschaftliches Naturell, so gehört es gewifs zu Frankreichs Haupteigenthümlichkeiten, alles, was die Sinne berührt, bis zur feinsten Spitze der Vollendung heraufzubilden. Daher von dieser Seite die höchste Ausbildung aller Zweige der Naturwissenschaften, ihr glückliches Talent im Beobachten, Experimentiren mit gröfster Eleganz, Nettigkeit und Feinheit; daher ist daselbst in Chirurgie und vorzugsweise in dem operativen Theile derselben früh das Ausgezeichneteste geleistet; daher der Reichthum, die Zierlichkeit, aber auch die Complicirung ihrer Instrumente. Für Medicin gilt dasselbe — darum war es aber auch nothwendig, dafs von Frankreich keine ursprünglich neue Theorie, als ein wahres höheres Entwickelungsmoment der Medicin, ausgegangen ist. Welche Kraft im Volke schlummert, beweiset hinlänglich von unserm Standpuncte das Eine, dafs des trefflichen Pinel's philosophische Nosologie schon den Bichat zur Unsterblichkeit zu führen vermochte, diesen Einzigen, welcher der todten, starren Anatomie durch seine Grundgewebe eine organische Basis gab, diesen Schöpfer der wissenschaftlichen Anatomie, durch welche er zur allgemeinen Physiologie und Pathologie den Weg bahnen half. Von dem steifen, abgelebten Sensualismus der Franzosen steht nichts Bedeutendes für die wissenschaftliche Medicin zu erwarten, denn sie ist schon drüber hinaus. Die neuste Schule vermag es, die kommenden Generationen auf den Weg ernsterer Wissenschaftlichkeit zu führen; und wenn gleich diese deutsche Philosophie dem „*esprit*" gemäfs modificirt werden mufs, so ist doch zu hoffen, dafs die Franzosen für wissenschaftliche Medicin leisten werden, was wir nicht vermögen — sie können einst einen Montesquieu der Medicin hervorbringen. —

Die Engländer stehen auf dem praktischen Standpunct, auf dem rationeller, besonnener Erfahrung. Bei ihnen herrscht der gesunde Menschenverstand (*mens sana in corpore sano*; *nihil est in intellectu, quod non prius fuerat in sensu*). Durch ihn wirken sie so Treffliches in den Naturwissenschaften und der Medicin. Ihre Beobachtungen, Experimente, Instrumente sind einfach, tüchtig und dauerhaft, alles Ueberflüssige gänzlich meidend. Was sie in der Medicin von Harvey bis John Brown geleistet, kann unsern Dünkel wahrlich ehe demüthigen als erheben. Wenige Theorien brachten sie hervor; geschah es aber, so waren sie von der Art wie die Newton'sche und Brown'sche: klar, bestimmt, verständig und sich wie von selbst der Anwendung darbietend. Auf lange Zeit mag die Brown'sche wohl die letzte, aus England gekommene, Theorie seyn, nach dem gegenwärtigen Standpunct der Medicin daselbst.

Italien, das Capitol veralteter Formen, bleibt im Allgemeinen dem Hergebrachten auch in den Wissenschaften treu. Es hat keine Philosophie. Sein geistiger Standpunct gleicht Rom, wo man über den Trümmern der Vergangenheit das Neue, Gegenwärtige vergifst. Da sie am Formellen hängen, mufste hier auch die iatromathematische Methode entstehen; ihre Entdeckungen sind meistentheils grofse einzelne physikalische, welche gleich vulcanischen Ausbrüchen erscheinen, man weifs nicht recht woher; in der Anatomie waren sie Vorbildner Europa's, so lange es sich nur um die Darlegung des Einzelnen handelte; jetzt ist's damit vorbei. Kein bedeutender Fortschritt für wissenschaftliche Medicin ist von dorther zu erwarten, bis sie zu einem freieren geistigen Leben erwachen werden. Ihre jetzigen Theorien der Medicin haben daher ein wunderliches Ansehen. Vortreffliche Praktiker werden stets in Italien zu finden seyn.

Von Skandinavien kam und kommt wenig, aber sogleich Grofses, Einziges zu uns herüber, besonders jedoch in den Naturwissenschaften (Linné, Oerstedt, Berzelius). Die deutsche Natur können sie nicht verläugnen, wie sie sich auch an Deutschland anschliefsen in den Naturwissenschaften und der Medicin. Zu welcher Höhe und Tiefe deutscher Naturphilosophie und Geistesrichtung sie es bringen können, beweiset der Mann, welchen wir den unsern heifsen, und welcher in seinen wissenschaftlichen Werken gleich dem Frühlinge wirkt. Sein Name ist somit genannt.

Wenn also die Völker der Skandinavischen Halbinsel Deutschland zugesellt werden, was giebt's denn aufserdem noch für historisch in der Medicin bedeutende Völker? Keine! Keine als diese drei: Franzosen, Engländer, Italiäner? Nein, andere nicht auf der grofsen, menschentragenden Erde, höchstens Colonien von jenen! Da öffnet sich ja eine Welt von Hoffnungen, wenigstens von dieser Seite her, für diejenigen, welche an einer Perfectibilität des Menschengeschlechts glauben. —

In **Deutschland** finden Engländer, Franzosen, Italiäner ihre volle Anerkennung; und wohl dem, der das, was uns fehlt, in dem Characteristischen der Fremden zu würdigen weiſs. Er steht auf dem freien Standpunct der Möglichkeit universeller Bildung, und wird gewiſs den Hochmuths-Wahn ablegen, als ginge von Deutschland alles Heil auch in unserm Fache aus. Diese schöne Anerkennung artet wohl bei uns in blinde Nachahmungs- und Uebersetzungswuth aus, die nichts Gutes bringen, als das Bewuſstseyn, wie viel jämmerliches Zeug auch bei Franzosen und Engländern zu Tage kommt. Für Originalität und selbstständiges Wirkungsvermögen macht aber diese Nachbeterei gar sehr besorgt; sie ist Kindern und Stutzern eigen, und Abgüsse pflegen inwendig hohl zu seyn. Doch, dem sey wie ihm wolle! — Diese Abwege sind nur eine Krankheit des deutschen Allgemeinsinnes für das Wissen, welcher sich zuerst offenbart als **Gelehrsamkeit**. Mit Recht nannten Ausländer die Deutschen: Groſshändler der Gelehrsamkeit. Dieser Sinn vermag aber **höhere** Metamorphosen einzugehen, zu denen Deutschland nicht minder vorzugsweise berufen ist. Nämlich, wie dasselbe im Mittelpunct des gebildeten Welttheiles liegt, so ist es auch der Mittelpunct, das Herz dieses wissenschaftlichen Organismus im Allgemeinen und der Medicin ins Besondere. Was Gutes und Wahres von anderen Nationen hervorgebracht wird, ihre Beobachtungen, Erfahrungen, die Gesammtmasse ihres Wissens verarbeiten wir, und die rhythmischen Pulsschläge deutschen Geistes treiben zuletzt doch unser wissenschaftlich Blut zu den fernsten Theilen Europas. — Die höchste Metamorphose dieses Sinnes für wissenschaftliches Wissen beginnt sich jetzt zu entwickeln, und unaufhaltsam wird sie durch eigene innere Kraft das äufsere Sträuben der Zeit zu nichte machen. Diese höchste Richtung verdankt Deutschland der neusten Philosophie, deren Repräsentanten Schelling und Hegel sind. Dieser verhält sich zu jenem wie Spinoza zu Cartesius, wie Wolff zu Leibnitz, etc. Er ists, der die Schelling'sche Philosophie in ein System brachte, und verhält sich zu ihr, wie Vernunft zu Begeisterung. Wie jene ihm zu Vergleichenden so hat auch Hegel, dadurch dafs er die Schelling'sche Philosophie in ein System gebracht, derselben zugleich ein höheres Moment gegeben, indem er nicht das Absolute voraussetzt, sondern, vom leeren Seyn und Nichtseyn beginnend, sich in ununterbrochener Gedankenreihe zu der absoluten Einheit aller Gegensätze hinaufwickelt, so dafs es scheint, als möchte er den Gott gar nicht, wenn er ihn nicht begriffe. Niemand, in dem nur etwas Philosophisches steckt, wird wähnen, dafs mit Hegel die Philosophie am Ende sey. Das wäre nicht besser, als an den nahe bevorstehenden jüngsten Tag glauben; aber wer weiter wollte, müfste durch ihn hindurchdringen. Für jetzt ist er das höchste Entwickelungsmoment der Philosophie, und alle Uebrigen, welche mit ihm leben, (mögen sie so nothwendig seyn als die Ringe um den Saturn) die, die Philosophie richtende Geschichte wird sie in den Hintergrund stellen, so gut wie diejenigen welche mit Descartes, Spinoza, Kant etc. lebten. Dem Namen „Hegel" wird mit diesen ein gleiches Schicksal vergönnt seyn. Hegel ist der erste unter allen Philosophen welcher „Nichts" voraussetzt, aber das war auch nur jetzt erst möglich und nothwendig zugleich, und dadurch schliefst er die Epoche zwischen Descartes und Jetzt. Das Nähere geht uns hier nichts an; nur dies, daſs er der Schöpfer der Wissenschaftlichkeit ist; ihm ist daran gelegen, daſs die Philosophie ihren Namen, Liebe zum Wissen, ablege, und wirkliches Wissen sey. Die Form seines Systems, seine Ausdrucksweise ist entsetzlich schwierig, das ist wahr; aber so war stets die der übrigen Systematiker (Spinoza, Wolff, Fichte) gegen die ungebundeneren Darsteller der Philosophie. Die Hegel'sche übertrifft auch hierin, wie an ihrem Inhalt, alle übrigen. Wenn es sich um tiefes Gefühl handelt, da sind wir gleich bei der Hand, zu sagen und zu glauben: das läſst sich nicht ausdrücken, sei unaussprechlich etc. Es mag auch wohl eine uns unbekannte Tiefe des Geistes geben, von welcher dasselbe gelten könnte. Unsere Gefühle können wir am Ende für uns behalten — allein die Philosophie soll und muſs sich ausdrücken. Je intellectueller sie ihrem Wesen nach ist, um so schwerer mag sie wohl das Wort finden können; denn die Sprache ist doch nun einmal nichts als die sinnliche Offenbarung des Geistes. Sich mit einigen Brocken dieser Philosophie begnügen und danach das Ganze beurtheilen wollen, das erinnert an jenen Ziegelstein, der als Probe eines unbekannten Gebäudes herumgereicht wurde. Wüſste man nichts von dieser Philosophie, als ihre „Voraussetzungslosigkeit," aber gedenkt dieses Wortes bei dem Fache, welches man treibt, und von welchem man getrieben wird, — wie die Nemesis steht es einem zur Seite, und nun und nimmermehr kann man sich Genüge thun; es zerstört, wenn wir seinen Begriff stets gegenwärtig haben, gerade am meisten von Grund aus die Selbstgefälligkeit und Selbstgenügsamkeit, unter welcher Maske sie erscheinen mögen! —

Die Richtung auf allgemeine Wissenschaftlichkeit

verdankt Deutschland daher besonders der neuesten Philosophie. Sie äufsert sich zugleich in dem Streben nach Einheit in den verschiedenen Gebieten der Wissenschaften und in wissenschaftlicher, d. h. genetisch-progressiver Geschichtsforschung im Allgemeinen.

Wie sich dies harmonische Erfassenwollen der Wissenschaften, wie sich dies wissenschaftliche Geschichtsstudium von allen Seiten her in allen Gebieten geltend zu machen sucht, geht uns hier nichts an. Es ist klar für Jeden, der den Geist der Gegenwart rücksichtslos zu begreifen trachtet; wen derselbe genirt, dem wird die nähere Auseinandersetzung doch überflüssig seyn. —

Es ist etwas Grofses, dafs die Naturwissenschaften den typischen Gang jener wissenschaftlichen Entwickelung, durch die in den neueren und neuesten Zeiten durch Experiment und Beobachtung gewonnenen Entdeckungen und Fortschritte, vernehmlich genug verkündet haben für alle diejenigen, welchen, wie Xerxes im Herodot sagt, der Geist in den Ohren wohnt. Chemie, Elektricität, Galvanismus, Magnetismus sind nach einander tiefer physikalisch erfafst, bis allmälig durch die neuesten Entdeckungen in Däunemark, Frankreich, Deutschland die Einheit aller als Erfahrungssatz ausgesprochen ward. In der That verheifsungsvolle Facta, nicht nur zur Begründung der Gesetze einer wissenschaftlichen Geschichte der Naturwissenschaften, d. h. einer solchen, welche die Nothwendigkeit der aufeinanderfolgenden Entdeckungen darstellt —; sondern erhebend, und verheifsungsvoll noch mehr dadurch, wie tief Eins, Philosophie, Theorie und Erfahrung sind, wie ein Geist alle zu dem Gleichen führt! Denn der Ausspruch der Einheit der Natur geschah *a priori* und *a posteriori* in einer Generation, und was die Philosophie divinatorisch prophezeite, das hat die strenge Erfahrung, (gegen jene Philosophie nicht zu freundlich gesinnt, ja sie nicht kennend) dennoch anerkennen müssen auf ihre Weise und für sich, und somit hat der Geist, der Gedanke die Probe der Erfahrung bestanden. —

Den jetzigen Culminationspunct ächter, grofser Naturanschauung und Beobachtung, den Inbegriff des historischen Wissens in allen Gebieten der Naturkunde, Alexander v. Humboldt, konnte die Symphonie Schelling'scher Philosophie nicht erreichen. Gerade als sie durch Deutschland wogend anschwoll, war er fern von uns in anderen Welten, die Höhen, die Tiefen ihrer ungemessenen Himmel und Erden und was darinnen ist, durchforschend mit weitumfassenden Blick. Erhaben wie die Natur, welche er durchwandelte, hat er sie uns geschildert. Mit dem was er geschaut in der neuen Welt, und was er offenbarte der alten, haben sich die Naturphilosophen genährt — es war wahre Milch der Mutter Natur! So mufste er durch Schicksal oder Wille (ziemlich gleichbedeutend bei solchem Mann) der Deutschen Naturphilosophie nicht angehören; er lebte und schrieb das Gröfste seines geistigen Wirkens in fremder Sprache, unter einem fremden Volke; aber dennoch erkennen wir auch von diesem Gipfel beobachtender Naturforschung aus, dafs die durch Erfahrung gewonnenen Resultate, dafs die Weltbeschreibung auch zur Idee der Einheit der Natur geführt hat, so weit es auf den verschiedenen Standpuncten geschehen kann. —

Wie sich den Naturforschern, rein auf dem Wege des Experiments und der Beobachtung, die Entwickelungsgesetze der Natur und die Einheit derselben aufgedrungen haben, so suchen die aus der Naturphilosophie hervorgehenden Naturforscher die Entwickelung und Einheit derselben wissenschaftlich zu erfassen, freilich auf sehr verschiedenen Wegen und mit verschiedenem Glück. In diesem Sinne wurde vor Allen Mineralogie zuerst, (Steffens) auch Botanik, Zoologie und vergleichende Anatomie bearbeitet. Diese von Frankreich ausgehende jugendliche Disciplin ist wissenschaftlich, d. h. in der nothwendigen Erfassung ihrer Genesis, nur in Deutschland erschienen und in keinem andern Lande wird sie ihre Idee erreichen. Ihre Aufgabe selbst ist ja keine andere, als wahre Entwickelungsgeschichte der einzelnen Formen und ganzer Reiche von Formen, von den niedrigsten pflanzenartigen Thieren an, bis herauf zum Menschen. Folgt der Forscher mit Sinn dieser Aufgabe, so folgt er zugleich der Naturphilosophie und dem Geiste, mit welchem sie alle Geschichte bearbeitet, welcher Geist ihr eben aufgegangen ist durch die Einheit von Natur und Geist. Die vergleichende Anatomie ist die sinnliche Vergeistigung der Idee, Geschichte zu begreifen. —

Das Streben nach Harmonie aller Wissenschaften, offenbart es sich nicht in den mannichfachsten Erzeugnissen der Zeit, welche, wenn sie von einem bestimmten Objecte handeln, dasselbe mit dem All in Verbindung zu setzen suchen? Sehen wir nicht die Physiologie, Anthropologie den ganzen Menschen und die ganze Natur in sich begreifen? Wahrlich, ein wahrhaft ideales Streben! Allein das Streben ist noch nicht Erfüllung. Wer vermöchte es zu läugnen, dafs in allen diesen Richtungen nach harmonischer Entwickelung und Durchdringung der Wissenschaften unvergängliche Elemente zu Tage gefördert sind, dafs volle Sonnenblicke dieser Harmonie uns entgegenstrahlen, sey es aus dem Streben der

Einheit der Physik und Ethik, oder jener und des Zahlenrhythmus! Aber die Harmonie selbst ist nicht wirklich geworden. Das war nicht möglich, da ja diese Zeit, welche auf die Wissenschaft des Alls der Dinge losgeht, kaum ein Menschenleben alt ist. Es ist unausbleiblich, dafs bei solchem Streben eine Welt von Mangelhaftigkeiten, Verkehrtheiten aller Art vorkommen mufs. Wohl erinnert die Gegenwart in dieser Hinsicht an die Zeit des Schlusses der zweiten Hauptepoche; und zwar aus ähnlichen Gründen wie damals, sehen wir auch jetzt einen Mysticismus, eine Art von Theosophie, Naturmagie und selbst Astrologie hervorbrechen, freilich in dem höheren Verhältnifs, wie die Bildung des Jetzt von dem Damals verschieden ist. Wie tief Deutschland durchdrungen ist von dieser Naturphilosophie und ihren Folgen beweiset auf das Eindringlichste die neuste Universität, München. Ihr Character ist die Concentration der verschiedenartigsten Evolutionen aus derselben, der Stifter und Oken mitten darunter. Der entgegengesetzte Pol ist Göttingen, die deutsche Tory-Universität. Sie ist übrigens so nothwendig als München und die übrigen, welche insgesammt die Hauptglieder eines wissenschaftlichen Organismus bilden, dessen Naturlehre einer wissenschaftlich-kritischen Darstellung nicht unwürdig wäre. —

Wie populär characterisirt sich nicht dieses Streben nach Concentration des Wissens in der Gegenwart, durch die grofsen Encyclopädien, durch die Fülle von Uebersetzungen, durch die Herausgabe der Classiker (Kühn) etc. Dafs die Herausgabe des Plinius fast Nationalsache der deutschen Gelehrten wird, ist an sich schon merkwürdig genug; sie erhält eine Art von historischer Bedeutsamkeit, wenn wir erwägen, dafs der

Mann sich auch so lebhaft dafür interessirt, den wir den Plinius unserer Zeit nennen können. Beider Leben fällt in den Wendepunct von zwei grofsen Epochen. — Göthe sagt mit Recht, dafs eine Weltlitteratur sich zu bilden anfange, und Novalis Prophezeiung scheint einzutreffen, dafs Nationen ein gemeinsames Werk übernehmen werden.

Die stets im Wachsen begriffene Masse von Zeitschriften aller Art, durch welche alles Einzelne, das Kleine und Grofse in möglichster Schnelle Allgemeingut wird, deutet sie nicht (und das ist das Gute an ihr) auf gewaltige Wissensneugierde der Gegenwart? Die bösen Folgen des Journalwesens lassen wir unberührt; die bösesten hat sie dadurch, dafs, wer die Zeitschriften in seinem Fache sämmtlich lesen wollte, kaum zum Denken kommen könnte, ja dafs das freie, gröfsere Schaffen in weiten Kreisen durch eigne Geistesthat darunter entsetzlich leiden mufs. Von diesem Gesichtspuncte aus verdienen sie der Zahl, freilich nicht dem Inhalt nach, ehe den Namen Fluchschriften, als Flugschriften, obgleich dieser auch schon bezeichnend genug ist.

Der Verein endlich deutscher Naturforscher und Aerzte, ist er nicht die in's öffentliche Leben getretene Offenbarung des innern wissenschaftlichen Strebens nach der Einheit beider, ist er nicht der zur That gewordene Wunsch, auch in den Forschern unter einander alle Gegensätze zu lösen? (Einer der gröfsten naturphilosophischen Naturforscher hat ihn gestiftet.) Das historisch Interessante dieses Vereins kann man bis jetzt nur auf jene Weise erkennen, bis er auftritt als ein für das Wohl der Gegenwart und der Zukunft der Naturwissenschaften und Medicin sich berathender und gesetzgebender Körper. Denn das sich

Kennenlernen und Ideenaustauschen hat keine geschichtliche Wichtigkeit und wird auch keine erhalten. Das Ganze ist dann nur eine gelehrte Gesellschaft, im Einzelnen nach vielen Seiten hin belehrend und erfreulich, aber ohne allgemein bedeutende Resultate. Am wenigsten scheinen die Vorträge den lebenskräftigen Keim für die Zukunft zu entwickeln. Werden diese Hauptsache, dann ist der ganze Verein nichts mehr und nichts weniger, als ein grofses, sprechendes, Jahr aus Jahr ein umherwanderndes Journalisticon.

In der Medicin sehen wir auch nach allen Seiten hin das Streben nach genetischer Erfassung derselben, nach der Harmonie der menschlichen Natur, nach Wissenschaftlichkeit überhaupt sich geltend machen wollen. Dieses ist die neueste Richtung, ihr gegenüber das Alte und Neue, alles Dreies in chamäleontischem Farbenwechsel. Vergangene, gegenwärtige und zukünftige Elemente ruhen und bewegen sich neben und untereinander. Empirie, Gelehrsamkeit und Wissenschaftlichkeit ringen miteinander, und jede sagt zu den beiden andern: kommt her und folget mir. Diese verschiedenen Parteien sind vielfach unter sich selbst wieder disharmonisch; und wenn in der Erfahrung und den mehr oder weniger subjectiven Theorien und Theoriechen auf allgemeine Anerkennung gepocht wird, so erscheint ihnen gegenüber das wissenschaftliche Streben überall mehr nur als ein Suchen, denn als ein Haben. Es gilt das Wort von Fichte: „keine Begränzung, kein Sehnen; kein Sehnen, keine Begränzung." — Aufser diesen drei Richtungen, zu denen sich noch freundlichst der Chor des Eklekticismus gesellt, giebt es eine grofse Schaar, welche in behaglicher Ruhe im Hafen das Leben verdehnen. Nicht die schwellenden Segel, nicht der günstigste Wind können sie verlocken, einer wissenschaftlichen Entdeckungsreise sich als Gefährten anzuschliefsen; sie bleiben ruhig und sagen: ich findé hier mein sicheres, hübsches Brod; bei eurer Fahrt kommt nichts heraus; warum mich auf die schwankende, ungewisse See des Wissenschaftlichen begeben. Sie haben Recht. Sie sind nothwendig im Hafen, sie machen sich dort sehr nützlich und sind wohl glücklicher als selbst die Muthigsten, welche begeistert singen:

Sorglos über die Fläche weg,
Wo vom kühnsten Wager die Bahn
Dir nicht vorgezeichnet Du siehst
Mache Dir selber Bahn!

Und in der That scheint grofser Wirrwarr auf der einen und Lauheit auf der anderen Seite das Characteristische der Gegenwart in der theoretischen Medicin zu seyn, gleichwie am Schlufs der ersten und zweiten Hauptepoche. —

Wie dort, so mufs es auch hier gewagt werden: in dem scheinbar Chaotischen den ordnenden Rhythmus und den lebendigen, das Ganze bewegenden Pulsschlag der Geschichte herauszufühlen. Dieser Wille ist für die Gegenwart um so gefährlicher, da ein Jeder selbst in dieselbe hineingesenkt ist, und eben dadurch der Blick in die objectiv-geschichtliche Wahrheit dem Einzelnen und Allen, durch sich und Andere in vielfacher Rücksicht getrübt wird. — Doch, wenn schon im Leben des Einzelnen die Ungewifsheit peinlicher ist, als selbst die herbeste Gewifsheit, um wie viel mehr mufs es demjenigen, welcher seinem Fache lebt, darum zu thun seyn, dem Schwankenden in demselben nach Kräften ein Ende zu machen. —

Die Gegenwart liegt vor dem Forscher ausgebreitet und offen da, mit der ganzen Fülle Dessen, was sie bewegt. Dadurch, und weil die Vergangenheit uns gegenwärtig geworden bis zur Gegenwart, ist es wenigstens möglich, aus dem buntesten Spiel der Kräfte ihren vernünftigen Inhalt wirklich zur bewufsten Erkenntnifs zu bringen.

Der höchste Inhalt der Gegenwart, ihre eigentlichen Schätze vom Standpunct der Entwickelungsgeschichte der Medicin aus, das sind die Keime der Zukunft, welche in ihr zerstreut ruhen. Um aber die Elemente der Zukunft in der Gegenwart — möglichst überschauen zu können, müssen wir mit dem Wahnsinn beginnen, da aus der Bearbeitungsweise desselben die ersten wesentlichen Keime der Zukunft in der Gegenwart sich entwickelt haben, und er ein wesentliches Moment dieser Keime ist.

Aus dem Wahnsinn und den Elementen der Zukunft in der Gegenwart werden die Elemente der nächsten Zukunft der Medicin sich geordnet gestalten lassen. Wenn diese durch jene beiden erfahrungsmäfsig begründet sich zeigen werden, und wenn der der Geschichte der Medicin zum Grunde liegende Geist ihrer Entwickelung, d. h. wenn die Theorie der Geschichte der Medicin in Harmonie sich zeigen wird mit der Erfahrung der Geschichte, so werden die nächsten Elemente der Zukunft der Medicin nach allen Seiten hin gerechtfertigt da stehen.

2) Der Wahnsinn.

Es versteht sich von selbst, dafs hier keine Abhandlung über den Wahnsinn und eine Geschichte der Bearbeitung desselben, nicht einmal ein specieller Ueberblick zu erwarten ist. Wir erlauben uns hier kein Urtheil über das Wesen der Sache selbst; sondern es soll nur ganz allgemein und erfahrungsmäfsig das Resultat, was bei dem Studium desselben herausgekommen, seitdem es für die Geschichte geboren ist, bestimmt werden. Aus diesem Thatbestande soll sich sein historischer Einflufs auf die Gegenwart und auf die Elemente der Zukunft ergeben. —

Das Studium der Geschichte, nicht des Wahnsinns, sondern der Bearbeitungsweisen desselben, führt zu der Ueberzeugung des Parallelismus der Theorien der Medicin und Seelenkrankheiten, das heifst: die herrschende Theorie der Heilkunde wurde angewendet auf die Theorie des Wahnsinns.

Wenn man daher viele der einzelnen Dissertationen, welche in früheren Zeiten über den Wahnsinn erschienen sind, gelesen hat, so kann man aus der Jahreszahl der einzelnen, ohne sie selbst zu kennen, mit selten täuschender Gewifsheit voraussagen, in welcher Art und Weise der Wahnsinn aufgefafst ist.

Was daher früher, diesseits der Gegenwart, geleistet ward in diesem Theil der Medicin, blieb ein durchaus Untergeordnetes, Beiläufiges; es ward nicht lebendig fortgebildet, weil die Medicin in ihrer Entwickelung nicht so weit war, und den Aerzten geradezu der Sinn, ja die Möglichkeit abging für wahres Studium der Seelenkrankheiten. Manches Aechte über diesen Gegenstand tauchte wohl auf — aber es verschwand wieder, und diese Vernachlässigung von den Zeitgenossen spricht gerade am meisten für die Behauptung, dafs das Studium der Seelenkrankheiten nicht zeitgemäfs was. Der Genius der Geschichte ging nicht hindurch, sondern er legte es bei Seite, schlofs es in Parenthese, da er dem absolut nothwendig vorgeschriebenen Typus nicht untreu werden konnte. —

Gleichzeitig mit dem Entstehen der Nerventheorie begann die ernstere Berücksichtigung des Wahnsinns in der Medicin, nothwendig, da das Gehirn, als höchste Entwickelung organischer Materie, mit der Seele in nächster Verbindung steht. Es seyen unter den Deutschen genannt: Meckel, Greding und Weickard. Meckel sah besonders in dem Unterschiede des Gewichts von dem Gehirn der Gesunden und Wahnsinnigen die Ursachen des Wahnsinns. Dies ist historisch-interessant, als Beweis, daſs sich die Geschichte auch hier nicht verläugnete und ihrem Typus folgte, vom Niedrigsten und Allgemeinsten auszugehen — von der Schwere, um in ihren Unterschieden im Gehirn die Ursache der Seelenkrankheiten zu suchen. Wir abstrahiren ganz von dem Werthe dieser Weise an sich, da bei sorgfältiger Prüfung der Meckel'schen wenigen Beobachtungen, seine eigene Behauptung sich nicht einmal bestimmt ergiebt aus denselben. — Greding's groſses Verdienst besteht in pathologisch-anatomischen Untersuchungen des Wahnsinns mit kritischen Vergleichungen. Er ist für diesen Theil der höhere Morgagni, unerreicht bis jetzt. Unter den Engländern beginnt mit der Ausbildung der Cullen'schen Theorie das Interesse am Wahnsinn. Wir nennen auſser ihm selbst: Arnold, der sich mit der Heilung in seinem Werke nicht abgiebt. Sein wesentliches Verdienst ist, daſs er den Inbegriff des historischen Wissens über Natur, Ursachen und Verhütung des Wahnsinns uns im Zusammenhange, mit gründlicher Gelehrsamkeit auseinandersetzt. — Perfect's (dessen erste auserlesene Fälle von Wahnsinn in demselben Jahre erschienen), erwähnen wir später, und gedenken hier noch Crichton's, als des besten theoretischen Schriftstellers über Wahnsinn und die Leidenschaften; er folgt im Ganzen dem Cullen, doch auch den Deutschen, als Girtanner's, Unzer's physiologischen Ansichten; die Lehre vom Wahnsinn an sich ist der unbedeutendste Theil im Buche. Italien hatte den Chiarugi. Er folgt auch Cullen. Sein Werk ist gelehrt und ausführlich durch den dem dritten Theile beigegebenen Anhang von hundert Beobachtungen mit vielen Leichenöffnungen, welche sich aber besonders auf den Schädel beschränken; es ist unentbehrlich für Jeden, welchem es Ernst ist um die Geschichte des Studiums des Wahnsinnes. Er ist einzig in Italien.

An das Licht der Medicin, in lebendige Wechselwirkung mit ihr tritt der Wahnsinn erst in Frankreich durch Pinel. Er war der Geburtshelfer desselben aus dem dunklen Schoofse der Zeit. Grofsartiger und ergreifender zugleich konnte der Sinn für dies Leiden nicht geweckt werden, als in Frankreich zur Zeit der Revolution, da die Freiheit, der Vernunft und des Gesetzes erhabene Tochter, bei einem ganzen Volke in die frechste Zügellosigkeit und leidenschaftlichste Willkühr, die gesuchte Gleichheit in schrankenlose Auflösung und Zerstörung aller Verhältnisse sich verkehrte. — Nach Ermordung des Königs war der ganze Staat, wie der Wahnsinn selber, mit einem Instrumente zu vergleichen, dessen Steg gebrochen und dessen Saiten nun in wildester Disharmonie chaotisch durch einander schwirren. — Unter diesem Volke, zu dieser Zeit, und recht mitten im Hauptheerde grausigkranker Wucherungen der schönsten menschlichen Kräfte lebte unser Pinel als Arzt im Bicêtre. Ruhig und sicher stehend, strömten dem Beneidenswerthen aus dem Strudel der Leiden verschwenderisch - reiche Quellen zur Ausbildung und Arbeit in seinem Beruf. Der Inbegriff aller erdenklichen psychischen Ursachen zur Hervorbringung des Wahnsinns war Nationalsinn; aus diesem Boden blühte hervor das ungemeſsne Reich desselben in allen Formen. Die Revolution war das Futter, die verlockende Schlinge, worin sich der Wahnsinn fing; der Bicêtre, die Salpetrière konnten ihre überreiche Beute kaum beherbergen. — Die Losung: „Freiheit und Gleichheit" drang in die dunkeln, schmutzigen, selbst am Schatten von Humanität verödeten Zellen der Irren. In dem edlen Gemüth des Pinel verklärte sich dies gellende Geschrei zum klaren, tiefen Laut rein menschlichen Mitleids. Während das schöne Frankreich aus dem Boden dieser Afterfreiheit und Gleichheit den genialsten Sohn der Alleinherrschaft groſs zog, befreite Pinel die wahrhaft Unfreien von den äuſsern Ketten. Es geschah im sechsten Jahre der Republik. — Es ist seine gröſste That, das erste allgemeine Glück, welches unmittelbar aus der Revolution für die Medicin hervorging. — Einer von diesen Unglücklichen, wie die Pest Gemiedenen, als er nach achtzehnjährigem, unausgesetztem Aufenthalte in seiner einsamen, lichtlosen Höhle, bekleidet und von den Ketten befreit ward, schritt ruhig durch die Gänge des Hauses, und da er unter den heitern Himmel hinaus an die frische Luft kam, hob er die Hände gen Himmel, und in die Sonne schauend, rief er aus: „O, wie ist es doch so lange her, daſs ich so etwas Schönes nicht gesehen habe!" — Der Mensch ertönte in der erstarrten Memnonsäule, als das Licht der Sonne ihn rührte. Mit diesen Worten eines Verrückten war der Morgen für die Heilung derselben angebrochen; denn die Möglichkeit ruht in dem unerschütterlichen Bewufstseyn des Heilenden, dafs das wahrhafte Wesen des Menschen wirklich ist, ohne zu erscheinen in der Wirklichkeit — latent wie die Wärme seyn kann, wie Elektricität und Magnetismus, wie alle Kräfte der Natur, welche der Mensch hervorrufen kann. —

Pinel, erzogen in der lebenskräftigen Schule zu Montpellier, philosophisch gebildet und täglich hingewiesen auf die Gewalt der Seelenkräfte zur Hervorbringung des Wahnsinns, befolgte daher auch in der Behandlung die psychische Methode. Er wendete diese, seinem milde gearteten Wesen gemäfs, und gleichsam als Sühne für die furchtbaren Ursachen, mehr erwartend und zuschauend, als stürmisch und eindringlichhandelnd an. — Dafs seine Methode den Charakter des Erwartens hatte, war eine weise Vorsicht bei der theoretischen und praktischen Unkunde über diese Krankheiten. Ja diese negative Behandlungsweise zeigt sich, vom historischen Standpunct aus betrachtet, so nothwendig, wie bei der hippokratischen Heilkunst der körperlichen Krankheiten; auch hier bei dem ersten Erwachen der Bearbeitung der Seelenkrankheiten, war das Erste: zu wissen, welchen Gang bei einer Behandlung, deren Wesentliches darin bestand, das Schädliche nur abzuhalten, der Wahnsinn nehmen würde.

Wie überall, so mufste auch hier erst eine Fülle tüchtigen, reinen Materials vorhanden seyn, ehe an die Form und das Wesen der Sache gedacht werden durfte; und darum war es so vortrefflich, dafs Pinel sich in seinem Werke alles Theoretisirens und Raisonnirens entschlug, ja sich polemisch dagegen verhielt. — Den Kern seiner *Alienation mentale* bilden daher die Beobachtungen, ohngefähr drittehalbhundert der Zahl nach.

Sie sind ein unentbehrlicher Schatz — auch Memoiren, Denkmäler der Einzelnen, Trümmer der Revolution. Das sind wahre Naturbeschreibungen des Wahnsinns — etwas höchst Seltenes bei uns Deutschen. Wir können fast gar nicht solche Beobachtungen schildern; denn wenn man viele Irre gesehen und lieset die meisten Geschichten der Wahnsinnigen, so haben sie so was Verständiges; wir können einmal das Ordnen nicht lassen. Pinel mahlt sie wie sie sind — es sind wirkliche, treue Skizzen von Verrückten; man lebt im Irrenhause, wenn man sie vor sich hat. Nach allem Bisherigen möchte man für diesen Theil der Medicin, für den Wahnsinn, den Pinel mit Hippokrates vergleichen, nicht nur weil auch durch Pinel das Studium des Wahnsinns geschichtlich wird, sondern auch wegen der ungeschminckten, naiven Naturanschauung. Er ist todt — die Unvergänglichkeit seines Namens hat er zurückgelassen in der Geschichte unserer Wissenschaft. —

Schon vor und gleichzeitig mit Pinel lebte in England der treffliche Perfect, durchaus auf dem praktischen Standpunct stehend und über hundert Beobachtungen hat er uns geschenkt. Auch ihn lehrte, wie er sagt, menschliches Mitgefühl, mit sanfter Duldsamkeit diejenigen behandeln, welche ihr hartes Leid unter seine Aufsicht brachte, und nur durch die Nothwendigkeit der Umstände gezwungen, wich er von diesem Verfahren ab, und dann nur mit Mifsmuth und Widerwillen. Auch er war sehr glücklich in der Cur, und zwar bestand dieselbe gröfstentheils in wenigen Mitteln aus der gangbaren Heilmittellehre. Er behandelte die Irren wie Körperkranke, das Psychische ward nur als Regimen benutzt. Bei sorgfältiger Prüfung der Krankengeschichten sieht man, dafs er doch vorzugsweise glücklich war bei den Formen, in welchen zugleich augenscheinlich körperliche Ursachen obwalteten. Vom Standpuncte der Geschichte betrachtet ist die Perfect'sche Methode der Pinel'schen gegenüber höchst bezeichnend, indem sie darthut, dafs, gleich bei der beginnenden Aufmerksamkeit für den Wahnsinn, die psychische und somatische Behandlungsweise getrennt und einzeln an und für sich sich geltend zu machen suchten und zwar beide mit gleich gerechten Ansprüchen auf günstigen Erfolg. Die Geschichte gab dadurch gleich von vorn herein einen Wink, dafs keine dieser Methoden zu verachten, und dafs der Verein derselben, in ihrer gemeinsamen Nothwendigkeit begriffen, die Principien der Behandlung hergebe. —

In Deutschland sehen wir um dieselbe Zeit in Langermann, durch die Feststellung der Methode die Krankheiten der Seele zu erkennen und zu heilen, die deutsche Natur sich bekunden, welche gleich auf Form und Norm und tieferes Erkennen losgeht. Diese Dissertation zählt nur wenige Bogen; aber eben durch diese Kürze, bei welcher nur das Gediegene, Klare aufgenommen und alles Ueberflüssige, Zerstreuende ausgeschlossen wurde, gewann diese Arbeit, in welcher überall der harmonisch gebildete Geist durchblickt, geschichtliche Bedeutsamkeit und Anerkennung. Es ist hier nicht der Ort, das Werkchen in seinen einzelnen Theilen durchzugehen. Es lese es derjenige welcher es nicht kennt, und wer es kennt der lese es jetzt noch einmal, und die Gegenwart wird ihm darthun, dafs ein grofser Theil von dem, was sie Psychisches verlangt und wonach sie strebt, hier dem ersten Umrifs nach gleichsam vorgezeichnet ist, so viel als möglich. Es sind höchst geistreiche, in der That überraschende Gedanken darin für denjenigen, welcher es im Geiste der Zeit lieset, in der es geschrieben ward. Für die Heilmethode stabilirte er den somatischen und psychischen Weg, und vereinte so, was sich getrennt in England (Perfect) und Frankreich (Pinel) entwickelte. Harper (1789) ist ein würdiger Vorbote des Pinel und Langermann. Die somatischen Heilmittel haben ihren entschiedenen Werth in seinen sympathischen Krankheiten der Seele; sonst überwiegt, wie in der Theorie, so in der Praxis das psychische Moment. Die unter Langermann's Direction glänzende Irrenanstalt zu Baireuth bürgte für die Trefflichkeit seiner Methode. Es gehört diese Arbeit dem Geiste nach der Kant'schen Philosophie an. Was an der Zeit war sprach er aus. Durch eindringenden Verstand und Selbstdenken das Wesentliche vom Unwesentlichen scheidend, gab er dem schwankenden Studium der Seelenkrankheiten eine solidere Basis. —

Welche anregende Kraft in dieser Dissertation lag, offenbarte sich besonders dadurch, dafs aus derselben und aus dem Umgange Reil's mit dem Verfasser, zum Theil jene feurige Explosion hervorging, welche, blendende und hellleuchtende Strahlen ausbreitend, tüchtig die deutschen Aerzte aus dem langen Schlaf des Herkömmlichen in diesem Gebiete aufrüttelte. Was von Reil oben gesagt ward, beweiset diese Schrift fast im Uebermaafs. — Es sind Rhapsodien — mit Recht hat sie Reil unter diesem Namen herausgeben wollen. Denn wohl scheint dies Werk mit solcher Feuereile geschrieben zu seyn, als ob der Verfasser gefürchtet hätte, dafs ihm ein Anderer zuvorkommen würde. Es ist eine Welt der glücklichsten Würfe über das Ursächliche, Therapeutische des Wahnsinns, besonders über psychische Curmethode hierin zu finden; aber das Buch wimmelt auch von Uebertreibungen, ja Unausführbarkeiten, beide jedoch bekunden die Energie seines Geistes und die leidenschaftliche Auffassung des Gegenstandes. — Es ist durchaus eine jugendliche Arbeit, wenngleich Reil kein Jüngling war, als er sie schrieb. Sie wirkte so mächtich ein, besonders auf die Jugend, dieses Characters wegen und weil sie an der Zeit war. Wenn etwas Göttliches in dem wissenschaftlichen Leben, so ist es freilich die erste schöpferische Zeit der Begeisterung für eine Idee, wenn „wie Frühlingsschauer strömen die Gedanken." Aber diese hohe Gabe ist auch des höheren Opfers werth, diese Flut des Geistes sich ebben zu lassen, oder die Gewalt über sich zu haben, das in geistiger Wollust Empfangene im Innern ruhig eine lange Zeit hindurch und unter schweren Mühen heranzubilden zur Reife in sich harmonischer Besonnenheit.

Das Interesse an der Pathologie und Therapie des Wahnsinns breitete sich nun mehr nach allen Seiten hin aus. Die ganze vorliegende Fülle des Stoffs ward in die Höhe, Breite und Tiefe gezogen. Der Spielraum war nicht auszumessen. Jeder fand hier eine bequeme Lagerstätte seiner Menschenkenntnifs, Lebensphilosophie, Moral, Welt- und Religionsansichten. Der Character der Subjectivität in der Betreibung dieses Studiums wird der vorherrschende. Er offenbart sich in der ganzen Skale, von der Leerheit an bis zur Genialität hinauf, auf jeder Stufe andere Modificationen der Form, mehr oder weniger glücklich mit der herrschenden Philosophie und deren Nebenzweigen verbunden, oder auch nur verbrämt. Wir sehen in pathologischer Hinsicht einen Reichthum der geistreichsten und geistlosesten Ansichten enthüllt, in therapeutischer Hinsicht tiefe

Blicke, ernst rationell-empirische Heilmethoden; aber auch genug Heil-Pfiffe- und Kniffe, die wirklich viel Komisches haben, da sie nicht selten den Arzt und die Krankheit anführen, oder zum besten haben. —

Aus der Totalität dieser Ansichten haben sich jetzt folgende bestimmte Richtungen entwickelt: erstens die vorzugsweise praktische, welche auf ihre Theorie, worin sie Kant und den Langermann — Reil'schen Ansichten folgt, nicht viel gebend, unter dem Namen der antagonistischen, indirect-psychischen bekannt genug ist; zweitens die mehr theoretische.

Diese zerfällt erstens in diejenige theoretische Ansicht, welche den Wahnsinn durchaus für körperlicher Natur hält; zweitens in diejenige, welche die Ursachen des Wahnsinns in dem ethisch-psychischen Princip sieht; drittens in diejenige, welche dem Wechselverhältnifs psychischer und somatischer Ursachen nachspürt.

In der Praxis sind diese hauptsächlichsten Theorien nicht besonders unterschieden. Modificationen der Praxis, abhängig von der Theorie, sind freilich da; allein wesentlich ist die Heilmethode bei Allen die durch Erfahrung hergebrachte, und so vielfarbig, wie die der körperlichen Krankheiten. Es ist gewifs, dafs alle diese Richtungen nothwendig sind. Der Beweis gehört in die Geschichte der Lehren von dem Wahnsinn.

Wie sehr in Deutschland unter den Aerzten, als Hauptparteiführer der Theorie des Wahnsinns gegenwärtig Nasse und Heinroth gelten, geht daraus hervor, dafs man ganz im Ernst gefragt wird, ob man Nassianer oder Heinrothianer sey. Um aus der Klemme dieses Widerspruchs zu kommen, thut man wohl am besten, seinem eigenen Namen das — ianer anzuhängen und sich so zu seinem eigenen Schüler zu machen.

In England wird der Wahnsinn hauptsächlich praktisch betrieben durch Beobachtungen, Krankheits- und Obductionsfälle. Das Theoretische ist Beiwerk, ein Gemisch von so genannter praktischer Lebensphilosophie, gemüthlich gemacht durch hineingestreute Stellen aus Dichtern. Das Studium scheint schon seit Jahren an wissenschaftlichem Werthe nichts gewonnen zu haben.

In Frankreich ist der Repräsentant Pinel's Schüler Esquirol, dem man nichts Rühmlicheres nachsagen kann, als daſs er, wenngleich jünger als sein seliger Lehrer, dennoch älter und reifer als derselbe ist in Theorie und Praxis; er ist der höher gebildete Pinel. Unter ihm existirte die erste bedeutende Klinik für Wahnsinnige; ich weiſs, wie viel auch ich ihr verdanke. Seine Beförderung nach Charenton ist für die Bildung der Schüler ein Verlust. Ihm kömmt kein Praktiker gleich in Frankreich. Die Theorien der Uebrigen sind dem Geiste ihrer Medicin und Philosophie gemäſs. Materialismus und der *Traité des sensations* lassen sie auch hier noch nicht los. Denn Royer-Collard ist todt; er gehörte zur neusten philosophischen Schule in Frankreich, und war zugleich Director zu Charenton. Leider wurden seine Vorlesungen unterbrochen und nicht wieder begonnen. Er sprach in denselben viel von „Freiheit" rein im philosophischen Sinne des Worts; aber die jungen Eleven der Medicin applaudirten gewaltig z. B. bei solchen Stellen: „*tout ce que n'est pas libre est fatal*," da sie den Sinn ins Politische hineinzogen. Villèle war Premierminister. —

Was ist denn herausgekommen bei dieser Bearbeitung der Seelenkrankheiten, rein an und für sich dieselben betrachtet, d. h. pathologisch-therapeutisch, also praktisch, abgesehen von sämmtlichen anthropologischen und psychologischen Forschungen, zu denen das Studium des Wahnsinns geführt hat? —

Das Beste ist (aufserdem dafs es den Sinn geweckt hat für eine höhere Richtung der Medicin, von der später die Rede seyn wird) wohl das: das Studium ist überhaupt geschichtlich geworden, ein Gegenstand allgemeinen Interesses in der Medicin; der Anfang ist gemacht, die neue Bahn gebrochen, allerdings ein grofser Gewinn. **Die Wahnsinnigen sind Object der Heilkunde** geworden, also die Heilungsmöglichkeit ist in's Leben getreten. Die Irren sind von den Verbrechern getrennt, obgleich die Theorie beide jetzt wieder nähert. Es erheben sich überall Asyle zu ihrer Aufnahme, und von der praktisch-humanen Seite ist der Gegenstand öffentliches Staatsinteresse geworden, weniger von der theoretisch-wissenschaftlichen, da derselbe nur noch der willkührlichen Liebe des Einzelnen anheim gestellt ist. Es sind eine Masse von Beobachtungen aus der Gegenwart und ferner und fernster Vergangenheit über alle Formen des Wahnsinns aufgehäuft; ein ungeheures Material, somatisches, psychisches, moralisches, philosophisches, über Erkenntnifs, Ursache, Heilung des Wahnsinns liegt vor uns. Das weite, Natur- Welt- und Menschenverhältnisse umfassende Gebiet ist durchlaufen, umgewühlt in allen Richtungen — und was war die endliche Erndte, je sorgfältiger man die Frucht untersuchte? — der Zweifel! — Selbst die bis zur vollendeten Reife nach einer Richtung hin durch die Kraft genialen Strebens getriebene Frucht ist keinesweges ausgenommen von dieser Bestimmung, wenn man die Schaale in sich abgeschlossener, meisterhafter Einseitigkeit vom Kern löset, oder auch nur, ohne vom Kern zu wissen, diese Richtung mit einer andern, gleiche Prädicate postulirenden, vergleicht. — Daſs es mit dem Studium des Wahnsinns nur bis zum Zweifel gekommen war, hat die gegenwärtige Zeit sehr wohl gefühlt; ja darin ist der Grund zu suchen, daſs die Bearbeitung der Seelenkrankheiten selbst, als solcher, nachgelassen hat, worüber gar nicht zu klagen, wie wohl geschehen. Denn der Zweifel ist der Beginn des ernsteren Denkens über den Gegenstand; je gröſser jener ist, und je jünger die Liebe zu diesem, um so mächtiger und entschiedener muſs das Zweifeln, ja das Verzweifeln auftreten. Das erwachte Denken läſst sich nicht ertödten, es findet seine Zeiten und seine Geister, welche es unablässig bilden und entwickeln. Die Gegenwart hat deren gefunden; nur hat sie das Ding bei einem andern Ende oder vielmehr näher dem ursprünglich-nothwendigen Anfang angegriffen, wie sich in den „Elementen der Zukunft in der Gegenwart" zeigen wird. — Die Lehre vom Wahnsinn steht auf dem Gebiete der Wahrnehmung, Meinung, wo ich mein Meinen für wahr nehme. Die Meinung mag dem Einzelnen subjective Wahrheit seyn, einem Andern ist es eine andere; aber alle diese Meinungen haben dadurch noch nicht objectiven Inhalt und allgemeine Gültigkeit für sich. — Den Gegenstand in seiner Totalität begriffen, ist nicht zu läugnen: daſs es das Bewuſstseyn des Wissens vom Nichtwissen ist, was bei dem empirischen Studium der Seelenkrankheiten an sich herausgekommen ist. —

Sollte es Aerzte geben, welche mit vornehmen Achselzucken behaupteten: sie hätten die pathologische und therapeutische Wahrheit des Wahnsinns lange erobert, so müssen wir, abgesehen davon, dafs die Conversation keine historische Wichtigkeit hat, dennoch gerade zu auch hieran zweifeln. Denn was diese Herren „im Kämmerlein still und fein gesponnen" würde wohl, wie könnt es anders seyn, an das Licht der Sonne kommen, d. h. die Geschichte würde sie getrieben haben, aus sich herauszutreten mit ihrer Geistesfrucht; auch macht es der Standpunct, auf dem die Geschichte steht, unmöglich, dafs das Wahre gefunden seyn sollte, und es läfst sich aus dem Gange den sie genommen überzeugend darthun, dafs wir das Vorzüglichste über diesen Gegenstand für jetzt haben. — Jene Bursche aber, welche, nachdem sie Jahrelang Irre täglich gesehen, die Geschichte der Zerrüttung einer menschlichen Seele am Schnürchen haben wie das Einmal-Eins, vergleichen wir mit harmlosen Kindern, und belächeln, ja beneiden wohl zuweilen ihre Naivität; Lichtenberg würde von ihnen sagen: „wenn ein Affe in den Spiegel hineinsieht, kann kein Apostel heraussehen." —

Dafs der Zweifel und das Wissen des Nichtwissens der geschichtliche Stand der Pathologie und Therapie des Wahnsinns ist, wollen wir nun, um den Empiriker nicht zu kränken, aus der Empirie selber mit Wenigem darthun, und ihn so auf seinem eigenen Gebiete angreifen, und dann erst die Gründe, dafs dem nicht anders seyn konnte, nachfolgen lassen.

---

1) Was der Wahnsinn ist und wer wahnsinnig, ist gleich von vorn herein vielfachem Schwanken der Meinungen unterworfen. Der Begriff desselben

beruhet auf Voraussetzungen, welche dem Begriffe als solchem absolut widersprechend sind. Die Begriffe von Seele, Geist, Mensch werden vorausgesetzt, oder sind andere bei Diesem und Jenem, wodurch das Wanken gar kein Ende nimmt. Diese Definitionen von „Wahnsinn," denn anders sind sie nichts, zählen die Momente auf, welche innerhalb des Kreises des Wahnsinns fallen; aber diese Momente sind hier und dort andere, die Kreise hier und dort enger oder weiter. Diese unterscheidenden Merkmale sind vielfach gar keine wahren Unterschiede. Es heben sich diese Unterscheidungen in einer und derselben Definition auf, oder werden von anderen aufgehoben, so dafs das Erklären ein ruheloses Wandeln im eigenen Kreise oder in andere hinüber ist, wodurch eben alle Bestimmtheit und Festigkeit des Begriffes aufgehoben bleibt. Daher kommt es denn auch, dafs die Bestimmung, ob der oder jener wahnsinnig ist, selber oftmals zweifelhaft ist; der sagt: er ist verrückt, ein anderer: Gott bewahre! Wir wollen hier nicht reden von dem simulirten und dissimulirten Wahnsinn, nicht von den die Juristen quälenden Zweifeln über Zurechnungs- oder Unzurechnungsfähigkeit, bemerken nur beiläufig, dafs die Gegenwart sich vor den einseitigsten Uebertreibungen der Unzurechnungsfähigkeit zu hüten hat, und geben zu bedenken, dafs der Arzt hier gänzlich abstrahiren mufs von seinem Beruf: Menschenleben zu erhalten. Er ist hier Diener des Gesetzes, Staatsdiener, weiter nichts, alles Uebrige ist vom Uebel. Steht ihm das Leben des Einzelnen höher als der Gehorsam gegen das Gesetz, so fällt er selbst streng genommen demselben anheim; ja, sucht er den Inculpaten zu retten durch seinen Ausspruch der Unzurechnungsfähigkeit, so fehlt er in seinem Amte, wenn er den Ausspruch auf Kosten seines Wissens, selbst in der edelsten Absicht, that. Folgt der Tod nach dem Gutachten des Arztes — wohlan es sey, er hat seine Pflicht erfüllt. Du amputirst, du schneidest eine brandige Stelle fort, um das Leben des ganzen Menschen zu erhalten; dasselbe thust du hier für den Staatsorganismus. Amputationen der Glieder und Hinrichtungen sind freilich Uebel, aber die Schuld wird zur Nothwendigkeit, um ein gröfseres zu verhüten — also sind beide relativ gut. —

Es giebt Fälle, wo Menschen für wahnsinnig gehalten werden, ohne es zu seyn.

Zu ihnen gehören z. B. die seltenen Fälle, dafs Menschen in ihrer eigenen Entwickelung auf einer früheren, längst vergangenen Entwickelungsstufe der Menschheit stehen geblieben sind, wie auf der Stufe des Mittelalters und dessen Glauben an allerhand Teufeleien, aufserdem aber in ihrem Geschäfte durchaus als verständige Arbeiter sich bezeigen. Sie sind nicht verrückt, haben nur eine überwiegende Disposition dazu. Als Irre dürfen sie nicht behandelt, sondern müssen über ihre Stufe hinaus fortgebildet werden, was möglich ist. Ich habe einen solchen Mann von vielem Geiste in einer Irrenanstalt gesehen, doch überzeugte man sich mit der Zeit, dafs er am unrechten Orte sey. Bei solchen Unglücklichen, welche nicht verrückt sind und von Aerzten dafür gehalten werden, erinnert man sich der Scene aus dem Lear, da der scheinbar Wahnsinnige den Blinden, der ihn für verrückt nimmt, führt und anführt. — Ich habe auch drei catholische Wahnsinnige gesehen, welche die Sonne für den Gott hielten; zwei von denselben verdienten ihre Stelle im Irrenhause, der dritte, ein catholischer Geistlicher nicht.

Diese Behauptung war seine subjective Ueberzeugung, und aufser derselben, welche er ganz menschlich-verständig vertheidigte, war nichts Verkehrtes an dem Manne zu finden. Mir schien er so wenig verrückt zu seyn als die Perser. Nennt man diesen „einen mit einer fixen wahnwitzigen Idee Behafteten", dann laufen viele dergleichen umher in der Welt, ja dann hatten ganze Zeiten ihre fixen Ideen, wie z. B. Dämonen, Hexen, Universalmittel, den Stein der Weisen, den ewigen Weltfrieden; und jetzt vielleicht ist die nordwestliche Durchfahrt ein Spleen der Engländer.

Es giebt Wahnsinnige, welche nicht dafür gehalten werden.

Es giebt deren in den Irrenhäusern und aufserhalb derselben. In jenen sind es diejenigen, welche verrückt waren und schnell oder allmälich (dieses noch weit täuschender) gänzlich befreiet zu seyn scheinen von ihrem Wahne, in der That aber den Arzt noch jetzt für verrückt halten, der an der Realität ihres Wahnes zweifeln wollte. Die Krankheit ist nicht verschwunden, sondern mit Gewalt unterdrückt. Man mufs viel mit Wahnsinnigen umgegangen seyn, um es möglich zu glauben, wie klug und listig sie sind zur Ausführung von, ihnen vortheilhaften, Plänen. Von diesen Fällen rühren viele so genannte Rückfälle her. — Auch im Leben stöfst man auf Individuen, welche Objecte des ärztlichen Heilens sind, ohne dem leichten Blick im geringsten so zu erscheinen. Viel Paradoxes mag diese Behauptung bei den gangbaren Ansichten haben, ja man mag einwenden, dafs gerade die Kraft, den Wahnsinn ganz zu beherrschen, eben das Nicht-Seyn desselben beweiset. Dessenungeachtet ist die fixe Idee bis zum Wahnsinn in ihm ausgebildet, nur beherbergt er sie als sein theuerstes, heiligstes Kleinod, und das Leiden erscheint so maligu, dafs man die Gefahr gar nicht merkt, bis der Wahnsinn sich offen Preis giebt und man dann für einen ganz „frischen" Fall, für Vorboten hält, was längst ausgebildete Krankheit innerlich war. In körperlichen, besonders chronischen Nervenkrankheiten, als Epilepsie, Catalepsie, Krämpfen aller Art, zeigt sich dieselbe Gewalt des Willens über den Ausbruch der Krankheit. Sie haben die Anfälle oft nur, wann sie allein sind, zur günstigsten Zeit; und nur eine zufällige Ueberraschung oder eine innere, durch Leidenschaftlichkeit des Gemüths aufgehobene, Selbstbewachung offenbart das alte Leiden als ein neues.

Es giebt Subjecte, welche nicht mehr wahnsinnig sind, obgleich sie durchaus als solche äuſerlich erscheinen.

Es giebt Wahnsinnige, die, nachdem sie wirklich befreiet, aus Troz oder Schaam denselben mit Bewufstseyn noch eine Zeitlang fortspielen. Dies geschieht auch bei denen, deren Wahnsinn als wahre Entwickelungskrankheit der Seele anzusehen ist, und welcher besonders bei jungen Mädchen zur Zeit der Pubertät erscheint, ein characteristisches Gemisch von halb bewufstlosem, halb bewufstem Thun und Treiben ist, und eben dadurch eine eigenthümliche Form desselben, auf welche, so viel ich weifs, nicht aufmerksam genug gemacht worden ist. Jener simulirte Wahnsinn ist wohl zu unterscheiden von dem, welchem kein wirklicher voranging; ersterer wird weit natürlicher gespielt. Es ist ein dringendes Erfordernifs, auf diese etwanig vorkommende Fälle hinzuweisen, da die fortgesetzte Gewohnheit, den Wahnsinn zu spielen, sich auf's furchtbarste durch wirkliche Wiederkehr strafen kann.

Es giebt Wahnsinnige, die nur aus Gewohnheit wahnsinnig bleiben.

Wie es bei einem gesunden Menschen Zeiten giebt, da er sich aus Gewohnheit so hineindämmert in das Schweben und Weben eines einzigen Gefühls, daſs er sich mit Gewalt des Geistes aus dieser müſsiggängerischen Selbstquälerei herausreiſsen muſs; wie es ferner Nervenkrankheiten, besonders mit dem Character der Paralyse giebt, die eigentlich nur Gewohnheitskrankheiten aus Schwäche des reagirenden Willens sind, wie die plötzlichen Curen durch heftige, diesen weckende, Affecte beweisen — so giebt es auch Wahnsinnige, die nur aus langer Gewohnheit verrückt bleiben. — Sie sind gewohnt verrückt zu seyn, und das Sprichwort: „Gewohnheit wird zur andern Natur" heiſst auch hier nichts als Schwäche des Willens, welcher der Sklaverei der Seele nicht Herr werden kann. Hieher gehören manche von den Wahnsinnigen, welche dumpf in sich hineinbrüten Tag aus Tag ein; die Aboulie Heinroth's liefert dergleichen Exemplare. Dieser Gewohnheits-Wahnsinn, besonders wenn die Seele in e i n e r Thätigkeit sich auf und ab bewegt, ist auch wohl äuſserlich mit bestimmten Bewegungen des Körpers begleitet. Sie bewegen z. B. den Kopf oder Oberleib in einer Richtung unaufhörlich hin und her, oder sprechen ein einziges Wort in bestimmten Intervallen wiederholentlich aus. Hier hat sich die Einseitigkeit der innern Bewegung der Seele bis auf die Organe der äuſsern Bewegung übergetragen. Dies Versunkenseyn der Seele und des Leibes in eine stets wiederkehrende Richtung ist im Wahnsinn überhaupt eines der übelsten prognostischen Zeichen, da es Kunde giebt von der Einwurzelung dieses Uebels, welches das Somatische und Psychische vereint durchdringt. Viel ist hier schon gewonnen, wenn man den äufsern rhythmischen Muskelbewegungen ein Ende machen kann. Im Fieberdelirium sehen wir Aehnliches. — Ein Analogon giebt es auch im gesunden Zustande, bei der zur Gewohnheit gewordenen Langenweile. —

2) Die Lehre von den Ursachen und den Eintheilungen des Wahnsinns ist demselben Schwanken und Zweifeln unterworfen.

Gleich die vielfachen Benennungen dieser Krankheit bei uns: Geistes - Seelen - Gemüthskrankheiten, Krankheiten des Vorstellungsvermögens, mit überwiegenden psychischen Symptomen, Verrücktheit, Irrseyn, Seelenstörungen etc. etc. deuten auf das Vage, Unbestimmte des Ursächlichen, mehr denn Mancher glauben mag.

Die Ursachen werden nun gesucht: bald im Leibe, bald in der Seele, bald im Geiste, gemischt, oder einzeln für sich. Seele und Geist werden abwechselnd für gleiche und für nicht gleiche Begriffe genommen; oder sie werden unterschieden, aber der Unterschied wird nicht bestimmt, und dennoch werden Geistes- und Seelenkrankheiten gesondert, wodurch nun ein nicht zu tilgender Wirrwarr im ganzen Buche herrscht. — Hier wird die Ursache in der Sünde gefunden, dort in Fehlern des Gehirns, welche nur zu fein sind, um bemerkt werden zu können, und ein x wird zur Erklärung eines andern x kühn genug benutzt. Der behauptet den Sitz des Wahnsinns im Kopfe, der in der Brust, der im Bauche, ein vierter im Blute; jener meint, die Ursache sey im ganzen Gehirn zu suchen, ein anderer nur in einem Theile desselben, ein dritter hat bestimmten Formen desselben bestimmte Sphären des Hirns angewiesen;

noch andere endlich vertheilen den Wahnsinn und seine Erscheinungen in dem ganzen Bereiche der Organe des menschlichen Körpers und haben so viel Hauptheerde des Wahnsinns, als es Hauptsysteme des menschlichen Leibes giebt. — Ein Theil ist in Bezug auf das Ursächliche Materialist, ein anderer Idealist, ein dritter Moralist; der Physiker, der Metaphysiker, ein dritter Nichts. Am besten berathen zu seyn und rathen zu können meinen diejenigen, welche die Aetiologie aus der Wechselwirkung des Somatischen und Psychischen zu erkennen streben. Wenn gleich diese Untersuchungen das reichste Material in Bezug auf die Ursachen des Wahnsinns, so wohl der Quantität als der Qualität nach zu Tage gefördert haben, so ist doch schon in ihrem Princip „Wechselwirkung" der Wechsel zum Princip selber geworden, von welchem sie ausgehen. Der Begriff des Lebens, als eines in der Wechselwirkung gegebenen, hat sich hier in den Weisen von Geistigem und Organischem präcipitirt, ohne von beiden und ihren Unterschieden von der Seele klare Begriffe zu haben. Hier hat sich wieder der alte Dualismus festgesetzt, dieser wahre Geist der Zwietracht. Wo der waltet, ist Krieg, ein nie endender Kampf des Hin und Her, des Hier und Dort; nie ist Friede, Eintracht, Harmonie. Vielfach berührt sich das Entgegengesetzte, ja es durchdringt sich stellenweise; aber die Ursache des Zwistes reifst es stets wieder auseinander, und der Vermittler tritt nicht lebendig dazwischen. Diese Wechselwirkung bleibt ein ruh- und rastloses Treiben, und wo bei ihr beharrt werden mufs, da ist das *perpetuum mobile* des Studiums gefunden, dieser wahre Beweis der Wissenschaftslosigkeit. — Der Schwarm hat keine Königin (Einheitsprincip), er kann keine Stätte finden, und so summt und schwirret jeder Arbeiter hinaus in das Vage, Wirre, Irre; sich mehr und mehr nach allen Richtungen hin zerstreuend, verarbeitet er nur an sich, was er nur für sich gefunden hat, bei allem Schein selbstischer Befriedigung verwaiset an dem Besten, was Noth thut. Denn der eingeborne Trieb nach der Königin ist ihm geblieben, und das instinctartige Bewufstseyn, dafs er sie verloren, ist ihm auch geblieben!

Die Eintheilungsmomente stehen in Parallelismus mit dem Ursächlichen. Sie geben die tabellarische Uebersicht der Ungewifsheiten der Ursachen. — Wir sehen den einen Chor des Wahnsinns in den verschiedenartigsten Metamorphosen auftreten, nach den leiblichen, psychischen und intellectuellen Sphären. Wir haben Gehirnkrankheiten mit der Tendenz des Irdischen und Ueberirdischen; wir haben Kopf-, Brust-, Bauch- und Blutswahnsinn; wir haben Wahnsinn mit dem Character der Sthenie, des Synochus, Typhus und der Paralyse; derselbe ist eingetheilt nach den Gemüthsaffecten, Leidenschaften, Temperamenten, nach der Vorstellungs-, Einbildungs- und Willenskraft; ja der richtende Gott der Liebe selbst hat in seinem Zorne den Wahnsinn über des Menschen sündenvolles Haupt verhängt, und ist so auch als Eintheilungsmoment benutzt. Diese und noch viele andere Eintheilungen sind mit mehr oder weniger Glück und Genialität gruppirt. Aber die Gattungen des Wahnsinnes, hergenommen von den wirklichen oder scheinbaren Gelegenheitsursachen, von den einzelnen Seelenkräften und Einwirkungen auf dieselben, vom Naturell etc., machen am Ende so viele Gattungen und Arten nöthig, als Wahnsinnige vorhanden sind. — Wahres ist an diesen sämmtlichen Eintheilungsmomenten, aber es ist nicht das Wahre selbst, sondern eben nur daran, als ein Zufälliges. Das Wahre ist ein Einigendes aller dieser centrallosen Momente, welche selbst erst in ihrem wesentlichen Zusammenhange und ihren nothwendigen Beziehungen zu dem Vereinigungspunct erforscht werden müssen, ehe von einer wissenschaftlichen Eintheilung die Rede seyn kann. Dieser Mittelpunct nun ist: der Begriff des Menschen und seines Wahnsinns — ist der Begriff des wahnsinnigen Menschen.

Ist doch selbst die alte, ehrwürdige Eintheilung des Wahnsinns in Manie, Narrheit, Melancholie und Blödsinn vielfachen Widersprüchen und Zweifeln ausgesetzt. In den Büchern klingt und pafst Alles sehr gut, aber in den Irrenhäusern ist's ein Anderes. Hält der eine nicht für Manie, was den andern Narrheit ist? Giebt es nicht Zweifel, ob der Seelenkranke ein Narr, oder schon ein Blödsinniger ist? Ist nicht der Begriff der Melancholie ein höchst schwankender durch die fixe Idee mit oder ohne Exaltation und Depression, Freude und Kummer? Denn Esquirol's Trennung in Lypemanie und Monomanie hat dem Schwanken kein Ende gemacht. Wir wissen freilich, dafs diese Uebergänge der verschiedenen Hauptformen in einander so nothwendig sind, wie bei den Temperamenten, aber sie sollen doch nun einmal sämmtlich untergebracht werden. Nun gehen selbst bei den einzelnen Wahnsinnigen verschiedene Hauptformen in einander über; der Melancholische wird blödsinnig, der Wüthende melancholisch, der Blödsinnige wüthend und so fort. Ja es giebt Wahnsinnige, wie ich selber gesehen, welche in einem bestimmten Zeitraume alle vier Hauptformen bestimmt ausgeprägt durchmachen, von der furchtbarsten Manie an, bis zum wedrigsten Blödsinn, dann lange und viel schlafen, gesund erwachen, bis dann nach bestimmter Zeit die Verrücktheit ihre rhythmisch geordnete Bahn von neuem durchkreiset. Solche Beispiele sind doch wohl warnend genug, diese sogenannten Grundformen der Seelenkrankheiten nicht für wesentlich verschiedene zu halten.

Die wahre Naturgeschichte des Wahnsinns möchte wohl aufzuzeigen haben, daſs alle Formen desselben nur Metamorphosen eines Keimes seyen.

Es ist unläugbar, daſs eine dieser Formen wohl ganz entschieden ausgedrückt ist, und dessenungeachtet eigentlich der Wahnsinnige an der entgegengesetzten leidet. So giebt es ausgezeichnete Fälle von Moria, bei denen der wahre Zustand Melancholie ist. Es steht dies zu vermuthen, wenn der Wahnsinn sich einstellt nach groſsem Unglück, und diese Narrheit etwas weit tiefer Ergreifendes, Schärferes hat, als die gewöhnlichen Formen. So sind und waren die besten Komiker schwermüthige, trübe Menschen; — der Humor wirkt am gewaltigsten, wenn Leid das Innere drückt und Niemand darum weiſs.

Wie viel Ungenügendes kommt nicht täglich fast zum Vorschein über den plötzlich ausgebrochenen Wahnsinn und dessen Ursachen! Den Grund desselben nur in dem Ausbruche vorangehenden Begebenheiten sehen, ist nichts besser, als ein groſses historisches Ereigniſs aus einer zufälligen Handlung oder Rede eines Einzelnen zu erklären. Wie solche Weltbegebenheit das Resultat einer jahrelangen Entwickeluug der Geschichte ist, so ist auch der Wahnsinn das Product einer Reihe von Lebensjahren, wenn nicht des ganzen Lebens, und auſser diesen Gelegenheitsursachen, hätten tausend andere die reife Frucht schütteln können. Denn „wer kennt des Menschen Herz"!? —

Von einer Krankheit des **Geistes** reden ist Unsinn, da zum Wesen des Geistes eben die Versöhnung und Harmonie mit sich und der Welt gehört. Es ist nicht viel besser, als von einer Krankheit, einem Wahnsinn des Göttlichen sprechen, (freilich ein anderer, als der göttliche Wahnsinn nach Plato, welcher auch wohl selten genug seyn mag.) — Dafs hoch- und tiefgelehrte Männer in der Blüthe ihrer Jahre und ihres Wirkens aus körperlichen Ursachen verrückt werden, führst Du als Beweis deiner Behauptung an? Ach Gott! die körperlichen Uebel mögen wohl dazu nicht wesentlich seyn; Tausende erleiden dasselbe Uebel und behalten ihren Verstand. Abgesehen davon, so ist es nichts Seltenes, dafs bei vorzugsweise genannten Gelehrten über dem Aufnehmen und Bearbeiten des Fremden und Aeufsern, das Innere, die rein menschliche Bildung förmlich verwahrloset und brach liegen bleibt. Sieh Dich nur um, und dir wird bald klar werden, wie gerade oft mit der glänzendsten Ausbildung des Verstandes, mit dem reichsten Wissensschatz Geschmückte so sehr Sklaven sind der Tracasserien kleinlicher Leidenschaften und Interessen, so verlassen von den vier Cardinaltugenden, über welche sie sehr gelehrt und schön sprechen können, dafs der Weg des Wahnsinnes zu ihnen weit kürzer ist, als bei vielen aus dem Pöbel, die ihre drei Kreuze machen und noch mit Noth. Das merkt auch der Pöbel bald; darum folgt dem ersten Eindruck der Ueberraschung, Lachen — er lacht über den Wahnsinnigen wie über einen Trunkenen, oder wie über Jemand der fällt, nachdem er im Augenblick gesagt: er stehe fest. Und in der That hat der Wahnsinn bei Grofsen etwas Ironisches in dem Sinne: in dem allgemein Hochgeschätzten und Gepriesenen die innere Nichtigkeit herauszuerkennen. —

Eine andere Ansicht stellt den Wahnsinn unter das Thier. — Man kann dies nicht einmal sagen von dem vollständig ausgebildeten Cretinismus. Denn die Cretins sind nicht Thiere. Es ist unläugbar, daſs die Natur Menschen bilden wollte, aber sie konnte die niedrige thierische Form, in welcher sich der Bildungstrieb versehen, nicht überwältigen, und das geistige Element diesem Stoffe sich nicht einimpfen; daher konnte die menschliche Seele nicht geboren werden in diesem Leibe; und da nun selbst das thierische Leben so unausgebildet bleiben muſste, wie der thierische Bau dieses Cretin — so kam dies seelenlose Geschöpf zum Vorschein, welches so ganz verwaiset ist an den niedrigsten thierischen Trieben, daſs es, wer weiſs wie hungrig, das vor ihm stehende Essen nicht zum Munde führt, selbst den Bissen der ihm in den Mund gesteckt ist erst herabschluckt, nachdem der Schlund mechanisch gereizt worden, und obgleich es Zeichen der Gier deutlich genug merken läſst, keine Miene verzieht, wenn ihm die Schüssel schnell genommen wird, da es keine Erinnerung davon hat, daſs sie im Augenblicke noch vor ihm stand. — Dennoch haben solche Geschöpfe, wenn man sie häufig sieht, zuweilen, in dem Auge besonders, einen mit allem Thierischen unvergleichbaren Ausdruck, der, wie das fernste dumpfeste Ahnen ihres Zustandes, wie ein inhaltsloses, flüchtiges Aufdämmern des Menschlichen sich kund giebt und welcher, gleich dem verschwindenden Wetterleuchten in tiefer Nacht, das geistige öde Dunkel, welches über der ganzen Gestalt ausgebreitet schläft, erleuchtet. Ein Anblick, von dem man wohl sagen darf, daſs er das rührendste Mitleid erweckt, eben weil man dabei steht und gar nichts thun kann, da dies Geschöpf selbat von der möglichen Empfänglichkeit für

Trost gänzlich verlassen ist. — In allen übrigen Formen, so gräſslich und abscheulich sie durch That und Wort seyn mögen, steht der Wahnsinnige nie unter dem Thiere; die Moral muſs natürlich ausgeschlossen bleiben, da ihr Princip auf das Thier gar keine Anwendung findet. In den scheuſslichsten Formen des Wahnsinns verschwindet nie der Mensch; er blickt aus ihm heraus, wie aus dem schwersten Sünder, aus welchem gerade am leichtesten der Begriff des Menschen als eines auch begeisteten Wesens hervor springt. Das Thier sündigt nicht, — Gott sündigt nicht, nur allein der Mensch sündigt. Der Selbstmord — mag er an sich beurtheilt werden, wie er wolle — er stellt den Menschen nie unter das Thier, durchaus über dasselbe. Das Thier kann sich gar nicht selbst umbringen; es vermag sein Leben nicht zu unterscheiden von seinem Bewuſstseyn, da es kein selbstständiges Bewuſstseyn hat; es kann sich nicht trennen von seinem Leibe, demselben nicht aus freien Antriebe aus dem Wege gehen.

Nein wahrlich! Wollt Ihr ein Symbol über den Pforten eines Irrenhauses — so stellt einen Torso darüber, und frägt Euch Jemand nach der Bedeutung so saget ihm: hier sind lebendige Torso's zu schauen, vom edelsten Kunstwerk des göttlichen Meisters. Ringe danach, mit Winkelmann'schen Auge diese zu betrachten, und wie jener aus den todten, so wirst Du aus diesen lebendigen die ursprüngliche, jetzt theilweise zerstörte Harmonie des Ganzen, uns zur geistigen Anschauung herauszubilden vermögend seyn! —

Dasselbe Schwanken begegnet uns in den Bestimmungen, ob die Ursachen im Körper oder in der Seele zu suchen sind. Hier erscheint die Empirie wieder in ihrem ganzen Reichthum des Negativen, Skeptischen. Der eine sagt *a*, während der andere *b* sagt; der *b*, weil jener *a* sagt. Jede dieser Meinungen ist gleich viel werth; aber wie sie sich immer auseinander halten, so auch die Wahrheit, da ihnen die versöhnende Einheit fehlt. Auch der Standpunct, welcher bald somatische, bald psychische Ursachen anerkennt, kann sich und andere nicht befriedigen, da die Bewegung zwischen *a* und *b* bleibt. Sucht derselbe besonders das Psychische im Somatischen auf, so hat er sich sehr zu hüten, dafs er die Organe, welche er mit bestimmten psychischen Kräften in nächster Beziehung zu seyn glaubt, nicht für die Ursache dieser Kräfte nimmt. — Wir sehen es — diese Theorie der Wechselwirkung bildet das Somatische auf Kosten des Psychischen aus und läuft Gefahr, den alten Materialismus, der sich doch nur auf ein Organ, ein System beschränkte, für Seelenkrankheiten auf den ganzen Organismus auszubreiten, und die Psyche, welche früher dem Gehirn allein zugetheilt war, nun auf dieselbe Weise zu vertheilen in den einzelnen Gebilden des Körpers, im Kopf, Brust und Bauch. — Es ist möglich, und zwar mit demselben Scheine des Rechts, stets der entgegengesetzten Meinung zu seyn und so die Negativität der körperlichen und psychischen Ursachen, wo sie allein hervorgehoben werden, aufzuzeigen. Man mufs es sich gefallen lassen, in dieser Hinsicht für ironisch zu gelten, dafs man den beiden Widersprüchen einen dritten hinzufügt, dem wieder zu widersprechen ein müheloses Ding wäre. Ihr redet von den pathologisch-anatomischen Fehlern im Gehirn, als dem Ursächlichen des Wahnsinns. — Was ist dabei bis jetzt herausgekommen? Es gilt noch, was Haller sagte: nichts Bestimmtes. Ich kann über 260 gesammelte Fälle Rechenschaft geben, welche grofse Mühe ich mir anderer Zwecke wegen gemacht habe. Das Resultat aus diesen Beobachtungen, rein wie sie gegeben sind, verglichen, war = Null! Bei einer geringen Zahl von Fällen glaubte ich auf sichre Schlüsse gekommen zu seyn; diese Hoffnung verschwand jedoch mehr und mehr bei der Zunahme der Beispiele.

Du sprichst von exanthematischen, arthritischen Metastasen auf das Hirn, als Ursachen des Wahnsinns? Wie viele Menschen erleiden dieselben und werden nicht verrückt!

Der läugnet die ursächliche Einwirkung des Körpers zur Hervorbringung dieser Krankheit? Führt ihn zu einem Encephalitischen, zu einem am Nervenfieber Leidenden — er sehe das Delirium, und wie er sich dann auch zu seinem Vortheil scheinbar herausdisputiren mag, sey er ein Achill im Kampfe für ethische Ursachen, hier ist seine verwundbare Sehne.

Wie gewöhnlich ist es, den Wahnsinn bei Kindern in körperlichen Ursachen, in organischen Fehlern des Kopfs, in Würmern, in den Nerven zu suchen. Seht Euch nur zuweilen nach der Erziehung um! Ich weifs ein siebenjähriges Mädchen, das dadurch, dafs die entartete Mutter nicht nur mit Wort und That vor den Augen des Kindes die letzten Hefen weiblichen Schaamgefühls leerte, sondern auch die kleine Tochter so viel als möglich Theil nehmen liefs an diesen Gräueln — förmlich verrückt ward. Die natürliche Entwickelung ward zu gewaltsam unterbrochen. Der Zartheit des natürlich-unschuldigen Alters wurde die Roheit der unnatürlich-schuldvollen Jahre eingeimpft, und der unauflösliche Gegensatz stürzte sich in die Mitte und ward Verrücktheit, welche wirklich ein wunderliches Gemisch von Natur und Schuld in der Erscheinung darbot.

In den reinsten Fällen der Erotomanie, wo Du keine Spur von Sinnlichkeit entdeckst, in den keuschesten Formen idealen Liebeswahnsinns, bei den sittlichsten weiblichen Individuen, wenn die Kranken Engel sind und mit Engeln umgehen, wenn sie (um mit Werther zu reden) „ein Leben führen, wie es Gott seinen Heiligen aufspart," wenn sie auf Rosen in ihren Phantasien selig ruhen, und gekniffen das himmlische Lächeln behalten und sagen: *ce sont les épines des roses* — dennoch kann der erste Grund ein körperlicher seyn — Nichtbefriedigung des Naturtriebes, von dessen Regungen ihnen selbst kaum etwas zum Bewufstseyn gekommen ist. Das Uterinsystem ist Mitursache, das Individuum dennoch ganz sittlich zu nennen, und so sehen wir hier im Wahnsinn, gleich einem Schattenspiel an uns vorübergehen die ganze Metamorphose der Liebe, vom einfach sinnlichen Naturtriebe an, bis zur Sehnsucht nach der Vereinigung mit dem Göttlichen. —

Die ekelhaftesten Formen der Nymphomanie werden fast allgemein einer krankhaften Exaltation des Uterinlebens zugeschrieben. Es mag seyn; aber es kann auch Fälle geben, wo die Phantasie der Kranken das *primum movens* des Genitalsystems war, und zwar bei, in Wort und That unantastbaren, weiblichen Individuen aus den gebildetsten Ständen. Wie gar nicht selten mag es mit ihrem Innern beschaffen seyn, wie mit jenen Gebirgsdörfern, welche aus der hohen Ferne wunderschön und lieblich erscheinen, in der Nähe aber einen traurigen, übeln Anblick gewähren. Das Weib, je gebildeter es ist, bedarf um so weniger nicht des tausendsten Theiles gemeiner Erfahrungen, wie sie dem

Manne zu Gebote stehen, um aufgeregt zu werden; sondern wie der plastische Bildungstrieb im Körper vorherrscht, so auch die plastische Phantasie; hier und dort formet, bildet und gebiert es aus dem scheinbaren „Nichts" ein lebendiges Ganze. Ist das Weib nun so weit gekommen, dafs, um nach Plato zu reden, von dem Gespann das unbändige, schäumende Rofs (Leib) durchgehet, das besser geartete und edlerer Abkunft seyende (Seele) mit fortgezogen wird von jenem, und der lenkende Führer (Vernunft) sie nicht mehr bändigen kann, sondern die Zügel der Selbstbeherrschung reifsen und der Wahnwitz der Sinnlichkeit losbricht — dann ist die auf diesem Boden wuchernde Phantasie, nach obigem, so bodenlos unerschöpflich in Gemeinheiten durch Wort und That, dafs hiemit die verworfensten, an aller Sittlichkeit verwahrloseten Männer gar nicht zu vergleichen sind. —

Unter den fixen Ideen möchten viele, welche für psychisch gehalten werden, mit mehr Recht durch den Körper bedingt seyn. Als solche werden häufig gelten diejenigen, welche mehr oder weniger auf den Körper selbst sich beziehen. Die Fälle z. B., da Jemand sieben kämpfende Reiter im Leibe hat, oder ein halb dutzend Löffelstiele oder Vögel, Amphibien allerlei Art, mögen ihren primären Grund in einer Krankheit des Sympathicus und dadurch gestörten Gemeingefühls, oder in den Organen des Unterleibs haben. — Die Beispiele, dafs einer sich von Glas zu seyn wähnt, mögen ihren Grund haben in dem Gefühl von dürrer und pergamentartiger Trockenheit der gleichsam abgestorbenen Haut, welches wirklich sich schon findet bei schweren Hypochondristen und Hysterischen. — Ich sah in Paris eine Frau, die sich schon seit einer Reihe von

Jahren für einen Hengst hielt, und ich möchte glauben, dafs auch hier körperliche Ursachen obgewaltet, und zwar ein höchst mächtiger Geschlechtstrieb, der sich in sein Symbol verrückte. Dies ward mir noch wahrscheinlicher, da sie nur zu viel Beweise dieses krankhaft gesteigerten Triebes gab. Wer weifs, ob sie früher durch tüchtige Depression des Uterinsystems nicht hätte geheilt werden können! Interessant war aufserdem bei dieser Frau, dafs sie trotz dem, dafs sie ein Hengst war, eine Liebe zu einem Mädchen hatte, welche sie etwa nicht für ihres Gleichen, sondern für ein Mädchen hielt. — Andere dergleichen Beispiele mögen wieder ihren Grund im Psychischen haben. Ich kann z. B. für den Fall, dafs Jemand sich für ein Gerstenkorn hält und vor jedem Huhn läuft, keinen wahrscheinlichen Grund finden, als einen höchst krankhaft gesteigerten Grad von Furchtsamkeit.

Ein Herr von S— — hielt sich in der letzten Zeit seines Lebens für ein Schwein. Er litt früher an religiösem Wahnsinn, hervorgebracht durch mystische Grillenfängerei (Frömmelei). Er vernachläfsigte das Irdische, verwahrlosete seinen Körper, und ging unter in Schmutz und Demuth zugleich. Aus beiden erzeugte sich im verrückten Bewufstseyn die Idee — er sey ein Schwein und man fand ihn seitdem oft unter dem Bette liegen. Er starb, von Ungeziefer und dem Zehrfieber aufgezehrt. Ein furchtbares Beispiel! „Das Schrecklichste der Schrecken das ist der Mensch in seinem Wahn." — Umgekehrt sehen wir ironisch genug, dafs Menschen, welche früher im Schmutz der Sinnlichkeit sich wälzten, im Wahnsinn sehr fromm werden, Engel, Heilige, die Mutter Gottes, die Dreieinigkeit in Person. — Was sie vermissen wird zur Verrücktheit. Der Wahn selbst: die Sünde gegen den heiligen Geist begangen zu haben, kann körperlich wenigstens behandelt werden. Gebt ihm tüchtig zu essen, pflegt den Armen, erfüllt seine Wünsche und der Wahn wird sich verziehen. In andern Fällen entwickelt sich diese Form des Wahnsinns, bei schwacher Kraft, aus einem tief verschuldeten Leben. Da zeigt es sich bei der Behandlung, wie nothwendig dem Irrenarzte harmonische Bildung und Deutlichkeit der Begriffe seyen. Auf diese Menschen ist wohl durch Wort und vernünftige Lehre zu wirken. Hört man aber den Arzt seine Meinung über die Sünde gegen den heiligen Geist zu dem Kranken aussprechen, so bedauert man denselben um so inniger, je mehr man die Ansichten des Arztes belächeln mufs. Jammervoller kann kein Zustand seyn, als der dieser Unglücklichen. Sie gehören leider zu den am schwierigsten zu heilenden Fällen, da ihr Wahnsinn das Tiefste der menschlichen Natur zum Vorwurfe hat. — Man sage Solchen, dafs Judas nicht einmal die Sünde wider den heiligen Geist begangen habe. Man erwäge, dafs die Sünde, von welcher es heifst, sie werde nicht vergeben, weder in dieser, noch jener Welt, nur dann möglich sey, wenn die Sünde begangen wird, absolut aus Liebe zur Sünde; dafs in ihr der Troz und Widerspruch gegen das Heilige, einzig weil es ein Heiliges, das Substanzielle, Wesentliche zu dieser Sünde sey. — Nur ein Dichter der neusten Zeiten, ein Lord Byron durfte sich an die Ausführung des Gedankens heranwagen, die Idee dieser Sünde zu dramatisiren in seinem „Manfred."

Der Trieb zum Selbstmord oder besser die Todessucht, welche Du wohl in der psychischen Uebersättigung mit den Genüssen des Lebens setzest, kann aus reinem Ekel am physischen Leben hervorgegangen seyn — aus physischer Uebersättigung. Das Gemeingefühl des Körpers kann durch Ueberreitzung so abgestorben seyn, dafs die wandelnde Leiche, dafs das Gefühl des Todes, welches er mitten im Leben herumschleppt, die Sucht nach dem wirklichen Tode unwiderstehlich macht.

Du sagst, dafs eine zu dicke Hirnschaale den Selbstmord herbeiführen kann. Es mag seyn, wenn gleich man bemerckt, dafs Du nur solche Schädel von Selbstmördern aufsuchst, und dafs Dir nur solche gebracht werden, da man deine Lieblingsneigung kennt. So steht es mit den Beobachtungen und Sammlungen! Frägt man Dich aber, ob Du nicht glaubst, dafs, so gut wie der eigene schwere Schädel, auch die ganze Welt auf Jemand drücken kann, dafs er zum Selbstmord geführt wird, so antwortest Du mit Achselzucken oder sonstigen negativen Zeichen, aber damit ist nichts widerlegt. Der Selbstmord geht wohl auch hervor aus einer nothwendigen Entwickelung des Bewufstseyns, da das reine Gemüth den Schmerz unendlicher Sehnsucht nach dem unerreichbaren Ienseits nicht überkommen kann, und der Glaube an Ruhe im Grabe in einem verzweiflungsvollen Moment in selbstgewählten Tod hineinführen kann. Sollt' es nicht Menschen geben können, in welchen Du eine Anlage zum Selbstmord im starken Schädel vermuthest, die sich das Leben nehmen wegen jenes alten Götterspruchs: „das gröfste Glück, nächst dem nicht geboren zu seyn, ist ein frühzeitiger Tod?" Kanst Du es Dir nicht denken, dafs der Phädon des Plato, diese Sterbekunstlehre, in welcher gesagt wird, dafs alles Philosophiren auf den Tod geht, nicht Sterbekünstler nach seiner Idee erwecken könnte? Hältst Du es für unmöglich, daſs jemand für eine groſse That, aus Liebe zu Freunden, Geliebten, ohne daſs sie darum wissen, den Opfertod sterben kann, wenn ihn jenes Wort Johannes begeistert hat: „Niemand hat gröſsere Liebe als daſs er sein Leben läſst für seine Freunde"? Hältst Du alle diese für wahnsinnige Schwärmer? Sie mögen es seyn, wenn auch, nach Sokrates Worten, durch göttliche Schickung! Die meisten Selbstmörder werden die That freilich wohl bereuen nachdem es zu spät, das Leben noch da, der Tod schon gewiſs ist, und zwar aus dem Grunde: weil mit dem Thun das Moment der Befriedigung eingetreten ist. Hier steht die groſse Warnungstafel.

Wir haben gute Gründe, dieses Spiel mit den somatischen und psychischen Ursachen des Wahnsinns zu schlieſsen mit einem Beispiele, welches wir an einem weiblichen Wesen beobachtet haben. Diese Frau nämlich hielt ihr Ich, ihre Person für ein anderes Ich, für ein Du, ein von ihr ganz Verschiedenes. Mit diesem ihr feindlich entgegengesetztem Ich war sie in unaufhörlichem Streit. Sie sprach, zankte, tobte mit ihrem Ich, welches ihr ein Fremdes war, und erzürnte sich dabei so, daſs sie ihren eigenen Körper prügelte, kratzte, in dem Wahn: sich an dem Körper des andern „Ich" dadurch zu rächen; ja sie hätte sich um's Leben gebracht, in der Meinung die andere Person in sich zu tödten, wenn sie nicht beständig Tag und Nacht hätte müssen auf dem Zwangstuhle sitzen. Dieses Beispiel ist eines der tiefsten, reinsten und einfachsten vom Wahnsinn, welche mir vorgekommen sind. Es ist der unbedingteste Widerspruch an und für sich und mit sich selbst; es ist der zur Verrücktheit gewordene Skepticismus; es ist hier Einheit des Objects und Subjects, des Aeufsern und Innern, und zugleich die zum Wahnsinn gewordene Verzweiflung an der Auflösung der Gegensätze, indem es sich für ein Anderes hält, und jenes Du, was es selbst ist, und welches in ihm ist als das unbedingt Negative, dennoch in sich hat und an sich rächen mufs. Es ist das wahrhaft von sich Selbst getrennte, das aufser sich gesetzte Bewufstseyn, und zugleich das in sich Beharrende — es ist der unaufhörliche Gegensatz — der Wahnsinn des unglückseligsten Dualismus; es ist das in sich Zerfallenseyn des Leiblichen und Persönlichen in seine Elemente, mit der Unmöglichkeit der friedlichen harmonischen Einheit. Wie man diesen Fall betrachten mag, er stellt die reinste, einfachste Form der Verrücktheit auf, welche man nur sehen kann. Wie alles Vollendete, in seiner Art Ideale, ist auch sie selten genug. —

3) Die Heilungsweisen des Wahnsinns betreffend, so geht das Schwanken derselben aus dem Schwanken des Begriffs, der Aetiologie und Pathologie zum Ueberflufs als nothwendig hervor. Die verschiedenen Richtungen der Heilmethoden, im Allgemeinen und Besondern, erklären sich aus Obigem dieses ganzen Abschnittes, daher wir füglich kurz seyn können — denn die Heilmethode, die reine Empirie ausgeschlossen, beruhet auf Aetiologie und Pathologie. — Hier gilt nicht nur der Widerspruch von *a* und *b*, wie bei den somatischen und psychischen Ursachen, sondern *c*, *d*, *e*, *f*, *etc.* sind mit sich und mit *a* und *b* in Widerspruch mehr oder weniger. Das Reich der „Auch's" herrschet in der Therapie. Jeder sagt: meine Methode ist die beste, jeder zu den Uebrigen, meine ist auch die beste. Was wir oben bei dem Ursächlichen des Wahnsinns behaupteten, müssen wir wiederholen bei der Therapie, nämlich dafs

die Hauptmethoden derselben, die somatische, psychische und sogenannte indirect-psychische gleiche Ansprüche auf Recht haben, einzeln und an sich betrachtet, und dafs sie alle drei nothwendige Erscheinungen sind, so gut wie die ihnen entsprechenden Theorien. Daher stehen sie, vom Standpuncte der Geschichte aus betrachtet, gerechtfertigt da, wenn gleich sie, einzeln beibehalten, als einseitig erscheinen müssen. — Hier gilt jenes oft genug mifsverstandene Wort von Zimmermann: „Erfahrung ohne Vernunft betrügt, Vernunft ohne Erfahrung lügt;" jenes, weil der Erfahrung keine vernünftige Theorie zum Grunde liegt und die Erfahrungen vielfach von einander abweichen, dieses, weil die Theorien nicht vernünftig sind, und die selbst noch irre Erfahrung zu ohnmächtig, um jene zu zügeln; — überhaupt, weil keine Harmonie existirt zwischen Theorie und Praxis, so belügen und betrügen sie sich wechselseitig wie Herr und Diener, ohne dafs einer von beiden darum weifs. —

Obgleich diese drei Methoden sich durch ihre bestimmten Namen sondern, so borgen sie doch gegenseitig von einander, und keine steht ihrem Schilde gemäfs, was sie an der Stirne trägt, da. Der Wechselwirkung von Geist und Leib können sie sich alle drei nicht entschlagen. Ja es ist nur zu gewifs, dafs die Praxis mit der Theorie nicht selten im Widerspruch steht, und die sich als wissenschaftlich ankündigende Theorie folgt in der Praxis dem empirisch Hergebrachten, welches allerdings keinen Anspruch auf Allgemeingültigkeit machen kann. Die sich für streng somatisch ausgebende Methode greift auch zu sogenannten psychischen Mitteln, z. B. zu solche Kunststückchen, wie bei fixen Ideen wohl in Anwendung kommen. Solche Pfiffe sind nichts als Empirie, beruhen auf Gerathewohl und Zufall, und stehen in Parallelismus mit Unwissenschaftlichkeit. Denn wenn Du auch Vögel in's Geschirr legst, nachdem Du dem Kranken ein Purgiermittel gegeben hast, so läfst sich doch wohl auf einen noch vorhandenen grofsen Grad von Verrücktheit schliefsen, wenn der Kranke glaubt, dafs das die Vögel sind, welche in seinem Bauche sangen. Oft wird er durch diese kluge Cur noch bestärkt in seinem Wahn und kommt bald wieder und sagt: jetzt habe ich weit mehr als das erste Mal im Leibe. — Gesetzt es hülfe, wäre diese Cur wider Dein Wissen dennoch nicht eine somatische und Du so Deiner Methode treu geblieben? Könnte etwa nicht die Ursache des verkehrten Gemeingefühls gehoben seyn durch das Mittel selbst, welches Infarcten gelöset hätte? Könnten nicht Blähungen durch das Mittel abgegangen seyn und mit ihnen zugleich der vermeinte Vögelgesang? Es ist wenigstens denkbar, dafs das Mittel auf rationelle Weise so zuerst mitwirken kann zur Hebung der fixen Idee, indem es derselben die körperliche Nahrung entzieht. Wirken denn die Mittel aus der Pharmacopöe nicht psychisch ein? Jedes bedeutende Mittel hat gewifs eine bestimmte Wirkung auf das Psychische durch das Temperament, Naturell etc., und manche mögen so specifisch wirken, wie Ipecacuanha, z. B. die narcotischen Mittel, die drastischen. —

Der psychische Theoretiker sollte auch psychischer Praktiker seyn, allein es kommt vor, dafs in der Praxis ihm die Theorie verschwindet, er die Wechselwirkung als wesentlich anerkennt und sich so der somatischen Heilmethode nähert oder einer dritten, der antagonistischen, sogenannten indirect-psychischen. Diese steht in praktischer Hinsicht auf dem Standpuncte rationeller Empirie, nähert sich den Methoden der Engländer, obgleich sie in Deutschland am vollendetesten ausgebildet ist. Diese Methode flieht die Theorie. Sie läfst das Wesen der Sache auf sich beruhen und hält sich an die Erscheinung, wie sie ihr nun erscheint, und theoretisirt nur aus Sitte und um das Negative aller Theorien aufzuzeigen. Dessenungeachtet mufs ihr in der genetischen Entwickelungsgeschichte der Lehre vom Wahnsinn ein theoretisch-historischer Platz angewiesen werden. Die Stufe nämlich in der Geschichte der somatischen Medicin, welche vorüber ist, und welche das Leben als ein in der Wechselwirkung gegebenes mit überwiegender Abhängigkeit von den äufsern Reizen auffafste, hat sich metamorphosirt in die Behandlungsweise des Wahnsinns. Statt des Wortes „Leben" steht hier das Wort „Seele," und statt der Aeufserlichkeit überhaupt, der Körper. Der Mensch erscheint demnach in dieser Methode als ein in der Wechselwirkung von Seele und Körper bedingter, mit überwiegender Abhängigkeit vom Leibe. — — Es ist der Standpunct Galen's in Bezug auf das Psychische, angewendet auf die Heilmethode des Wahnsinns; zugleich ist dieselbe aber auch ein Rest der Brown'schen indirecten Schwäche, welche sich hier präcipitirt hat und zwar in der Weise: dafs wie dem Brown indirecte Schwäche entstand durch Ueberreizung und dieselbe durch Reizmittel geheilt ward, so heilt diese Methode, ihrem Antagonismus gemäfs, die psychischen Krankheiten durch starke Reizung, durch Schmerzen, welche den Körper und die Seele heftig und unangenehm afficiren. Die psychische Methode ist also in der That eine indirecte, negative. Auch die Einfachheit theilt diese Methode mit der Brown'schen. Sie ist die am meisten in sich abgeschlofsne, bestimmte Heilungsweise; doch ruft sie, ihrem rationell-empirischen Standpunct gemäſs, wenn es ihr passend scheint, auch die mild und direct psychische, der Pinel'schen ähnliche Methode zu Hülfe, und gewiſs zu ihrem und der Kranken Vortheil. Daſs körperliche Züchtigung absolut ausgeschlossen bleiben soll aus dieser Methode, ist nicht recht einzusehen, denn „Prügel" ist doch gewiſs ein indirect-psychisches Mittel. Es mag wohl zum Theil geschehen, weil die Wärter sonst gar zu freigebig seyn möchten; vielleicht auch, um in der öffentlichen Meinung, die sich an ihre Empfindungen hält, da sie nichts von der Sache versteht und Gefühle zu Markte bringt, nicht etwa das Urtheil zu wecken, als ob es hier auf Menschenquälerei abgesehen sey, was nur Unkenntniſs der Methode oder gehässige Gesinnung behaupten könnte. Daſs stets Schläge erfahrungsmäſsig schädlich wirkten, ist doch nicht der Fall; denn eine tüchtige Ohrfeige, dem Wahnsinnigen zu rechter Zeit gegeben, hat ihn geheilt, wie China den Wechselfieberkranken, wenn die sonstigen concurrirenden Umstände fortgeschaft sind. Es giebt Wahnsinnige, wie es Kinder giebt, denen gar nicht anders beizukommen ist, als dadurch, daſs man sie, um mit Lichtenberg zu reden, an die Welt erinnern muſs, aus welcher die Prügel stammen. Daſs es das letzte Mittel bleibe, versteht sich. — Bei andern besteht die sogenannte psychische Curmethode nur in Redensarten; das Somatische und die Hausordnung und Disciplin thun das Beste. Manche psychische Methode concentrirt sich in dem Begriff von Beschränkung. Es ist eine andere Frage, ob alle unter diesem Worte begriffenen Mittel diesen Namen verdienen. Allgemein angewendet, wäre sie nicht besser, als wenn man die reizentziehende, antiphlogistische Cur der Entzündungen auf alle Krankheiten ausdehnen wollte.

Die anerkannt tüchtigsten, erfahrensten Irrenärzte dieser drei Haupttheilungsmethoden sind rein praktisch in die gröfsten Widersprüche unter einander verwickelt. Was der eine lobt tadelt oft der andere, und jeder aus unläugbarer Erfahrung, auf welche er sich beruft. Denjenigen, welcher sich hiervon überzeugen will, verweisen wir, wenn er kein Studium aus den Seelenkrankheiten macht, auf die erste psychische Heilmittellehre, von Schneider. Das geschichtliche Studium der Behandlung des Wahnsinns hat für die Gegenwart etwas Demüthigendes. Man erstaunt über den ungeheuren Vorrath somatischer und psychischer Heilmittel, von welchen besonders diese an Gehalt viele der in der gegenwärtigen Zeit gebräuchlichen übertreffen. Eine Menge früher angewandter körperlicher Mittel ist verschwunden; dasselbe wird von einem grofsen Theile der heutigen für die Zukunft gelten; die Geschichte der Behandlung dieser Krankheiten seit zwanzig Jahren beweiset schon die Wahrheit dieser Voraussetzung. Der mechanische Heilapperat war nicht so reich bei den Alten ausgestattet als bei uns. Auch möchte derselbe, aufser dem Zwangstuhl, der Zwangweste und einigen andern nicht so hoch anzuschlagen seyn, als wohl geschieht. Die Indicationen zu ihrer Anwendung stehen noch gar nicht einmal fest. Es giebt Fälle, in denen der Drehstuhl, die Drehmaschine zugleich als Straf- und als Brechmittel indicirt seyn mögen; aber bei manchen macht dieselbe gar keine Wirkung, bei andern nicht die bezweckte, also vielleicht schädliche; bei einem dritten könnte sie zweckmäfsig wirken, allein er macht entweder die Augen zu und nun erfolgt gar keine Wirkung, oder im Drehstuhl fixirt er während der Drehungen unausgesetat einen Stab in der

Thüre desselben, und seitdem er dies thut sind die Folgen des Ekels und Erbrechens, welche früher nie ausblieben, gänzlich verschwunden. — Diese mechanischen Mittel sind jedoch nicht ohne geschichtliches Interesse, da auch wohl die Weise, durch mechanische Mittel auf den Wahnsinn zu wirken, durchgemacht werden mufste. Selbst die Verehrer scheinen schon gleichgültiger gegen die Anwendung geworden zu seyn. Gewifs werden sie später durch bessere, man möchte sagen geistreichere Mittel ersetzt, und vielleicht nach Jahrhunderten in Rüstkammern als Raritäten gezeigt zur Verwunderung der Zeitgenossen.

Die Beobachtungen und Krankengeschichten sollen eine Naturgeschichte, d. h. eine nothwendige Entwickelungsgeschichte der Krankheit und ihrer Heilung seyn. Von solchen Krankheitsgeschichten kann bei dem Wahnsinn nicht die Rede seyn, da derselbe nicht wissenschaftlich begründet ist. — In der Beobachtung und in der Krankengeschichte repräsentiren sich der Geist, die Kenntnisse und der praktische Blick des Arztes; die Krankengeschichte ist die Probe des Irrenarztes. Jeder sieht und erfährt nur, was er seinem Wissen nach sehen und beschreiben kann; denn niemand kann jenseit seines Gesichtskreises sehen. Daher die verschiedenartigsten Beobachtungen und Wirkungen der Mittel in den Krankheitsgeschichten des Wahnsinnes zu finden sind; mit der gröfsten Behutsamkeit ist denselben daher nur zu trauen. Physisches, Psychisches, Intellectuelles wirkt physiologisch, pathologisch, therapeutisch in den mannigfachsten Beziehungen untereinander und zu der Aufsenwelt, in einer Geschichte des Wahnsinns und dessen Behandlung zusammen. Wer kann sagen, er habe die Totalität dieser Erscheinungen erfafst? — Es giebt eine Heilkraft der Natur, dem leiblichen Leben eingeboren — ihr göttlicher, im Grofsen alle Fehler der Theorie und Praxis überwindender Segen ist anerkannt in leiblichen Krankheiten. Es giebt auch eine Heilkraft der Seele, die höhere Metamorphose jener, auch eine göttlich eingeborne Gabe. Sie wirket gleich mächtig im Wahnsinn, doch nicht den Sinnen offenbar, ihrem Princip, der Seele, gemäfs; in der Stille entwickelt sie sich, und vielfach hat wohl diese Seelenheilkraft des Menschen im Menschen, den Wahnsinn gelindert und gehoben, während der Arzt die Cur den Mitteln zuschreibt, der *Digitalis*, dem Opium, der Autenrieth'schen Salbe, den Carlsbader Brunnen, der Schaukel, den Sturzbädern oder der Gewalt seiner psychischen Beredsamkeit. —

Wie das Heilen des Wahnsinns im Ganzen beschaffen, beweiset das Wort „Unheilbarkeit," welches über denselben nach Jahr und Tag ergeht. Blödsinnige, organisch-Depravirte mufs man wohl ausnehmen, doch keinen Andern. Wenn gleich der Arzt für sich, wie bei den Schwindsüchtigen, die subjective Ueberzeugung der Unheilbarkeit haben kann, so mufs er dennoch dem Kranken stets bis ans Ende rettend und liebend zur Seite stehen. Es ist erlaubt, von möglicher Unheilbarkeit zu sprechen, wenn man es mit Familien und Aerzten zu thun hat, die in der besten Heilungszeit, im Anfange, zu saumselig verfahren, um sie vielleicht aufzuschütteln zum Wohl des Kranken. Aber ergehet denn sonst nicht durch den Ausspruch: „Du bist unheilbar," das Todesurtheil der Seele über einen solchen Unglücklichen? Denn was ist die Folge dieses Urtheils? Er wird durchaus gänzlich vernachläfsiget — als todt betrachtet. Mit himmelschreiendem, als wahre Sündhaftigkeit anzuklagendem Leichtsinne werden Wahnsinnige, mit dem Attest der Unheilbarkeit versehen, aus der Irrenheilanstalt in eine Aufbewahrungsanstalt gesandt. Wie manche Seele mag dort das furchtbarste Geschick getroffen haben: lebendig begraben zu werden! Das leise, traumartige Erwachen des freiern Selbstbewufstseyns ward nicht vernommen in dieser Gruft, der erste Klagelaut der Vernunft traf kein Ohr, und der Geist sank in die dunkle Nacht auf immer zurück, bis er — wer weifs wie — erwachte zum ewigen Lichte. — — In den Irrenanstalten sehen solche schwer Gerichtete dem Arzte stille nach, wenn er vorübergeht, ohne sie seines Anblicks zu würdigen, mit einem Blicke, welcher wohl dahin deutet, dafs sie fühlen: es sey nicht Recht; andere laufen in unsäglicher Angst hinter demselben her; ein dritter Theil schimpft und tobt, dafs ihm nicht geholfen werde, — und der Arzt sieht sich lächelnd um nach beiden Seiten und spricht: sie sind unheilbar. Ja die Irrenanstalten thun sich wohl was zu Gute auf solche Unglücklichen. — Diese Exemplare stehen in gewissem Werthe, wie wohl alte, aufser Cours gesetzte Münzen, und werden Fremden vorgezeigt als Cabinetsstücke. Hier handeln die Verständigen in der Anstalt, wie die Narren in derselben unter einander. Ich sah selbst einmal einem heftigen Streite von zwei Wahnsinnigen zu; endlich sagte der eine: ich bin zwanzig Jahre hier; da verstummte der andere, jüngst Angekommene. So verleihet selbst die lange Dienstzeit im Wahnsinn Autorität über den Neuling. —

Nachdem wir uns in diesem Abschnitte, mit der Ueberschrift „Wahnsinn," selbst auf den Standpunct der Empirie gestellt, haben wir das Schwankende, Ungewisse, in der Bearbeitung desselben als solchen rein an sich, nach allen Seiten hin sich offenbaren gesehen, ganz aus den historisch-factischen Ergebnissen, wie sie der Gesammtmasse nach vor uns liegen. Wir haben uns mit Wissen und Willen zum Diener jener dialektischen Bewegungen gemacht, welche die Unterschiede der Ursachen und Heilungen des Wahnsinns zu bestimmen suchen, und allein schon durch diese dialektisch-skeptischen Mittel das Negative dieser Reflexionsbestimmungen gezeigt, indem wir der entgegengesetzten Meinung die entgegengesetzte gegenüberstellten. Vielleicht sind wir auf diesem Wege hie und da Herr geworden über gangbar angenommene Behauptungen, jedoch nur auf eine Art, dafs wir uns unsere eigenen Behauptungen durch die nämlichen Kunststücke sophistischer Dialektik wieder rauben, oder wenigstens das Einseitige in ihnen durch Hinzufügung von diesem und jenem „Ob" und „Wenn" und „Auch" und „Aber" aufzeigen könnten. Wir sind, selbst ohne in das Wesen und die innern Gründe der Sache einzugehen, als vielleicht nur beiherspielend und mehr zufällig, zu dem Bewufstseyn der Negativität des Wissens von dem Wahnsinn, zu der Ueberzeugung des Wissens von dem Nichtwissen dieses Gegenstandes gekommen. Die Wahrheit dieser Behauptung als Thatsache, als Erfahrungsresultat, möchte um so begründeter seyn, da wir geflissentlich von jeder fremden oder etwanigen eigenen Theorie gänzlich abstrahirt haben, um nicht irgendwie bestechen oder überzeugen zu wollen, sondern um durch unparteyisches Angreifen mit denselben Waffen zu demselben ungesuchten Geständnifs zu gelangen. —

Dafs im Allgemeinen nur so wenig bei der reinen Bearbeitung der Seelenkrankheiten herausgekommen, ist auch gar nicht zu verwundern. Seit einer Generation, seit 30 Jahren, ist der Gegenstand erst lebendiges Eigenthum der Geschichte geworden. Wie könnt' es da anders seyn! — Bedenken wir doch, daſs die Medicin, seit Jahrtausenden in theoretischer und praktischer Entwickelung begriffen, so viel des Schwankenden hat, daſs ein gut Theil von dem, was wir über den Wahnsinn gesagt, auch auf sie Anwendung findet; obgleich sie freilich nach allen Seiten hin solider und mächtiger sich zeigt, und *ceteris paribus* die Lehre vom Wahnsinn zur Medicin sich verhält, wie ein rascher, unbesonnener Jüngling zu einem ruhigen, alten, ehrwürdigen Greise. — Der wesentliche Grund aber, weshalb das allgemeine Resultat der Lehre von den Seelenkrankheiten nur das Wissen des Nichtwissens ist, liegt im Wesen der Sache selbst. — Das ganze Studium begann nämlich mit dem Schluſs, ohne die groſse Bahn alles nothwendig Vorhergehenden im Geiste durchschritten zu haben. Die Bearbeitung des Wahnsinnes an sich war ohne jeglichen Grund und Boden, nothwendig daher dem Schwanken preisgegeben. So ward das Letzte zum Ersten, das Ende zum Anfang ge- und verkehrt, und der Zweck früher gewollt, als man sich der Mittel zu demselben bewuſst geworden war. Vorangehen muſsten einem glücklichen, sicheren Gange des Studiums des Wahnsinns: Untersuchungen über den Begriff des gesunden Menschen, über das harmonische Verhältniſs des ganzen Menschen zu sich selbst im gesunden und kranken Zustande und zu der Auſsenwelt, d. h. der Natur, Menschen- und Lebensverhältnisse überhaupt zu dem Menschen, in physiologischer, pathologischer und therapeutischer Hinsicht.

Wenn aber die Bearbeitung des Wahnsinnes an sich, kein anderes Resultat zur Folge haben konnte für jetzt, als das Wissen des Nichtwissens, warum hat der Geist der Geschichte der Medicin ihr diese Arbeit zugemuthet, warum ihr denselben aufgedrungen zum Studium?

Grofs mufs allerdings die Absicht der Geschichte gewesen seyn, da sie der Zeit so Grofses aufgegeben hat! Was war denn die grofse Absicht der Geschichte, als sie den Wahnsinn ihr zum Vorwurf gab? Diese:

Der Medicin ward der Wahnsinn hingeworfen, um ihr auf die ergreifendste Weise die Augen zu öffnen, für die zeitgemäfse höhere Evolution derselben. Der Wahnsinn war nichts, als der Köder, den sie in die Gegenwart hinein warf, damit die Psyche durch denselben für Medicin überhaupt gefangen würde.

Wie es in der wissenschaftlichen Entwickelungsgeschichte des Einzelnen Zeiten giebt, da in den Bildungsgang plötzlich inhaltsreiche Keime gesenkt werden, von denen er (wenn gleich ahnend, dafs er sie nicht entwickeln kann) sich dennoch unwiderstehlich getrieben fühlt sie auszubilden, und sich schmerzlich mit ihnen abmühet, bis wohl Ungeahntes, Ungewolltes, Ungesuchtes sich nach Jahren knospend hervordrängt, und die früheren Herzblätter verwelken — gerade so ist's auch der Geschichte der Medicin ergangen, als das Studium des Wahnsinnes sie unabwendbar ergriff. —

Die Seele ist der Medicin geboren aus dem dunklen Schoofse des Wahnsinns; die gröfsten Irrenärzte waren die Geburtshelfer derselben, sie die Berufenen im Dienste der Geschichte, gewifs ein beneidenswerther Lohn! — Wohl ist es etwas Schönes, dafs der Wahnsinn Gegenstand der Heilkunst in neuesten Zeiten geworden; Schöneres, dafs den erbarmungswerthen Zustand dieser Unglücklichen zu lindern europäisches Staateninteresse geworden ist; aber die bei weitem schönste, nicht genug zu preisende Wohlthat ist die, dafs die lebendige Seele seitdem sich der Medicin nähert; dafs jene sich in dieser überall zu regen beginnt, das sind die characteristisch-hervorstechenden Momente in der Gährung der Gegenwart, das die wesentlichen, inhaltsreichen

Elemente der Zukunft in der Gegenwart, welche die Medicin zunächst dem Wahnsinn verdankt. — Mit Bewunderung erfüllt uns hier wieder die weise Vorsicht in dem Gange der Geschichte, wenn wir uns erinnern, dafs sie gerade zu der Zeit den Wahnsinn als Köder der Psyche auswarf, als die Medicin so weit war, dieselbe sicher fassen und halten zu können, nämlich nachdem sie die einseitigen materiellen Systeme überwunden und die Reihe eben geschlossen hatte mit der Theorie der Nerven und des Hirns, dieses Werkzeuges und Trägers der Psyche. — Es geschah zur Zeit, als die durch Brown hervorgerufene Revolution der Medicin in Deutschland sich auszubreiten begann, zur Zeit der französischen Revolution. —

Wie die Brown'sche Theorie von England ausging, in Deutschland aber besonders herrschte, um höhere Metamorphosen aus ihr zu gestalten, so gebürt allerdings Frankreich und dem Pinel die Ehre der ersten, ins geschichtliche Leben tretenden, Bearbeitung des Wahnsinnes; aber in Deutschland schlug das Studium tiefere Wurzeln — Deutschland ward die Heimath der für die Medicin zu erziehenden Seele. Es konnte nicht anders seyn. Kein Land war so vorbereitet und berechtigt, die Seele mit der Medicin zu verbinden, als Deutschland. Hier hatte die Medicin, auf ihrem wissenschaftlichen Wege, seit Brown sich fortgebildet, hier erschien die Theorie der Lebenskraft und des Lebens in den mannichfachen Modificationen. Ist das Leben nicht in der Entwickelung der Naturkräfte der Vorbote, der Verkündiger der Seele, ist dasselbe nicht der unzertrennliche Gefährte der Seele, giebt es eine Seele, ohne daſs vorher und zugleich Leben war und ist? —

Auſserdem war in der Philosophie seit Wolff und dessen Psychologie und Moralphilosophie, ferner seit der Zeit der Aufklärung die Bearbeitung der Seelenlehre Lieblingsgegenstand der Zeit geworden. Obgleich das hinreiſsende Studium der menschlichen Seele sich nur an der Oberfläche der Erscheinungen herumtrieb, der Schwarm der einzelnen Seelenkräfte nur von auſsen hinein empirisch angeschauet, nicht von innen heraus begriffen werden konnte, da der Begriff der Seele ein unbegriffener war, und der ganzen Psychologie kein Einheitsmoment zu Grunde lag, so war diese Behandlungsweise der Seelenlehre eine historisch-nothwendige. Es war die Zeit, da die Seele zerlegt wurde in ihre einzelnen Bestandtheile, der Inbegriff ihrer Kräfte gleichsam anatomisch untersucht. Wie wir beim Beginne der dritten Epoche gesehen haben, daſs Anatomie des menschlichen Körpers mit der gröſsten empirischen Genauigkeit getrieben werden muſste, ehe der einzige Harvey der Physiologie den Geist einhauchen und Haller ihr die groſse Ausbildung der Form geben konnte — so muſste auch wohl gegen das Ende dieser dritten Epoche die sorgfältigste, kleinlichste Darstellung der einzelnen Seelenkräfte gegeben werden, bevor von einer lebendigen, harmonischen Naturgeschichte der

Seele nur die Rede seyn konnte. — Obgleich Kant durch die Behauptung: dafs die Heilung des Wahnsinns nicht den Aerzten angehöre, beweiset, wie fern er von dem wahren Begriff der Seele war, so wirkte er doch sehr auf die Richtung der Medicin, durch die Wechselwirkung von Geistigem und Leiblichem, womit er sich viel und geistreich zu schaffen machte. Aus der Schelling'schen Naturphilosophie ward freilich der Begriff der Indifferenz von der Medicin als der Begriff des Lebens betrachtet; aber in der Schelling'schen Indifferenz lag der Begriff der Seele ruhend und machte so den Trieb, sie zu wecken rege. Ihrem Wesen am ähnlichsten erschien in dieser Philosophie die Seele in dem Begriffe von Kunst. Nur in Deutschland, dieser Freundin des Gedankens, war es möglich, dafs das Studium des Wahnsinns tiefer zurückgreifen konnte nach dem Wesen desselben.

Dies geschah sogleich bei denen, welche den Wahnsinn zuerst bearbeiteten, bei Langermann und Reil. Den augenscheinlichen Beweis, dafs der Wahnsinn nur der Köder sey, um die Psyche daran für sich zu fangen, gaben die beiden jetzigen Repräsentanten dieser Studien: Nasse und Heinroth. — Denn war er ihnen etwas anderes? Begannen sie ihre psychische Bahn nicht mit dem Wahnsinn, wurden sie aber von diesem Endpuncte nicht nach dem Anfange getrieben? Das ist das ächt historische Verdienst, was sie haben, dafs sie, vom Wahnsinn (wobei nur das Wissen des Nichtwissens herauskam) geführt auf die Beziehungen des psychischen und physischen Lebens, der Physiologie und Psychologie, den Sinn für die Psyche vor Allen unter Deutschlands Aerzten in der gegenwärtigen Zeit ausbreiteten, und das Psychische mächtig ausbildeten durch eigene Arbeiten, welche auf sehr voneinander abweichenden Grundansichten ruhten. —

Daſs eine **Zeitschrift** für psychische Aerzte 1818 erscheinen und glücklichen Fortgang haben konnte, ist schon an sich Beweis, daſs die Aufnahme des Psychischen eine, aus der Richtung der Medicin zeitgemäſs hervorgehende, Erscheinung war. Sie ist die erste dieser Art, so lange es eine Geschichte der Medicin giebt; sie konnte, nach dem, was wir so eben gesagt, nur in Deutschland entstehen, und daſs sie hier entstand beweiset anderer Seits, daſs der Gegenstand tiefere Wurzeln gefaſst hatte als anderswo. Das Journal charakterisirt in der Gesammtheit seiner Mitarbeiter und deren Aufsätze die *Camera obscura* der verschiedenartigsten Richtungen und Bestrebungen in diesem Gebiete. — So viel Vortreffliches praktischen Inhalts in derselben sich findet, so ist doch dies rein Praktische, gleich von Eröffnung des Journals an, nicht der eigentliche Geist desselben, sondern dieser bekundet sich sogleich als das Ringen und Sehnen nach der Erforschung der Beziehungen des Psychischen und Physischen, der Wechselwirkung beider, ihrer Einheit und Trennung. So unglücklich und glücklich, ohnmächtig und kräftig sich dies Ringen und Sehnen offenbaren muſste, da beim Beginn eines neuen wissenschaftlichen Lebens Irrthum und Wahrheit Arm in Arm wandeln, so leuchtet doch aus allen diesen Bestrebungen der Wunsch hervor: die Seele der Medicin theoretisch und praktisch zu assimiliren. In der That war sie lange „Zeitschrift für Anthropologie," bevor sie diesen Namen (1823) annahm. Wie das Studium des Wahnsinns diese Zeitschrift für psychische Aerzte hervorgebracht hatte, so bestätigt sich auch an ihr die Behauptung: dafs der Wahnsinn den psychischen Aerzten nur das Mittel war, um die Seele für den Menschen zu gewinnen, d. h. die gewöhnliche Physiologie mit der gewöhnlichen Psychologie zu versöhnen und zu einen, damit in der Gegenwart für eine zukünftige, wahre Anthropologie gearbeitet werden könne. — Sie kann nur ein Arzt geben, nun und nimmermehr ein Philosoph; wenn gleich Idee und Vermögen von der Philosophie ausgehen mögen. —

In der Person des entgegengesetzten Repräsentanten zeigt sich dasselbe. Auch ihm war der Wahnsinn nur Vorbote des tieferen Eindringens in die Natur und das Wesen desselben, und von da in das Wesen des Menschen und seiner Seele in Gesundheit und Krankheit. Heinroth's „Seelenstörungen" erschienen in demselben Jahre, da die Nasse'sche Zeitschrift eröffnet ward. Das Buch ist der Schlüssel zu seiner ganzen, späteren geistigen Entwickelung in diesem Gebiet. Wie dies Werk mit dem ethischen Theile schliefst, so hat er sich in seinen äufserst schnell, Jahr aus Jahr ein, nachfolgenden Werken mehr und mehr in dem Ethischen festgesetzt. In seinen neusten Schriften hat er dieser Richtung die möglichste Vollendung gegeben; er schwebt auf der höchsten Spitze des ethischen Princips, von wo aus ihm die in weiter Ferne, tief unten liegende Materie als Hypothese erscheint. Weiter kann er auf diesem Wege nicht; entweder mufs er von dieser Höhe sich umschauen, oder er mufs überschlagen und sich verfliegen nach einer andern Richtung. Er hat das grofse, unbestrittene Verdienst um die Medicin, dafs er ein wesentliches, auf den Menschen und seinen Wahnsinn, in Gesundheit und Krankheit so einflufsreiches Moment, mit seiner ganzen Schärfe entwickelt und die entgegengesetzte, (Alles, Leben, Seele, Geist in der Materie sehende und suchende) Ansicht aus ihrer schweren Ruhe aufgeschreckt hat, indem er das Ethische wenigstens mit gleicher Consequenz und mehr nach einem Princip übertragen hat auf das Leben des Menschen überhaupt und dessen Erscheinungen im gesunden und kranken Zustande. — Wer, der mit den vorhandenen Schätzen in diesem Gebiete Bescheid weifs, möcht es läugnen, dafs in den Heinroth'schen Schriften eine Fülle geistreicher, neuer, der fruchtbarsten Entwickelung fähige Gedanken enthalten sind; aber der Feuereifer für seine Lieblingsideen, welche sich überall weitläuftig über seine Werke ergiefsen, bedecken und verhüllen vielfach die besten Gedanken, und mit Mühe werden sie oft aus dem breiten Strome der Rede herausgefischt. — Vom wissenschaftlichen Standpuncte aus betrachtet, bedarf aber das Studium der Heinroth'schen Werke einer grofsen Ruhe und Besonnenheit des Geistes. Denn die geistvolle Individualität des Verfassers, sein glänzendes Talent rednerischer Darstellung, die Schönheit des Gemüths, die Reinheit sittlicher Gesinnung, von deren warmer Glut alle seine Schriften durchdrungen sind, reifsen unwillkührlich hin; der Geist wissenschaftlich-ernsten Urtheils wird überrumpelt, gefangen genommen und mufs gebunden folgen, ohne jene Freyheit zu haben, welche weifs: dafs Begeisterung des Gemüths nicht Wahrheit des Gedankens, die Medicin nicht Ethik, die Erbauung nicht Erkenntnifs, das Catheder nicht eine Kanzel, der Arzt nicht Geistlicher, die Diätetik nicht Pädagogik sey, so schön und herrlich dies Alles an und für sich und in anderen Beziehungen seyn mag. — Wir Aerzte haben hier nur die Medicin im Auge; sie ist unser Anfang und Ende, unser Mittel und Zweck. Heinroth ist der erste, einzige in der Geschichte, welcher eine psychisch-gerichtliche Medicin geschrieben hat — ein Werk, schon allein deshalb von ächt historischer Bedeutung, welches ihm seinen Namen bei der Nachwelt sichert. Es hat aufserdem den grofsen Vorzug, dafs es der Inbegriff ist des Vorzüglichsten, was er über psychische Medicin im Allgemeinen und den Wahnsinn ins Besondere gedacht und geschaffen; und zwar hat die paragraphische Ordnung und Kürze den sonst unaufhaltsamen Ergiefsungen der Sprache den Zügel angelegt. — So sehen wir, dafs auch Heinroth von den Seelenstörungen zu anthropologischen, psychischen Forschungen im Gebiete der Heilkunde auf seine Weise geführt ist, und dafs in ihm besonders auch „Elemente der Zukunft in der Gegenwart" ruhen. Weiteres wollten wir hier nicht, keine Kritik seiner Werke geben, bemerken nur noch, dafs sein philosophischer Standpunct der Jacobi'sche und Fichte'sche in dieses populären Schriften ist, wenngleich er ihn eines Grundirrthums beschuldigt. In der Bildungsgeschichte der menschlichen Natur folgt er der Entwickelungstheorie, welche von der Naturphilosophie ausgegangen ist. —

Wie diese Repräsentanten der Bearbeitung der Seelenkrankheiten, so haben auch die übrigen Irrenärzte und Freunde dieses Gebietes, mehr oder weniger den Grundansichten jener sich anschliefsend, selbige verändernd und ausbildend im Einzelnen, oder mehr einen eigenen Weg gehend, die psychischen Erscheinungen überhaupt nach ihren Beziehungen zum Organismus im gesunden und kranken Zustande näher behandelt, die Seelenkrankheiten selbst entweder mit hineingezogen, oder ausgeschlossen, oder sie sind noch nicht bis zu ihnen gekommen. So z. B. ist vom niedrigst-psychischen Moment aus, also wirklich von der Tiefe aufsteigend, die Lehre von den Temperamenten mehrfach bearbeitet, und von ihnen aus die Verhältnisse, Unterschiede, Gränzen des thierischen und menschlichen Seelenlebens betrachtet (Jacobi). Der Einfluſs des Psychischen auf das Physische und umgekehrt, ist das Object vielfacher anthropologischer, pathologischer, therapeutischer Untersuchungen geworden. Es sind daher Träume, Magnetismus, Somnambulismus, die Lehren von den Temperamenten, Gemüthsaffecten und Leidenschaften, in ihren medicinischen Ein- und Rückwirkungen auf Körper und Seele, besonders zur Sprache gekommen. Es sind nicht übersehen die Einflüsse der Kunst, Religion, Wissenschaft auf das Psychische und selbst auf das Somatische; man hat sich umgekehrt beschäftigt mit der Wirkung der Nahrungs- und Arzneimittel, der kosmischen und athmosphärischen Beziehungen auf die Stimmungen und Bewegungen der Seele; ja man hat nicht nur gefragt nach der Wirkung der Krankheiten auf die Psyche, sondern auch nach der Anwendung psychischer Mittel in rein körperlichen Uebeln, freilich nur auf fragmentarische, unzusammenhängende Weise, vom Standpuncte der Empirie und des historischen Sammelns.

Wenn wir auf der einen Seite sehen, daſs die Forschungen der psychischen Aerzte, daſs die Studien über den Wahnsinn hineinspielen in das Gebiet der Medicin im Ganzen, so sehen wir auf der andern Seite, daſs praktische Pathologen und Therapeuten, Professoren der praktischen und theoretischen Medicin auch den psychischen Weg einschlagen in den mannigfachsten Richtungen. Als eine höchst eigenthümliche Erscheinung dieser Art ist zu nennen das Werk über den Geist des Menschen, in seinen Verhältnissen zum physischen Leben, oder die Physiologie des Denkens von Hartmann in Wien (1820). Er ist wohl der erste praktische Arzt, welcher von der Medicin aus am bestimmtesten auf die Einheit des Bewufstseyns gedrungen hat, aus welchem „Einem" alle Thätigkeiten des Geistes, alle Anschauungen, Begriffe und Ideen entstehen, und wohin sie zurückkehren. In der Physiologie des Denkens hat er, als ernster, besonnener Forscher, die Gränzen zu bestimmen gesucht, innerhalb welcher das Gehirn das Psychische bedingt und die höheren Geistesverrichtungen vermittelt. Auf diesem ruhigen Wege des Selbstdenkens ist er zu der Ueberzeugung gekommen, dafs die höheren Erkenntnifsvermögen nicht als Resultate organischer Thätigkeit gedacht werden können. — Neue Gedanken gebend und weckend sind auch seine Untersuchungen über die Ursachen der verschiedenen Anlagen, Fähigkeiten, Talente, als in Verbindung stehend mit den Nerven und Sinnen. Das Verhältnifs des Physischen, besonders des Gehirns zum Geiste, hat ihn zu der Nothwendigkeit einer Unsterblichkeit des Geistes geführt. — Dafs dies Werk eines der am meisten philosophisch gebildeten Aerzte in der gegenwärtigen Zeit nicht mächtiger gewirkt hat, liegt theils in der Stellung der Aerzte, welchen es noch nicht zur allgemeinen Anschauung gekommen, dafs die Verbindung der Seele mit der Medicin eine nothwendige sey, theils aber auch in dem Character des Werkes, welcher zu sehr isolirt in sich, nicht in und von der Zeit hervorgehoben und getragen da steht. — In einem andern Kreise, auch auf subjective Weise, bewegt sich der Professor der Anatomie und Physiologie Mich. v. Lenhossèk in seiner Darstellung des menschlichen Gemüths in seinen Beziehungen zum geistigen und leiblichen Leben, auch in Wien (1824. 1825). Er behandelt in diesem Werke das Gemüth physiologisch, pathologisch, therapeutisch, sowohl psychisch als physisch, im allgemeinen und besondern, nach den Trieben, Begierden, Affecten, Leidenschaften, Suchten desselben. Das Allgemeine handelt er im ersten, das Besondere im zweiten Theile ab. Es ist das vollständigste, gelehrteste Werk über diesen schönen Gegenstand, was wir besitzen, der Inbegriff dessen, was hierüber zu Tage gekommen, unentbehrlich für Jeden, der sich speciell um psychische Heilkunst bekümmert. Wissenschaftlich ist es allerdings nicht, daher für „Nichtärzte höherer Bildung" mitbestimmt. Es darbt wie die übrigen am Begriffe des Menschen und der menschlichen Seele, welchem er nicht selten in seinem Begriffe vom Gemüth, (den er an vielen Stellen des Buches giebt) nahe ist ohne sein Wissen, obgleich er vom Gemüthe sagt, dafs es zwischen Seele und Leib mitten inne stehe, doch sich mehr als der Geist zum Leibe neige, und er den Begriff vom Gemüth so aufstellt, dafs es sey: das leiblich-psychische Bewufstseyn von den günstigen oder ungünstigen Verhältnissen unserer Persönlichkeit, was freilich nicht richtig seyn möchte.

Dafs das Streben der Gegenwart: die Psyche mit dem Leibe in der Medicin zu einen, auch im Sinne der neusten Philosophie versucht werden würde, liefs sich erwarten. Diese Versuche haben die Tendenz auf Wissenschaftlichkeit trüber oder klarer. Sie bewegen sich in den beiden Formen, von welchen die eine auf Erfassung der genetischen Entwickelung des Psychischen, die andere auf Harmonie des Aeufsern und Innern losgeht. Dafs die erste Richtung, d. h. die wahre Naturgeschichte der Seele, eine zeitgemäfse und wesentlich nothwendige sey, ist gewifs. Obgleich nun wohl, dem Gesetze progressiver Entwickelung gemäfs, diese Richtung zuerst sich an das leibliche Leben und dessen Entwickelungsgesetze klammern mufs, um einen Wegweiser zu haben, so ist doch vor dieser Weise der Entwickelungsgeschichte der Psyche, welche ganz auf der Analogie des leiblich-Organischen beruhet, zu warnen, um so mehr, da sie jetzt besonders als die herrschende sich auszubreiten scheint. Selbst die Frage unentschieden gelassen, ob die Seele nichts sey, als die höhere Entwickelung des Lebens, so hat dies Analogisiren der Seele und des Lebens in der Medicin, wie alle Analogien, das Ueble, dafs dadurch die Erkenntnifs der eigentlichen, wesentlichen Natur der Seele an und für sich, suspendirt erscheint. Das Uebelste ist aber, dafs die Analogie hergenommen wird von der gewöhnlichen medicinischen Physiologie und Pathologie, die aber selbst durchaus gar nicht gesichert und vollendet dastehen, und daher diese Entwickelungstheorie der Psyche so verschiedenartig wenigstens seyn kann, als die Ansichten über jene. — Aehnliche Bewandnifs hat es auch mit den Bestrebungen nach harmonischer Erfassung des ganzen Menschen und der Aufsendinge. Sie sind auch nur gröfstentheils analogischer Art, in sich begränzt und bestimmt durch gewisse Zahlenverhältnisse. Wenn gleich Hegel von dieser leeren Anwendung der Formel, diesem „naturphilosophischen Formalismus," wie er diese sogenannte Construction bezeichnet, in der Einleitung zu seiner Phänomenologie auf mehreren Seiten gewaltig abschreckt, weil er nichts als Wissenschaftlichkeit anerkennen will, so möchte doch zu behaupten seyn, dafs jenes formelle Streben nach Harmonie der Menschen- und Naturkräfte, wenn es sich auf Triplicität gründet, so nothwendig als erstes Durchgangsmoment einer wissenschaftlicheren Lehre von der Harmonie vorangehen müsse, wie die Anatomie der allgemeinen Anatomie und Physiologie, wie die empirische Psychologie einer wissenschaftlichen. Denn warum offenbart sich dieses Streben nach Harmonie gerade jetzt, bei dem Umschwunge der dritten und vierten Epoche zuerst in dieser specielleren Ausdehnung nach allen Seiten hin, wie es sich schon früher beim Umschwunge der zweiten und dritten und der ersten und zweiten Epoche ganz allgemein ankündigte? Was aus diesem Streben nach Harmonie dereinst für Anthropologie, Philosophie und Medicin hervorgehen kann, das scheuen wir selbst anzudeuten, da ohne weitere Begründung es werthlos wäre und nur mifsgedeutet werden könnte. — Johannes Keppler sagt in seiner „*Harmonice mundi*" (*Lincii Austr.* 1619): *Breviter, numerus hic ternarius non est efficiens causa Harmoniarum, sed effectus ipsius, seu effectae harmoniae comes; non informat harmonias, sed est formae resplendescentia: Non est finis οὗ ἕνεκα sed est extremitas operis; denique nihil est de re ipsa Harmonica, sed est Ens rationis secundarium, et mentis conceptus secundae intentionis. — Sed quum sit Ternarius communis rebus divinis et mundanis: ubicunque is occurrit, superveniens mens humana, causarum ignara, conspirationem hanc miratur* (*Lib. III. Cap. III. p.* 31). — *Denique anima ipsa est proposita nobis harmonia — tandemque Harmonia penitus animificatur, adeoque deificatur* (*Lib. IV. Cap. I. p.* 120.). —

Das Beste im Gebiete der praktischen Medicin, welches in obiger Weise der Entwickelungstheorie und des

Strebens nach Harmonie erschienen, sind wohl die pathologischen Fragmente von Stark und besonders seine Beiträge zur psychischen Anthropologie und Pathologie. Er selbst nennt diese Abhandlung eine wissenschaftlichere und speciellere, als die bisher in der Aetiologie und Pathologie gegebenen, und er hat Recht. Der Verfasser hat die Untersuchungen selbst „Fragmente" genannt. Es ist nichts Geistloses in dem ganzen Buche, des überraschend Neuen viel.

Gegenüber diesen mit besonnener Reflexion oder wissenschaftlichem Sinn gemachten Versuchen, die Seele mit der Medicin zu verbinden, entwickelt sich auch die mystische Medicin, welche, auf dem Glauben und der Ahnung beruhend, die Krankheiten der Seele und des Leibes aus der Sünde herleitet und demgemäfs zu behandeln trachtet. So unergründet-tief Wahres auch diesen Behauptungen zum Grunde liegt, und so gewifs es ist, dafs die höher und höher sich entwickelnde Freiheit der Vernunft, dafs die sittliche Schönheit vielfach schützende Genien sind der Harmonie des gesunden Lebens, und dafs die Erreichung jener geistig-ethischen Vollendung der idealste Satz der Diätetik und der Prophylaxis ist (denn Der, welcher ohne Sünde war, mufste auch ohne Krankheit seyn), — so sind diese Behauptungen, als Principien des Heilens, als Heilwege benutzt, das Leerste, Inhaltloseste und Verderblichste, was es geben kann, und zwar aus denselben Gründen, welche wir bei dem Beginne der kirchlichen Curen berührten. — Diese praktisch-mystische Heilkunde trägt es an der Stirn, dafs ihr das Göttliche, der Mensch, sein Verhältnifs zu dem Göttlichen und zur Natur, dafs ihr die Natur selbst Mysterien sind, da sie ein Unbegriffenes auf ein anderes Unbegriffenes anwendet in ihrer sogenannten „Erleuchtung," welche den eigenen Gedanken und Geist ge- und verblendet hat. — Dieses Heilige und Göttliche, womit sie wohl in der Anwendung ein Spiel treibt, sey es aus Ueberfluſs an blinden Glauben oder aus Mangel an Wissen, oder anderer wahrlich unheiliger Zwecke wegen, reflectirt sich in ihr nicht selten als der rechte Hochmuth der Demuth; sie wird zur Sünde gegen das Göttliche; in Bezug auf die Erkenntniſs von dem Begriffe des Menschen erscheint sie als verstockte Ignoranz. Denn der heiligste Mensch ist ein vergängliches Geschöpf; er ist den Gesetzen der Naturnothwendigkeit, seiner irdischen Erscheinung nach, unterworfen. Der Mensch ist doch hier auf Erden nicht lauter Glaube und heiliger Geist; er schleppt die Last von drittehalb hundert Knochen mit sich herum, er hat Eingeweide und eine Haut wie die Thiere; d.h. der Mensch kann, rein medicinisch betrachtet, behandelt werden wie ein Hund, und es mag mehr dabei herauskommen, wie bei Deiner Biebel- und Bekehrungscur. Jenes frechste, grimmigste Wort des Dichters: „denn ein erbärmlicher Schuft ist wie der Mensch so der Hund" findet hier seine Stelle in Bezug auf Fleisch und Blut. — Endlich erscheint in dieser mystischen Medicin die Verachtung der göttlichen Heilkräfte der Natur als wahre Lüge gegen die Geschichte, welche seit Jahrtausenden dieselben dem Menschen offenbart hat. Sie ist, abgesehen von allen diesen Anklagepuncten, eine unhistorische, eine wahre Zeitlose; und dem langsamen Gange nach, welchen die Geschichte der Medicin in ihrer Entwickelung genommen hat, ist gar nicht möglich abzusehen, wann diese Methode wirklich historischen Werth haben könnte — uns däucht nicht eher, als bis ein Hirt und eine Heerde seyn werden, und dann möcht' es nicht Viel mehr zu curiren geben. Somit lassen wir dies mystische Wesen laufen, als eine ephemere Erscheinung in der Gegenwart. Dennoch gehört sie zu derselben; sie ist eine krankhafte Ausgeburt des Strebens: den ganzen Menschen mit der Medicin zu verbinden. Allein während die mächtigere Partei den mühevollen Kampf für das neue Reich der Wissenschaft rastlos ringet, ziehen sich jene in das Innere der dunklen Burg des Gefühls-Glaubens zurück, und glauben hier in einsamer Selbsterleuchtung die Ruhe, den Frieden wirklich zu haben, welche ihnen auf jedem andern Wege unerreichbar dünken. Diese dunkle Burg ist das öde Grab des wissenschaftlichen Lebens. — Aus der Geschichte unserer Wissenschaft ist sie ausgeschlossen, wie sie gegen die Geschichte sich verschliefset! Dies über die mystische Medicin, welche es wagt, sich als „System der höheren Heilkunde" öffentlich zu zeigen, und welche von sich sagt: sie zerfalle wie das Wort Gottes in den gesetzlichen und evangelischen Theil, und sey diejenige Wissenschaft, welche die entfernten Ursachen der Krankheit aus der Sünde herleitet, die radicalen Heilmittel derselben aus der heiligen Schrift, und deren Dienerin die klinische Heilkunde sey. (Der Diener wird aber wohl mehr thun als der Herr.)

So sehen wir bei diesem gährenden Streben, die Psyche geltend zu machen in der Medicin, die höchsten Extreme in ihrer starrsten Einseitigkeit sich gegenüberstehen: auf der einen Seite sind alle Krankheiten, selbst die des Leibes, Sünde, und die Heilmittel im Worte Gottes zu suchen; auf der anderen ist jede Sünde Krankheit, selbst des Körpers; oder Pillen, und Aufgüsse von Wurzeln und Kräutern, alle zwei Stunden Efslöffelweise gegeben, sollen der gestörten Seele die Harmonie, dem Geiste die Freiheit wiedergeben. Warum diese Extreme? — Weil die sämmtlichen Zwischenglieder da sind! — Auch möchte die Antwort passen, welche Spinoza giebt auf die Frage: warum Gott nicht alle Menschen so geschaffen habe, dafs sie blos nach der Führung der Vernunft gelenkt würden? — „Weil es ihm nicht an Stoff gebrach, alles von dem obersten bis zum untersten Grade der Vollkommenheit zu erschaffen, oder weil die Gesetze seiner Natur einen solchen Umfang hatten, dafs sie hinreichten zur Hervorbringung alles dessen, was ein unendlicher Verstand sich nur vorstellen kann." —

Das psychische Moment steht auch mit andern Richtungen in der gegenwärtigen Zeit, wenn nicht unmittelbar, doch mittelbar in Verbindung.

Hierher sind zu rechnen: die tieferen, anatomischen und physiologischen Untersuchungen des Gehirns, deren Heerd, durch Gall und Reil angeschürt, vorzugsweise Deutschland ist. Jene allgemein bekannte Reihe von Werken über das Hirn kam mit einem Schlage, urplötzlich wie die Pallas aus dem Haupte des Zeus an's Licht, gerade zu der Zeit, als die Psyche sich zu regen begann in der Medicin; und man kann sagen: das, was die Natur gemeinsam verbunden, hat die Geschichte auch verbunden und gemeinsam entwickelt. Das Gehirn ist bearbeitet im Geiste der neusten Entwickelungstheorie. Daher haben sich die Untersuchungen nicht nur auf das ausgebildete Gehirn beschränkt, sondern sind auch besonders auf die Bildung des Fötus-Hirns und der Vergleichungen desselben mit den Thiergehirnen zurückgegangen. Nicht nur rein anatomisch ist das Hirn untersucht, sondern es ist auch gewagt, aus den Unterschieden des Gehirns der Thiere, des menschlichen Fötus und des ausgebildeten Menschengehirns zu schliefsen auf die organischen Bedingungen der Unterschiede des Psychischen bei Thieren und Menschen, und auf die Verbindnng und den Zusammenhang der einzelnen Theile desselben mit den einzelnen Seelenkräften. So ist das Gehirn nicht nur anatomisch und physiologisch, sondern zugleich psychologisch bearbeitet, und diese Werke stehen gleichfalls mit dem in Einklang, was wir „Elemente der Zukunft in der Gegenwart" nennen. Es gehören hierher vorzüglich die Werke von Tiedemann, den Gebrüdern Wenzel, Döllinger, Treviranus und des Königsberger Burdach. Sein Werk vom Bau und Leben des Gehirns ist die Blüthenkrone, aus der organischen Einheit der Arbeiten über diesen Gegenstand entsprossen, es ist das Höchste was in dieser Hinsicht in der Medicin geleistet ist. Es ist zugleich der Inbegriff des Wissens hierüber in historisch-litterärischer, anatomischer, pathologisch-anatomischer, physiologischer und psychologischer Hinsicht, in welcher letzten es einzig und unerreicht bis jetzt da steht. Dies Werk, Burdach's in demselben Geiste mit seinen Freunden bearbeitete Physiologie, seine in der Versammlung der Naturforscher zu Berlin gehaltene Rede über die Nothwendigkeit der vergleichenden Psychologie verlangen, dafs man von ihm sage: er werde getragen von der höchsten Richtung der Physiologie in der Gegenwart — von der harmonischen Entwickelung der Natur des Menschen, und er trage zugleich diese Richtung.

Die anatomisch-physiologischen Untersuchungen über die Zeugung sind gleichfalls aus dieser gegenwärtigen Richtung hervorgegangen. Die Frage nach dem Ursprunge und der Verbindung der Seele mit dem Körper steht diesen Untersuchungen nahe, so wohl an sich, als wegen der ausgesprochenen Einheit von Natur und Geist. Vielfach sucht diese Frage in der Gegenwart Antwort, und die Werke über die Genesis des leiblichen und psychischen Lebens verkünden auch vernehmlich genug, vom Uranfänglichen ausgehend, das hohe Interesse der Medicin: die Psyche von Grund aus zu erfassen und sich ganz zu eigen zu machen.

Die trefflichen Arbeiten ferner über die Sinnesorgane, über Sinnesleben von F. von Paula Gruithuisen, Treviranus, Purkinje, Johannes Müller, Tourtual, welche schnell hintereinander und gleichzeitig in der neusten Gegenwart erschienen sind, tragen ganz das Gepräge dessen, was wir als Elemente der Zukunft in derselben bezeichnet haben. Die Sinne sind hier durchaus zugleich physiologisch und psychologisch behandelt. Nur möchte man hie und da warnen vor der einseitig idealen Auffassungsweise mit Zurücksetzung der rein materiell-organischen, da nur aus der Einheit beider der Begriff der Sinne und ihres Lebens ächt anthropologisch erreicht werden kann.

Selbst endlich die vielen trefflichen Werke der Engländer und Franzosen über die Nerven, seyen dieselben in Bezug auf Anatomie, pathologische Anatomie, Pathologie oder Therapie bearbeitet, deuten wegen ihrer mittelbaren oder unmittelbaren Verbindung mit dem Psychischen auf den einen allgemeinen Geist — den dynamisch-psychischen, welcher die Gegenwart durchdringt. Besonders die auf dem Wege des Experiments an lebenden Thieren gewonnenen Resultate über die Beziehungen und Verbindungen des Psychischen zum organischen Leben des Gehirns sind von hohem Interesse, weil sie darthun, dafs auf den verschiedenartigsten, sich einander fremdesten Wegen des empirischen Versuches und der Theorie dasselbe Ziel erreicht ist, so dafs die Theorie die Probe des Experiments, und das Experiment die Probe der Theorie ist (Stark und Flourens). Dieses Factum ist um so auffallender, da den Versuchen an lebendigen Thieren, welche die Organisation aufs gewaltsamste stören, keine rein-naturgemäfsen Erfolge, also rücksichtslose Wahrheit zugetraut werden kann.

So sehen wir alle Völker, welche historisch zu nennen sind in Bezug auf Medicin, gemeinsam mehr oder weniger, fester oder lockerer, gleichsam an einem Gewebe arbeiten, unabhängig von einander, selbst ohne zu wissen, warum — wie von einem höheren Geiste geführt — und dieser ist eben der: die Psyche mit der Medicin zu Einem Ganzen zu verweben. — Er beherrscht die Gegenwart und flicht die Fäden zusammen für die nächste Zukunft.

Wollte Jemand sagen, dafs doch in der Gegenwart eine Menge von Männern lebten und von Werken erschienen, die nicht in diesem Geiste handelten und behandelt würden, so antworten wir darauf: dafs wir himmelweit entfernt sind, nur wünschen zu können, dafs dies nicht geschehe. Denn unendlich Vieles liegt noch in der somatischen Medicin unerforscht da. Die praktischen Encyclopädien, die Sammlungen des Factischen, die Physiologien im Sinne Hallers bearbeitet, sind wesentlich auch an der Zeit, schon, mit Uebergehung anderer Gründe, aus dem, weil das Psychische an ihnen einen Halt hat, damit es nicht so leicht auf einseitige Abwege gerathe. Wer könnte z. B. Rudolphi's Physiologie entbehren! — Doch ist wohl zu bedenken, dafs die bedeutendsten Systeme und Pathologien der Medicin in der Gegenwart, welche von philosophisch gebildeten Aerzten herrühren, wenngleich sie auf einem andern Standpuncte als dem psychischen standen, dennoch vielfach mit diesem Element getränkt, und auch in dieser Hinsicht ja nicht zu übersehen sind. Es sey vorzugsweise erinnert an die Namen: Hufeland, F. Hufeland, Malfatti, Kreysig (besonders die Herzkrankheiten, welche für das Psychische wahrhaft historisches Interesse haben), Autenrieth, Harlefs, Puchelt, Bartels, Clarus, Jörg, Mende, Henke, Horn, Sachs, Reich, v. Walther, Carus, Hergenröther etc. Interessant ist es, wenn man sieht, dafs selbst Männer, die sich sträuben gegen alles Neue, oder wenigstens sich ganz leidend dagegen verhalten, in ihren Arbeiten wider Wissen und Willen von dem, was in der Zeit sich bewegt, überfallen werden, und ihm hie und da durch die That huldigen. — Noch erfreulicher ist die Bemerkung, dafs in jedem Mefscatalog die Zahl der hieher gehörigen Werke zunimmt. Von höher anzuschlagendem Werthe, als Mancher wohl meinen mag, ist die Beobachtung, welche Jeder machen kann: wie allgemein unter den gebildeten, mit der Zeit fortschreitenden, wenn auch nicht thätig-öffentlich in sie eingreifenden Aerzten der Antheil an dem Psychischen ist, und wie sehr sie die Nothwendigkeit fühlen, ohne über die Gründe derselben zur klaren Erkenntnifs gekommen zu seyn! —

Am Schlufs dieses Abschnittes wollen wir noch mit Wenigem der Hahnemann'schen Homöopathie gedenken. Es mufs geschehen, weil dies System der Gegenwart angehört, an Ausbreitung gewinnt und die Aerzte und das Publicum sehr beschäftigt. Eine Kritik des Systems ist hier nicht zu erwarten; vielfach ist es kritisirt, entsetzlich mitgenommen, schon weil es die höchste Verachtung der bisherigen Systeme zeigt. Der gewaltige Egoismus für sein „Organon" macht ihn jedes ächt historischen Blickes verlustig, daher er die Vergangenheit mit Füſsen tritt und vergiſst, daſs sie der Träger der Gegenwart ist, und nicht gedenkt der Zukunft, welche höhere Evolutionen als die seinige hervorrufen muſs. (Ich kenne viele der Kritiken nicht, da ich ja das Organon selber kenne.) — Wir betrachten hier dies System einzig in seinen etwanigen Beziehungen zur Entwickelungsgeschichte der Medicin, und fragen: ob dies System wirklich ganz isolirt und einsam dasteht, oder ob es nicht mit Dem, was die Gegenwart beherrscht, sympathisirt? — Ohne uns also um die Wahrheit und Falschheit seines Grundsatzes zu kümmern, ohne auf die Dosen einzugehen, sey nur voraus bemerkt, daſs die absolute Wegwerfung der ersten Ursache und ihrer Berücksichtigung bei Heilindicationen, daſs sein Ausspruch: daſs nur gegen die Symptome zu wirken seyn möchte, den Stab bricht über alle wissenschaftliche, ja selbst rationelle Heilkunde. — Das nothwendige Ergebniſs seines Systems, daſs wenn in den Krankheiten der Inbegriff der Symptome wahrgenommen, und das nach Versuchen an Gesunden den Inbegriff dieser Symptome auf's ähnlichste hervorbringende Heilmittel gefunden sey, auch die Krankheit zu heilen sey, macht jedes wissenschaftliche Studium, macht alle Vorbereitungsfächer überflüssig, da nichts weiter nöthig sey, als Kenntniſs der Symptome und der Wirkung der Arzneimittel. — Dadurch, daſs er gröſstentheils die Eintheilung und Ursachenlehre der Krankheitsgruppen für, von der Vernünfteley ersonnene Willkührlichkeiten hält und keiner Beachtung werth; daſs er den alten Grundsatz der Therapie: *contraria contrariis curantur* durchaus falsch und einen Jahrtausende lang beibehaltenen Irrthum nennt — stürzt er die drei Säulen der Medicin: Pathologie, Therapie, Heilmittellehre um. Allein wer das System für durchweg empirisch hielte, möchte auf dem falschesten Wege seyn. Die Berücksichtigung der Gesammtheit der Symptome, so wohl des Leibes als der Psyche, die Verwerfung der Behandlung einzelner Symptome, die Behauptung, daſs die Krankheiten eigentlich so zahllos als die Individuen, das Gesetz, daſs jede Krankheit eigentlich so nie existirt hat, daſs alle örtliche Krankheiten, wenige durch äuſsere Verletzungen entstandene ausgenommen, Reflexe des Allgemeinleidens seyen, daſs die Ursachen der Krankheiten nie materiell, daſs die Symptome nur äuſsere Reflexe innerer, unbekannter Ursachen seyen — dies möge, beispielsweise angeführt, hinreichen, um darzulegen, daſs viel Rationelles in diesem Organon zu finden sey. Gewiſs ist, daſs es wahrhaft vorwärts gebracht hat die Heilmittellehre; denn die Erforschung der Wirkungen derselben im gesunden und kranken Menschen ist die eigentliche Angel des ganzen Systems, und wegen der trefflichen Gedanken über dieses dunkle Gebiet ist das Organon schon des Studium's werth. Das Nähere würde uns zu weit führen, gehört nicht hieher. — Nach diesen vorläufigen Bemerkungen gehen wir zu unserer Frage über: in welchem historischen Verhältniſs dies Organon mit der gegenwärtigen Zeit stehe. — Die sich unwillkührlich aufdringende Frage nach dem psychischen Moment beantwortet das Organon vielfach. Es sey an den Satz erinnert: daſs nur die Gesammtheit der Symptome des Leibes und der Seele das Bild der Krankheit vollständig machen.

Er empfiehlt absolut und auf das Peinlichste die körperliche und psychische Diät, ohne welche keine homöopathische Curen möglich seyen. Er sagt, daſs besonders in acuten Krankheiten durch die leiseste Verstimmung des Gemüths sich zuerst die Befindungsveränderungen der Krankheiten offenbaren; ferner muſs nach ihm die Wirkung der Heilmittel somatisch und psychisch erforscht werden. Es sey erinnert an die Paragraphen, welche von den Krankheiten des Gemüths handeln und den Wechselkrankheiten, zu welchen er auch z. B. die schnellen Wechselzustände von scheinbar erhöhter Gesundheit und einer gespannten Erhöhung der Geistes- und Körperkräfte, in eben so unerwartete Lebensstörungen, melancholische Laune etc. rechnet, die dann wieder eben so plötzlich dem gemäſsigten Uebelbefinden der gewöhnlichen Zeiten Plaz machten. Dies genüge, um anzudeuten, daſs das Psychische äuſserlich mit diesem System vielfach verbunden sey. — Der Grundsatz seines Systems heiſst: Eine schwächere dynamische Affection wird im lebendigen Organismus von einer stärkeren dauerhaft ausgelöscht, wenn diese (dem Wesen nach von ihr abweichend) jener sehr ähnlich in ihren Aeuſserungen ist. — Wie ist er wohl zu diesem Grundsatz gekommen? Es scheint, als ob das Psychische wenn nicht einzig doch theilweise ihn zu diesem Grundsatze geführt habe. Dies ward mir zuerst dadurch auffallend wahrscheinlich, daſs er in §. 21 (Organon, 3te Auflage) unmittelbar und zunächst nach dem §. 20, in welchem er den Grundsatz aufgestellt, sagt: so werden auch physische Affectionen und moralische Uebel des Menschen am gewissesten und dauerhaftesten geheilt. Dazu kommt eine Note zu diesem Paragraphe, welche mit dem Satze beginnt: Trauer und Gram wird durch einen andern, neuen stärkern Trauerfall, gesetzt er sey auch nur erdichtet (die Gaben!), im Gemüthe ausgelöscht. Der bedeutende Einfluſs des Psychischen und Moralischen zur Hervorbringung seines Systems bestätigt sich ferner in den letzten Paragraphen, welche über Seelenkrankheiten sich auslassen; er sagt z. B. im §. 244, daſs er aus vieler Erfahrung behaupten könne, daſs sich der erhabene Vorzug der homöopathischen Heilkunst vor allen denkbaren Curmethoden nirgend in einem triumphirendern Lichte zeige, als in alten Gemüths- und Geisteskrankheiten, welche ursprünglich aus Körper-Leiden, oder auch nur gleichzeitig mit ihnen, entstanden wären. — Die Belege für die Immaterialität der Krankheiten weiset er im §. 57 dadurch endlich ab, daſs er frägt: doch wozu alle diese Beweise? Wie oft hat nicht schon ein kränkendes Wort ein gefährliches Gallenfieber, eine abergläubige Todesprophezeihung ein baldiges Absterben, eine jählige, traurige oder freudige Nachricht den plötzlichen Tod zu Wege gebracht? Wo ist hier (frägt er) der materielle Krankheitsstoff? In Bezug auf die Vertheidigung der „nie klein genug seyenden Gaben" sagt er in der Note zu dem §. 305. Die Alltagsärzte mögen die Schwere von Gallenfieber erzeugenden Kränkungsworten, oder das Gewicht der die Mutter tödtenden Trauernachricht von ihrem einzigen Sohne wägen, wenn sie können etc. (Diese Vergleiche haben etwas Bestechendes für Den, welchem die Beziehungen und Einflüsse der Gemüthsaffecte auf den Körper unbekannt sind; für Andere können sie nicht nur nicht als Rechtfertigungen der Hahnemann'schen Dosen gelten, sondern gerade als Anklagemomente gegen dieselben aufgenommen werden; dies beiläufig).

Das Angeführte und vieles Andere macht es wahrscheinlich, dafs nicht nur der Hauptgrundsatz seines Systems, sondern auch die Behauptung der Immaterialität der Krankheiten, und die unendliche Kleinheit der Gaben durch Psychisches, wenn nicht hervorgerufen doch unterstützt worden ist. Alles Geistige läfst er übrigens als ein Unerforschliches fallen, und behauptet: es müsse uns unbekannt bleiben. Er behält nichts als die Ueberzeugung, dafs nur der Verein der somatischen und psychisehen Symptome das Bild der Krankheit gebe, und dafs, den homöopathischen Gesetzen zu Folge, auch nur die somatische und psychische Wirkung der Arzneyen zu erforschen sey. Wahrhaft psychischen Gewinn hat die Medicin durch die von Hahnemann ausgesprochene Nothwendigkeit, dafs die Berüchsichtigung der psychischen Symptome so nothwendig sey zu einem vollständigen Krankheitsbilde, als die somatischen; zweitens dadurch, dafs er auf die empirische Erforschung der Wirkung körperlicher Mittel auf psychische Symptome dringt, welche eben so gewifs seyen als die Wirkungen auf die leiblichen Symptome. — Von dem Theile der psychischen Heilkunst, welcher das Psychische als Ursache körperlicher Krankheiten untersucht, konnte sein System nichts enthalten, da er die Möglichkeit, das ursächlich Dynamisch-Geistige zu erforschen, gänzlich verwirft; eben so wenig und aus denselben Gründen konnte er das eigentlich Psychische zur Behandlung körperlicher Krankheiten nutzen. Was er Psychisches thut bei somatischen Krankheiten geschieht nur mehr, um zu verhüten, dafs es nicht die homöopathische Arznei durch seine Gewalt störe; doch bei chronischen Krankheiten meint er, könne man Psychisches zusetzen, z. B. Heiterkeit des

Geistes geben. Auch bei psychischen Krankheiten beschränkt sich seine psychische Methode nur auf Weniges, und dies nur bei denen, welche er aus psychischen Ursachen entsprungen ansieht, welches aber sehr wenige sind; wo er sie anwendet, sind sie nur mehr negativer Art. Theils aus Liebe zu seinem System, theils aus Unfähigkeit psychischer Curmetkode war seine Behandlungsweise des Wahnsinnes vorzugsweise beschränkt auf seine homöopathischen Arzneimittel. Seiner symptomatischen Pathologie zu Folge hält er die Gemüthskrankheiten für Körperkrankheiten, indem auch in allen übrigen Körperkrankheiten die Gemüths und Geistes-Verfassung allemal geändert sey. Doch konnte er nicht umhin, das Geistige in denselben zu berühren, aber auf welche höchst wunderliche Weise geschieht es, wenn er sagt: dafs in ihnen die Uebel der gröberen Körperorgane auf die fast geistigen, von keinem Zergliederungs-Messer je erreichten oder erreichbaren Geistes- und Gemüthsorgane gleichsam übergetragen und auf sie abgeleitet würden (§. 235). — So steht die Homöopathie mit der Richtung in der Gegenwart freilich auf empirische Weise dadurch in Verbindung, dafs sie in ihrer Pathologie und Heilmittellehre die Nothwendigkeit der Berücksichtigung des Psychischen erkennt. Sie hat in der Hinsicht historische Bedeutsamkeit, dafs sie auf ganz allgemeine, negative Weise läugnet die Materialität der Krankheit und der Wirkung der Heilmittel, und dafs sie behauptet die Immaterialität der Krankheit und der Wirkung der Heilmittel, ohne sich aber im geringsten zu bekümmern um den Begriff, das Wesen und die Ursachen dieser behaupteten Immaterialität. Mag etwas Wahres seyn an der Meinung, dafs Hahnemann mit den kleinen Gaben nur hinter dem Berge halte, und dafs das alles nur Blendwerk sey, um dem Publicum doch was zu geben, da er von dem Unwerthe der Heilmittel überzeugt sey — so lehren doch im Ganzen seine Gründe, welche er für diese unendlich kleinen Dosen aufstellt, dafs er überzeugt sey von ihrer grofsen Wirksamkeit. — Durch diese unendlich kleinen Gaben der Arzneimittel, worin das Materielle als solches fast verschwindet, scheinen die dynamischen Wirkungen sichtbar geworden zu seyn, als ob, komisch genug, durch das Nichtdaseyn der früheren gröfseren materiellen Gaben, das Minimum der Seinigen eine dynamische Wirkung erhielte. Er macht durch seine Dosen den ganzen Apparat der in den Apotheken zu findenden Heilmittel lächerlich, stellt auf seine Weise bildlich dar das Verschwinden ihres Werthes gegen körperliche und psychische Diät und Regimen, und deutet an, dafs nicht alles Heil aus den Apotheken komme. — Wie es auch um den Werth der Hahnemann'schen Homöopathie in medicinisch-praktischer Hinsicht stehen mag, so war Hahnemann 55 Jahr alt, als die erste Ausgabe des Organon (1810) erschien, und in diesem Alter sich noch öffentlich loszusagen von allem Gangbaren und kühn neue Bahnen sich zu brechen, das bleibt durchaus für seine Person etwas Achtungswerthes, besonders im Gegensatze eines grofsen Theiles der jüngeren Aerzte, welche ausruhen von der Arbeit des Denkens, ehe sie eigentlich begonnen haben. Und wie bewunderungswürdig thätig ist der Greis noch bis auf diese Stunde!

Anm. Durch die moralischen *Adjuvantia* und *Corrigentia*, durch die strengste Diät, welche eine Art von Kasteyung ist, durch das Regimen, welches fast ein sich Zurückziehen von den Freuden der Welt nothwendig macht, durch die unendlich kleinen Gaben, welche bei ihrer dennoch geglaubten grofsen Wirksamkeit etwas Geheimnifsvolles, Magisches erhalten, wird die Homöopathie besonders Eingang finden bei denen, welche einer bestimmten jetzt herrschenden religiösen Richtung hingegeben sind. —

Nachdem wir gesehen, dafs der Wahnsinn nur der Köder war für die Psyche; nachdem wir aufgeschlagen das Buch der Gegenwart und beim Durchblättern der Seiten desselben, als den eigentlichen Geist, als den schöpferisch-lebendigen Inhalt, den Trieb der Medicin erkannt nach einem dauernden, festen Bunde mit der Psyche; nachdem wir aus diesem, die Gegenwart beherrschenden Triebe, die Elemente der Zukunft in derselben sich entwickeln gesehen, und rein aus der ungeschminkten Beobachtung der Gesammtheit der Symptome der Zeit, das Eigenthümliche derselben durch Induction gewonnen haben, wie der Arzt die Diagnose der Krankheit gewinnt — so wollen wir jetzt erst es aussprechen, dafs der Begriff der Entwickelungsgeschichte der Medicin unmittelbar theoretisch zu denselben Forderungen führt, welche sich als nothwendig schon durch die Beobachtung der Zeit bekundet haben.

Das Gesetz nämlich: dafs der wissenschaftlichen Geschichte der Medicin dieselben Entwickelungsmomente zum Grunde liegen, wie der wissenschaftlichen Geschichte der menschlichen Natur, fordert unumgänglich das, was die Gegenwart bewegt — die Verbindung der Seele mit der Heilkunst.

Die Jahrtausende, welche wir gemeinschaftlich durchwandert und deren geschichtliche, höher und höher sich entwickelnde Metamorphosen, von der Hippokratischen Wurzel an, bis hinauf zu den vielfachsten Verästelungen in der Gegenwart, wir hinter uns und geistig überwunden haben, offenbaren demjenigen, welchem in die geöffnete Tiefe des Kelches der Gegenwart zu schauen vergönnt ist, ohne Mühe den lebensschwangern Fruchtboden der Zukunft.

Die grofsen Evolutionen, welche das Leben der Geschichte der Medicin aus sich herausgetrieben hat, vom Allgemeinen zum Besondern, vom Niederen zum Höheren fortschreitend, waren ihrem wesentlichen Geiste nach, wie wir gesehen, folgende: Wir sahen die Geschichte beginnen mit der reinen, ungetrübten Naturanschauung, mit dem grofsen „Nichts" der Theorie, und aus demselben die allgemeinen Elemente sich bildend regen (Hippokrates).

Wir sahen zweitens diese allgemeinen Elemente in der Besonderheit zu einzelnen, organischen Formen sich gestalten (Sekten), und dann die Gesammtheit dieser einzeln ausgebildeten Formen zur organisch-harmonischen Allgemeinheit verbunden (Galen).

Nachdem die leiblich-organische Form, in ihrer ersten Allgemeinheit, geboren war, erwachte drittens das psychische Moment in seiner ersten, ahnungsreichen, kindlichen Dämmerung — in seiner leeren und doch inhaltsreichen Allgemeinheit, als magisch-gebundener Glaube, und vereinte sich auf diese Weise mit den gleichfalls magischen, höheren Beziehungen zur eignen leiblichen Natur und zur Natur und Intelligenz im Allgemeinen (Scholastische Medicin — Mittelalter — Paracelsus).

Jetzt ging die weitere Entwickelung vom Allgemeinen (welches sich selbst vom Niederen zum Höheren entwickelt hatte) zum Besondern über, und es traten nach einander auf:

Erstens das reproductive, irritable und sensible System — in mitten des selbstständigen Lebens.

Zweitens trat die grofse Revolution ein, da die Medicin sich losrifs von der Herrschaft der Materie als solcher, und das Weitere aufser sich suchte, aber das Leben nicht fand, sondern zwischen dem sich Hinausschwingen aus der Materie und dem sich Hineinschwingen in das Leben, im Umschwunge kreisen mufste (John Brown).

Drittens blühte das Reich des Lebens auf und entwickelte sich in höheren und höheren Formen.

Die nächst höhere Metamorphose endlich, als das Leben des Menschen, was ist sie anders als — die menschliche Seele. Sie ist das verheifsene und verheifsungsvolle Element der nächsten Zukunft der Medicin. — Wie das Geliebte zum Geliebten, so sagen auch wir zur Geschichte, dafs wir in dieser Hinsicht keinem Gotte mehr vertrauen können als ihr. Denn der Geist der Geschichte der Medicin bleibt sich selber treu, wie der Geist der Natur. — Ein Gesetz der Entwickelung waltet in Beiden! —

Das unabwendbare Gefühl erhabener Rührung durchzuckt den Geist, wenn er sich besinnt, wie die ungeheure Riesenarbeit zweier Jahrtausende, durch die Substanzialität des Geistes der Geschichte, concentrirt wird auf den geistig-concreten Inhalt so weniger Gedanken und Sätze. Da befällt einen wohl zunächst die Ueberzeugung, dafs, wenn man selber keine Vergangenheit und Gegenwart in der Zeit, sondern nur eine Zukunft hat — dafs nach dem Tode — von dem ganzen Kram des Wissens, worauf man sich hinieden so viel zu Gute that, und welches man nach unsäglichen Mühen errungen, nicht so Viel der Vergänglichkeit entrinnen und des Unsterblichen theilhaftig werden wird. — Aber weiterhin führt diese Ueberzeugung zu der höheren, wie einfach und immer einfacher das Wahre werde, je mehr es sich seiner eigentlichen Idee — dem Ewigen nähere. Wie unendlich einfach mag das Wesen Gottes seyn! Es ist vielleicht nichts, als die unendliche, absolute Einheit des Einfachen. Und in der That steht zu glauben, dafs wenn der lebendige Gott gegenwärtig würde und spräche: „Schauet her, ich bin Gott," so würden die Menschen unter einander sagen: ach Gott! das ist der liebe Gott? — Das haben wir lange gewufst. —

Die Elemente der nächsten Zukunft.

Aus der Gegenwart an und für sich, aus der Einheit der Vergangenheit und Gegenwart, aus dem der fortschreitenden Entwickelung der Medicin zum Grunde liegenden Gesetze — mit einem Worte: aus der Harmonie der Theorie und Erfahrung der Geschichte ergab sich die Seele, als das Element der Zukunft in der Gegenwart.

Jahrtausende sind vergangen, ehe die Medicin auf ihrem wissenschaftlichen Wege, rastlos progressiv, nach den gröfsten Opfern es dahin wirklich bringen konnte, dafs die Psyche als das wahrhaft beseelte Auge dem kräftigen Stamme der Medicin inoculirt werden konnte, damit jenes, Säfte, Nahrung und Boden in diesem findend, denselben zugleich durchdringe mit seinen edleren Trieben, und beide, zu einer Kraft, einem Saft, einem Leben organisch verbunden und ein Ganzes darstellend, edlere Früchte zu erzeugen fähig wären.

Gemeinsam mufsten wir den weiten Weg, vielfach schwankenden, müden Fufses durchwandern, nur wieder gestärkt und erhoben durch den Geist hoher Ordnung und Schönheit, welcher unablässig und so bedeutungsvoll sich dem überraschten Auge entfaltete, und aufserdem gehorchend dem unerschütterlichen Gebot: keine Gefahr, keinen Feind, d. h. nichts Ungewisses, Ungekanntes hinter uns zurücklassen zu dürfen, wenn wir frei und sicher in der Gegenwart uns umschauen, und durch sie hindurch einen Blick in die nächste Zukunft senken wollten.

Wir haben die Elemente der Zukunft in der Gegenwart im Allgemeinen angedeutet, wir haben gesehen, dafs sie überall, nach allen Richtungen umherschwirrten, dafs sie mehr oder weniger alle Gebiete der theoretischen und praktischen Heilkunde berührten; aber sie hatten keine sichere Stätte gefunden, wo sie ihre Keime für die Zukunft hinlegen und als Einzelnes für die Gattung (Medicin) untergehen könnten. Eine Fülle Materials ist äufserlich auf allen Puncten zusammengebracht; allein es fehlt das innere, allem gemeinsame Moment, die Einfachheit des Begriffs in ihm, das Organische, welches den Gesammtinhalt des Stoffs zu einem, in sich und seinen Theilen nach, harmonischen Ganzen zu gestalten, und dieses zugleich mit der Medicin zu einen vermöchte. — Es versteht sich von selbst, dafs bei der allgemeiner werdenden Ausbreitung des Psychischen in der Medicin das Zeitgemäfse dieser Richtung mannigfach herausgefühlt wurde; allein es geschah auf unvollständige, unbestimmte, vage Weise, analog den psychischen Bestrebungen an sich. — Denn alle diese Forderungen hatten die geschichtlich-theoretische und praktische Nothwendigkeit nicht hinter sich, nicht für sich, nicht vor sich.

Die Elemente der nächsten Zukunft ruhen in dem einzigen Worte „Psychiatrie" und in dem

Begriffe, welcher damit zu verbinden ist. — Der Begriff der Psychiatrie ist das Ziel der Gegenwart, es ist der Ausgangspunct der nächsten Zukunft — es ist also der Schlufspunct dieser Arbeit.

Die Psychiatrie.

Die Psychiatrie ist die Lehre von der Seele, in ihren nothwendigen, wissenschaftlich-harmonischen Beziehungen zu den sämmtlichen Gebieten der theoretischen und praktischen Heilkunst.

Das ist die Forderung der Geschichte von der nächsten Zukunft; diese Arbeit liegt ihr ob. Diese Psychiatrie ist der Blick in die nächste Zukunft der Medicin, das Ende unseres Weges. Doch wollen wir die ersten unentwickelten Keime, ihrem allgemeinen Inhalte nach, hier noch andeuten. Die Folgezeit wird sie zum Baume entfalten. — Wie die Psychiatrie in der Entwickelungsgeschichte der Medicin selbst wurzelt, und wie sie aus ihr heraufgetrieben ist, so kann sie auch nur wirklich werden durch die Aerzte, welchen das ganze Gebiet der theoretischen und praktischen Heilkunde gegenständlich geworden ist. — Jeder einzelne Theil der Psychiatrie steht in wesentlich-nothwendigem Zusammenhange mit dem ihm correspondirenden Theile der somatischen Medicin. Beide tragen sich, und werden getragen in und von wechselseitiger Durchdringung.

Die Psychiatrie zerfällt in drei Theile: in den physiologischen, pathologischen und therapeutischen.

I. Physiologische Psychiatrie.

Sie hat drei Unterabtheilungen. Erstens der Mensch und seine Seele, zweitens die vergleichende Psychologie und drittens die psychische Physiologie.

1. Der Mensch und die menschliche Seele.

Die Elemente des Menschen sind: der lebendige Leib, die Seele und der Geist (Bewufstseyn, Selbstbewufstseyn, Vernunft).

Nicht die Einheit des Dualismus von Natur und Geist, sondern die Einheit der Trias von Natur, Seele und Geist giebt die Elemente zum Begriff des Men schen. — Der Mensch ist die Einheit von Leib, Seele und Geist. Diese einzelnen drei Elèmente in der Einheit, die wahrhaft chemische Mischung und Durchdringung derselben geben das, aus dem Wesen dieser drei Elemente gewordene, aber aus den einzelnen drei Elementen gemischte dritte Product — Mensch genannt. (Wie z. B. durch die chemische Mischung und Vereinigung von Kieselerde, Kali und Feuer die Substanz des schönen Krystalls, als ein von den drei Bestandtheilen verschiedenes, und doch durch dieselben wesentlich bedingtes, gewonnen wird, so die Substanz des Menschen aus der Mischung von Leib, Seele und Geist.)

Wie der Mensch aus Leib, Seele und Geist besteht, so die Seele des Menschen aus Leib und Geist. — Wie der Mensch die Einheit ist von Leib, Seele und Geist, so die Seele die Einheit des Leibes und Geistes.

Wie durch die Einheit von Leib, Seele und Geist das von den einzelnen Bestandtheilen entstandene dritte Product — die Substanz des Menschen Realität hat, so hat durch die Einheit von Leib und Geist das von diesen beiden einzelnen Bestandtheilen verschiedene, neue, dritte Product — die Substanz der Seele, Realität.

Die menschliche Seele ist auch eine wahrhaft chemische Durchdringung und Mischung der beiden Elemente

Leib und Geist; sie ist das mittlere, dritte und durch beide wesentlich bedingte Product. [So giebt z. B. die Mischung von Gelb (Erde, Leib) und von Blau (Himmel, Geist) eine von beiden verschiedene, mittlere, dritte Farbe, das Grün (Pflanze, Seele).]

Der Leib an sich, der Geist an sich, und die Seele an sich (als diese von Natur und Geist bedingte, aber specifisch verschiedene Substanz) — diese Trias in der harmonischen, einen Durchdringung, construirt den Begriff des Menschen — ist die menschliche Natur, die Natur des Menschen — sein *Πᾶν*.

Dieses menschliche *Πᾶν* ist in Harmonie mit dem grofsen *Πᾶν*, mit dem All der Dinge. — Der Rhythmus des grofsen Alls in der Totalität seiner Offenbarungen ist nach demselben Gesetz des Dreiklanges und auf dieselbe Weise geordnet, wie der Begriff des Menschen und seiner Seele. —

Die Natur ist die Offenbarung des Lebens; die Kunst ist die Offenbarung der Seele; die Wissenschaft ist die Offenbarung des Geistes. — In den drei Grundsystemen des menschlichen Organismus (Natur-Leben) wiederholen sich die drei den Menschen constituirenden Elemente. — Das Herz (irritable System) ist die lebendige mittlere (daher auch in die Mitte gestellte) Einheit des reproductiven (Bauch, Leib) und sensiblen (Kopf, Geist) Systems, aber doch ein, von beiden letztern ganz verschiedenes, drittes. Das Herz ist die Seele des Organismus, die leibliche Seele; die Seele ist das Herz des Menschen. Die drei Grundsysteme sind zwar die den Organismus constituirenden, aber der Organismus selbst, der Begriff desselben, ist doch eine von der Einheit dieser drei Grundsysteme verschiedene Substanz. —

Das Kunstwerk ist die Einheit des Materiellen und der geistigen Idee, aber doch ein von beiden ganz verschiedenes, drittes Product, eben Kunstwerk genannt. — Die Kunst ist die Offenbarung der Seele; die Seele der künstlerische Theil des Menschen, der dritte, aus der Einheit des Materiellen und Geistigen. —

Die Gegenwart ist die Einheit der Vergangenheit und Zukunft, aber doch ein drittes, mittleres Product — eben Gegenwart genannt. — Die Gegenwart ist die Seele der Zeit; die Seele ist das dem Menschen eigenthümlich Gegenwärtige. Der Leib gehört der Vergangenheit an, der Natur unter ihm, dem Vergänglichen; der Geist, der Zukunft, einer Natur über ihm, dem Ewigen. — Die Einheit der Vergangenheit, Gegenwart und Zukunft giebt den Inhalt des Begriffes von „Zeit," wie die Einheit von Leib, Seele und Geist den Inhalt des Begriffes von „Mensch."

Die Seele ist der wahre Mittelpunct der ganzen menschlichen Natur. Die Seele ist das dem Menschen Eigenthümliche, das ächt, voll und einzig ihm Gehörende. Den Leib hat er mit der Natur gemein; durch den Geist hat er Theil am Göttlichen. —

Die Natur hat (unserem Begriffe der Seele gemäſs) keine Seele, weil sie keinen Geist (Vernunft) hat; Gott hat auch keine Seele, weil er keinen Leib hat; Gott ist das Seelenlose; der Mensch allein hat daher eine Seele; sie ist sein reinstes Eigenthum, seine vollste Gegenwart. Die Kunst ist daher die eigenste Offenbarung seines Wesens; sie sein einziges, eigenstes Eigenthum.

Die Wissenschaft (Philosophie) als Offenbarung des Geistes, steht so viel höher über der Kunst, als der Geist über der Seele. Aber alles Geistige geht auf die

Zukunft. Die Wissenschaft ist demnach nicht das harmonisch in sich Vollendete, wie die Kunst; sie ist das Ringen nach Gott, nach dem ewigen Feuer der Wahrheit. In ihren Heroen erbt fort die Mythe von dem Geist, den Thaten und dem Schicksal des Prometheus. —

Die menschliche Seele ist nur möglich und wirklich zugleich durch das leibliche und geistige Element des Menschen; sie ist die Frucht beider, des empfangenden Leibes und des zeugenden Geistes.

An und für sich ist sie „Nichts;" sie erhält erst ihr Daseyn durch den Verein der elementarischen Urkeime des Leiblichen und Geistigen.

Durch die höhere und höhere Entwickelung dieser beiden Elemente, deren Einheit die Entwickelung ihres Daseyns an und für sich bedingt, wird die Seele alles, was sie ist, und ist sie alles, was sie wird.

Durch die Seele wiederum, ihrem Begriffe nach, wird aber auch der Mensch erst möglich, seinem Begriffe nach; ohne Seele kömmt der Begriff des Menschen nicht zu Stande, wird aufgehoben, wird selbst zu nichte (Nichts). Fehlte dem Menschen der Begriff der Seele, so wäre er entweder Geist an und für sich, oder Thier an und für sich; er ist keines von beiden, sondern Mensch, und der nur durch den lebendigen Leib, die Seele und den Geist.

Die Seele wäre, ohne Geist und Leben, an und für sich wirklich ohne Geist und Leben, das heifst: der Begriff der Seele, getrennt gedacht vom Intellectuellen und Organischen, wäre die leere, einsame, allgemeine Indifferenz, die starre, todte Gleichgültigkeit.

Die Seele hat ihr Leben, ihr reales Thun nur in der Bewegung; durch Geist und Leib wird sie bewegt; die Producte dieser ihrer Bewegungen und des sie Bewegenden, das sind die Thaten und die Leiden der Seele. — Von dem „Nichts" mufs die Seele die Geschichte ihrer Entwickelung beginnen — d. h. von dem Zeugungsacte des Menschen, und der Bildung desselben im Schoofse der Mutter. —

Das Element des zeugenden Geistes ist zugleich da mit dem Element des empfangenden Leibes; also ist die Seele, als die mittlere, dritte Einheit beider, auch zugleich da. Alle drei sind ihrem Urkeime, ihrer Idee nach — ein Zugleich. Seele und Geist sind keine Nachzügler.

Alle drei Elemente, da ihre Einheit den Begriff des Menschen construirt, und der Mensch nie seinen Begriff verliert, so lang er lebt, entwickeln sich gemeinsam.

Doch geschieht die gemeinsame Entwickelung mit dem Vorschlagen eines Elements, und zwar nach dem Gesetze der Entwickelung vom Niederen zum Höheren, vom Allgemeinen zum Besondern.

Im Fötus wird daher allein das leibliche Element entwickelt; die latenten Keime des Geistes und der Seele sind ganz unterworfen dem lebendigen Bildungstriebe.

In der Kindheit offenbart sich die Seele als Einheit der Natur und des Geistes mächtig durch die Sprache etc., doch ist das Leibliche das Mächtigere und das Uebrige in der Leiblichkeit befangen.

Bei dem Jünglinge ist die Kraft des Leiblichen und Geistigen naturgemäfs gleich stark entwickelt, und die Seele, ihrem Begriffe nach auf gleicher Höhe sich befindend, erleidet die heftigsten Erschütterungen, bald von dem leiblichen, bald von dem geistigen Leben, je nachdem die Richtung auf das Geistige oder Leibliche vorherrscht. Ruh- und rastlos schwinget sich die Seele zwischen beiden hin und her. Sie ist bei dem Uebergewicht des Geistigen der erhabensten Gesinnungen, der höchsten Begeisterung, der hingebendsten Opfer fähig; aber auch, bei dem Uebergewicht des Leiblichen, der verderblichsten Triebe, der Bestialität der Begierde, der verworfensten Leidenschaften. Diese beiden Extreme berühren sich wohl in einer einzigen Stunde. Es ist die Zeit der Zerrissenheit, der Disharmonie, die Zeit der Romantik, d. h. des Widerspruches aller Gegensätze, deren Einheit und Auflösung im Innersten der Seele geahnet wird, zu welcher Harmonie sie es aber nicht bringen kann, da sie in steter Bewegung gehalten wird durch Geist und Leib.

Bleibt die Seele im männlichen Alter an den Leidenschaften kleben, welche mit dem Leibe in Beziehung stehen, so werden, da das geistige Element sich in diesem Alter vorzugsweise geltend macht, die natürlichen Leidenschaften durch Verstand, Klugheit, Reflexion nach aufsen, zu den ihnen entsprechenden künstlichen, zu Habsucht, Ehrsucht, Hochmuth, Hafs, etc. Was sie Geistiges thun, hat seinen innersten Grund in diesen künstlichen Leidenschaften, und kann seinen Ursprung nicht verläugnen. Aus reiner Liebe zur Sache thun sie nichts. — War der Jüngling kein „Typhon, sondern ein edler geartetes Wesen" so folgt bald nach den Aequinoctialstürmen der Frühling geistiger Liebe; die Blüthen ihrer Phantasie duften in aller Farbenpracht; sie müssen vergehen und verwehen vor der Sonne des Geistes, welche in das männliche Alter hineinleuchtet. Der Geist wird das Ueberwiegende, er veredelt die Seele; der Aufruhr wird seltener und seltener; die mit der Leiblichkeit in Beziehung stehenden Affecte werden gebändigt, und es entfalten sich aus ihnen die höheren, analogen Eigenschaf ten des Characters z. B. der Muth wird Grofsmuth; die Leidenschaften verlieren das Brausende, und bei mehr ruhiger, klarer Oberfläche bewahren sie die frühere Tiefe; es entwickeln sich die herrlichen Cardinaltugenden; die Harmonie der eigenen Natur mit der Welt wird reiner, die Seele freier vom Leiblichen, und mehr gebunden an das Geistige. Die Seele wird begeistet von der Vernunft; der Wille wird zur That; die reifen Früchte des Lebens, die Thaten des Geistes fallen ab; das Streben ist Erfüllung geworden — und der Mensch wird entseelt, wann seine Zeit vorüber ist. —

So ist die Seele das stets Bewegliche, auf und ab Wogende. Sie gleicht dem immer pulsirenden Herzen. Ihr eigentliches Leben besteht in Bewegung und Reizbarkeit; Geistiges und Leibliches sind ihre Incitamente; sie durchdringen sich in ihr, werden verwandelt und als ein Anderes, als Producte ihres Wesens (Gemüthsbewegungen, Leidenschaften etc.) strömen sie dem Leiblichen und Geistigen zu, wie das Blut dem Rumpf und Kopf. Doch wie das Herz, so bleibt die Seele mitten in ihren Bewegungen der lebendige, in sich ruhende Mittelpunct des Daseyns. —

Die Seele ist, wie die Gegenwart, das stets Flüssige zwischen Vergangenheit und Zukunft, das im Werden schon Gewesene, im Seyn das Zukünftige. Doch mitten in diesem unablässigen Rollen um Vergangenheit und Zukunft behält sie ihr Wesen, und bleibt ein so wesentliches Element des Menschen, wie die Gegenwart ein Element der Zeit bleibt. —

Die Idee der Seele ist die stille Harmonie des Lebens und des Geistes; aber im Leben der Bewegung und in der Bewegung des Lebens kommt sie selten zu dem Bewufstseyn von diesem ihr ursprünglichen Wesen — dieser Urseele.

Der Seele, im Menschen verbunden mit dem Geistigen und Leiblichen, ist die Idee dieses harmonisch in sich selbst befriedigten Gleichgewichts nur möglich durch Ruhe des Geistes und Leibes, durch das Gleichgewicht beider Schaalen, da durch die leiseste Aufhebung des Gleichgewichts beider die Zunge (Seele) hinüber und herüber spielt.

Die Idee der Seele — als der in sich befriedigt ruhenden Harmonie — erscheint wohl, auf der höchsten Stufe ihrer gemeinsamen Entwickelung mit dem Geistigen und Leiblichen, bei dem vorzugsweise „beseelt" zu nennenden weiblichen Geschlecht, dem Theile der Menschheit, bei welchem das innere Leben, das „göttliche Gesetz" des Herzens vorherrscht, nicht das äufsere, die Weltthat. — Die Idee der Seele wird als Ideal Erfüllung in dem, was wir ihren Frieden, ihre Unschuld, ihre Schönheit, was wir ihre Sitte, ihren Glauben, ihre Güte, was wir Seligkeit, Liebe, Heiligkeit nennen. Wo diese köstlichen Gaben verliehen sind, da ist die Seele nicht erhoben, verwandelt in Geist, sondern der Geist hat sich liebend gesenkt in die geliebte Seele. — Die natürliche Harmonie der Seele hat sich zur geistigen, besser zur begeisteten Harmonie verklärt, und wie diese harmonische Seele auch bewegt werde, ihr bleibt im Grunde des innersten Herzens immer diese himmlische Ruhe (die Jungfrau Iphigenie — die Mutter Alceste, — die Jungfrau und Mutter zugleich, Maria). Selten wird diese höhere Harmonie der Seele gefunden bei dem Weibe, seltener bei dem Manne; bei diesem wird sie dann die lebendige Einheit himmlischer Ruhe, seliger Begeisterung und des erhabensten Thuns (Johannes, von dem die Sage ging: er sterbe nicht).

Der Tod des Menschen ist nichts, als das Auseinanderfallen, das Zerfallen des Begriffes in seine Elemente. — Der Tod ist die Auflösung des Wesens in seine einzelnen Bestandtheile.

Was geistiges Element ist, hat Theil an dem Göttlichen; es gehört der Zukunft, Ewigkeit, Unsterblichkeit.

Was leibliches Element ist, das Irdische, gehört der Vergangenheit, der Endlichkeit, Vergänglichkeit. (Das thierische Leben, als die Einheit organischer Materie und der thierischen Seele (welche uns hier nichts angeht), vergehet daher wie die Materie, da in der thierischen Seele kein geistiges Element ist, und dieselbe auch vergehet.)

Die menschliche Seele an sich ist weder bös noch gut, weder häfslich noch schön, weder irdisch noch himmlisch, weder vergänglich noch ewig, weder sterblich noch unsterblich — sondern sie wird dies Alles erst, je nachdem sie sich mit dem Leiblichen oder Geistigen mehr und mehr verbindet.

Die menschliche Seele, da im Menschen und in ihr auch Geistiges ist, sehnet sich höchstens nach Unsterblichkeit — sie ist auch eine Creatur, die nach Gott seufzet.

Durch das Zerfallen der beiden Elemente Geist und Leib in ihre getrennten Einzelheiten wird der Begriff der Seele als solcher aufgehoben; ihr Wesen wird zu Nichts, wie es Nichts war. Der Mensch wird im Tode entseelt.

Der geistige Inhalt, zu welchem sich die Seele erhoben hat, theilt das Loos des Geistes; der physische Inhalt, zu welchem sie sich erniedrigt hat, theilt das Loos des Leibes.

Die Totalität der lebendigen Bewegungen der Seele, des bewegten Lebens der Seele, von ihrem ersten Entstehen an, durch die ganze immerhin nur mögliche Reihe ihrer Entwickelungsmomente und Erscheinungen, bis zum Tode, ist das Object der Psychiatrie. So weit hat die Psyche für die Psychiatrie Realität.

Mit der Idee der Seele, d. h. mit der in sich harmonisch-ruhenden Einheit von Natur und Geist, hat die Psychiatrie nichts zu thun. Auf jener mufs diese aber gegründet seyn; von ihr mufs sie ausgehen, und stets mufs die Idee der Seele dem psychiatrischen Arzte vorschweben, wie dem Hippokrates die Idee der leiblichen Gesundheit, die Harmonie der Natur vorschwebte. — (Dies Wenige genüge hier. Wem es so ungenügend wie mir, der warte mit mir mein nächstes Werk ab.)

---

2. Die vergleichende Psychologie.

Sie ist die nothwendige Entwickelungsgeschichte der progressiven Evolutionen und Metamorphosen des Psychischen, vom Niedern zum Höheren, vom Allgemeinen zum Besondern, durch die ganze Reihe der Thierwelt hindurch, bis zum Menschen und mit demselben, und zwar begriffen aus den nothwendigen Wechselbeziehungen mit der vergleichenden Anatomie und Physiologie, d. h. aus der Einheit der Entwickelung der Formen und des Lebens.

Vorzugsweise wichtig ist hier die comparative Anatomie des Gehirns und der Parallelismus desselben mit den psychischen Thätigkeiten.

Eine wesentliche und, bei der Richtung in der Gegenwart auf genetisch - wissenschaftlich - comparatives

Sprachstudium, zugleich zeitgemäfse Untersuchung ist in der vergleichenden Psychologie die comparative Entwickelung der Stimme und der ersten Sprachäufserungen, als des äufserlich Werdens der Offenbarung des Psychischen in seiner abstracten, leeren Allgemeinheit.

Wie die Sprache und Stimme, so die Seele. Hieraus ist zu beweisen, dafs Thiere, bei der höchsten, dem Menschen ganz ähnlichen Ausbildung der Sprachorgane dennoch nicht sprechend, nichts zu sprechen haben, d. h. keine menschliche Seele ihnen inwohnt. Hier tritt gleich ein incommensurables Verhältnifs zwischen dem klügsten, ausgebildetsten Thiere und dem einjährigen Kinde ein; dieses hat einen Inhalt, ein inhaltreiches Element, welches jenem absolut fehlt. —

Besonders wichtig mufs der vergleichenden Psychologie und Stimmentwickelung der erste Beginn der Kehlstimme seyn. — In den Avertebraten kommt die Stimme nicht vor; wohl bei der höchsten Form derselben, den Insekten, doch nur an die äufseren Bewegungswerkzeuge gebunden, an die Irritabilität, dieses allgemeine Aeufserungsorgan des thierischen Willenstriebes. — Der Fisch ist stumm; er ist Bauchthier, und zwar so überwiegend, dafs der Bauch die Brust ganz nach dem Kopfe hineingedrängt hat; die Athmungswerkzeuge sind noch äuferlich an das Element gebunden — keine Lungen, kein ausgebildetes irritables Brustsystem, dieser Träger des Psychischen. — Die Stimme tritt daher zuerst im ersten Lungenthier, im Frosch auf, und zwar nur in seiner höchsten Lebensmetamorphose, und dann noch als unausgebildete Kehlstimme. (Der gewaltige Eifer, mit welchem diese Thiere, aus dem Element alles Lebens heraus, in den weissagenden Frühling hinein lärmen, ist mir lange schon erschienen, als der jauchzende Jubel der lebendigen Natur, dafs sie es bis zur Entäufserung ihres Innern, zur Offenbarung des bewufsten Lebens gebracht hat.) — Im Vogel, dieser reinsten, mittleren Thierform, diesem eigentlichen Brustthier, dem Repräsentanten des irritablen Systems, erreicht die Stimme ihre höchste Ausbildung. Wie das ganze Thier „das harmonische" in Bezug auf seine Bildung vorzugsweise zu nennen ist, so wird die Stimme harmonisch — wird Gesang, wird für das menschliche Ohr zur seelenvollen Melodie. Da das irritable System innigst verbunden ist mit den höchsten Aeufserungen des thierischen Willens und des Lebenstriebes, so erscheint die Stimme auch besonders entwickelt bei der thätigen Form des Vogels, bei dem Männchen. Das Singen des Vogels ist der einfache, allgemeine Ausdruck der innern allgemeinen Empfindung. Im Gesange wird die Befriedigung gesucht des unbefriedigten Daseyns; im Vogel in der Weise des niederen Triebes, im Menschen in der Weise höheren Sehnens. Daher ist es der Jugend so natürlich, gern zu singen, wie es natürlich ist, sie gern singen zu hören. Das Alter, oder die Befriedigung, thäte besser nicht zu singen, sondern zu reden und zu thun. — Im Säugethiere tritt durch das Uebergewicht der Sensibilitätsorgane die Stimmung, (das Naturell in den individuellen Bestimmtheiten) durch die Stimme auf, in einfacher Allgemeinheit. Die den Vögeln näher stehenden Nagethiere haben ganz noch das Feine, Pipende in der Stimme, und dies fast nur im Schmerze, da sie in ihm sich ihres Leibes bewufst werden durch das Leiden, und sich desselben entäufsern wollen durch den

Ton der Stimme. Höher hinauf offenbart sich durch die besonderen Modificationen der Stimme das allgemeine Wesen des Thieres, die Einheit seiner äufseren Form und seines inneren Lebens vernehmlich genug. Man erinnere sich der Unterschiede in der Stimme von Ochs und Esel, Pferd und Schwein, Katze und Hund, Löwe und Affe, dessen Stimme allein schon das Fratzenhafte des Vergleiches mit dem Menschen auf die beschämendste Weise kund giebt. Wie nur der gemeine Mensch sich selbst im Affen bespiegeln kann, so bricht auch nur bei dem Menschen in der niedrigsten Entartung thierischer Lust, in den furchtbarsten Formen des Wahnwitzes jenes affenartige, gellende Gekreisch hervor, als der Ausdruck seiner momentanen Bestialität. — Welch ein Ausdruck ist dagegen das Lächeln des kleinen Kindes! Wie natürlich das zum Festtage gewordene erste Hören und Sehen des kindlichen Lächelns! Es ist das erste Wehen der menschlichen Seele. — Die Alten schon nannten wohl den Menschen ein „lachendes Thier," auch lacht kein Thier. Der Hund, dieser treue Geselle, bringt es nur zum Wedeln mit dem Schwanze, als dem Ende des irritablen Rückenmarkes, höchstens, wie ich gesehen, zu einem Zähnefletschen mit Niesen begleitet, als Ausdruck seines angenehmen Gemeingefühls. — Das Lächeln des Kindes geschieht mit den Organen der künftigen Sprache; es ist der erste Wohllaut des das innere Wohlseyn bekundenden Strebens, daher es so wohl thut; das Lächeln des Kindes ist das frühste Dämmern des subjectiven Bewufstwerdens seiner Persönlichkeit, seines „Ich"; — es ist der zartkeimende Freudenlaut der menschlichen Seele, die einfachste Bewegung allgemein - verständlichen Seelenausdrucks; es ist der leise Morgentraum der annoch schlummernden

Sprache, erzitternd und verschwebend in dem allgemeinen Aether, aus dem es entsteht, welcher Alles in sich enthält und nichts Bestimmtes, und aus dem sich alles Besondere später entwickelt. — Die Entwickelung der Sprache selbst, dieses Bürgen des geistig-Menschlichen, ist dann vorzunehmen, und hier besonders zu beantworten das Factum, daſs das Kind in einem Jahre die ganze Sprache und mit ihr die Ausdrücke aller äuſsern und innern Zustände für sich kennen lernt. Etwas ungeheures! Im ganzen Leben lernt der Mensch nicht so viel in dieser kurzen Zeit. —

Besonders wichtig für vergleichende Psychologie und Physiologie ist hier die gleichzeitige Entwickelung der Zähne und des Gehens, in welchen auch, wie in der Sprache, sich der Trieb, das Aeuſsere für sich innerlich zu verarbeiten, und das Innere dem Aeuſsern entgegen zu bilden kund giebt. Auch diese Trias hat eine Einheit des Grundes; die Zahnbildung ist analog dem reproductiven System, dem Leibe; das Gehen dem irritablen System, der Seele; das Sprechen dem sensiblen System, dem Geiste. — Die Sprache ist ferner im Groſsen in ihrer Entwickelung durch die Menschheit und deren Racen zu untersuchen, und die niedrigsten Formen der Sprachweisen, als die vorherrschenden Kehlstimmen bei den wilden Völkern, mit der Thierstimme (Frosch) zu vergleichen. —

Die Verschiedenartigkeiten der Sprache und der Stimme der Menschen und Racen sind in Harmonie zu bringen mit dem organischen Bau und dem Naturell der Individuen und Racen. — Hiermit sind zu verbinden die Unterschiede der Sprachen der Völker als Nationalorgane ihres Geistes, so weit jene Unterschiede bedingt sind durch das Temperament, Naturell und das Psychische der Völker selbst. —

Es ist zu untersuchen die Nothwendigkeit der Beziehungen bestimmter Naturtöne zu bestimmten Affecten und Leidenschaften.

Es sind die physiologischen und psychologischen Ursachen des besondern Sprachorgans, und seine Beziehungen zur ganzen Individualität des Menschen zu erforschen. Es ist endlich die Bildung der Sprache heraufzuführen bis zu jener Höhe, da sie als wahres Kunstwerk, als beseeltes Werkzeug des Geistes erscheint. Von hier aus ist an das höchst ausgebildetste Thier zu erinnern, um durch diesen Vergleich die Gleichstellung des Menschen und Thieres in ihrer eigenen Nichtigkeit zu vernichten. —

In der Sprache ruhet das Wesen der menschlichen Seele. Die Sprache ist die Einheit der Offenbarung des individuellen Geistes durch die individuellen Organe, aber dennoch ein von beiden Momenten verschiedenes, drittes, mittleres Product — eben Sprache genannt. Einzig, wie der Begriff der Seele, einzig wie die Kunst, gehört sie dem Menschen. — Das Thier spricht nicht; Gott ist sprachlos; denn wer Gottes Stimme höret, der höret nur seine eigene Stimme, nicht die des Göttlichen. Der Geist spricht nur durch seine Thaten und Werke. — Je rein Geistigeres daher durch die Sprache offenbart werden soll, je weniger befriedigt sie sich und Andere. Hieraus geht hervor, wes Geistes Kind die endlos geschwätzige Redseligkeit ist, welche, zwischen Dunkel und Dünkel sich und die Uebrigen herumquälend, das eigene Wort nebst seinem Sinn heut und gestern zu Tode hetzet. —

Sehr wichtig ist in der vergleichenden Psychologie

die Rücksicht auf die Entwickelung, das Hervortreten und das Vorherrschen der einzelnen drei Systeme des Organismus.

Es mufs hier z. B. untersucht werden: ob und warum bei noch nicht vollbrachter Trennung dieser Systeme, oder bei dem noch gänzlichen in einander Verschwimmen der Theile des Körpers, das Psychische und die Sonderung seiner Elemente und Kräfte auch verschwimmt mit dem allgemeinen Leben der Form.

Mit der Besonderheit der organischen Systeme tritt auch das Psychische hervor als ein Besonderes, und zwar zuerst (vorzüglich der Untersuchung werth) in der Weise des Temperaments, welches die Eigenthümlichkeit des durch die leibliche Organisation bedingten Naturells ist, dieser unmittelbaren natürlichen Einheit des Somatischen und Psychischen. Das Temperament bedingt die erste Besonderheit in der Erscheinung des Psychischen, wurzelnd in der Leiblichkeit des Organismus und seiner Systeme. Es ist die Grundlage, aus welcher das Psychische sich entwickelt. — Im Fische, dem Bauch- und Wasserthiere, repräsentirt sich im Allgemeinen zuerst der Keim des melancholischen oder venösen Temperaments; im Vogel, dem Brust- und Luftthiere, das sanguinische Temperament; in dem Säugethier, dem Erd- (Feuer-) und Kopfthiere, besonders in seinen reinen Formen, in den Carnivoren, das cholerische Temperament. — Zahllose Modificationen, Abänderungen und Vermischungen treten auch schon in den Thierreihen ein; doch, je näher die Thiere der einen Klasse der nächst höheren oder nächst niedrigeren stehen, um so näher sind sie den Temperamenten jener Klassen. So z. B. nähern sich die reinen Wasservögel, sowohl ihrem Bau als ihrer Temperamentsanlage nach, den Fischen; die Raubvögel, besonders ihre höchsten Formen, Adler und Eule, den Säugethieren und zunächst den Carnivoren; die Nager, als Eichhörnchen, Mäuse, den Vögeln und deren sanguinischem Temperamente; unter den Nagern giebt es ja auch selbst fliegende, und ihr Blut ist wärmer, ihr Kreislauf schneller, als bei den übrigen Säugethieren; die riesenartigen, am oder im Wasser lebenden, Säugethiere nähern sich dem Temperament der Fische, z. B. das Nilpferd, selbst der Elephant, besonders die Wallfische.

Die Vergleichung der Temperamentsformen unter den Thierklassen, mit den Temperamenten der Menschen und ihren äufsern Zeichen, gehört auch in das Gebiet der vergleichenden Psychologie. —

Das Gesetz der vergleichenden Anatomie: dafs der Organismus sich vom Niederen zum Höheren mit vorherrschend einseitiger Richtung entwickelt, wird auch für die psychisch-animalische Entwickelung durch die Thierreihen gelten müssen.

Im Menschen ist erst das harmonische Gleichgewicht aller Theile gegeben. In ihm ist daher das Psychische, was er mit dem Thiere gemein hat, harmonisch vollendet entwickelt. Im Einzelnen kann der Mensch selbst zurückstehen gegen das Thier, wie dieses auch im Einzelnen körperlich ausgebildeter erscheint.

Geist hat das Thier nicht, daher hat es auch, unserm Begriffe nach, keine menschliche Seele. Was mit derselben vergleichbares bei ihnen vorkommt, und (wohl zu merken) doch besonders nur bei den mit dem Menschen in Verkehr lebenden, so interessant es auch seyn mag für denjenigen, welcher es bis zum freien Bewufstseyn seiner Selbst und der Aufsenwelt noch nicht gebracht hat, das ist nur ein bewufstloses Hineinspielen, ein schwankendes Hinübertaumeln in ein fremdes, höheres Gebiet. Ist wohl die Seele der Schlaf des Geistes genannt, so sind die höchsten Aeufserungen der thierischen Seele nur ein Schlaf der menschlichen zu nennen, ein Träumen und Ahnen derselben, unvollständige Uebergänge, mifsrathne, verunglückte Versuche der vorwärts wollenden Naturkräfte; und wirklich haben solche Thiere etwas Unglückliches, Widernatürliches, da sie aus ihrer Natur herausgerissen sind, und ihnen durch Dressur etwas angemuthet wird, wozu ihnen die Anlage fehlt. — Instinct ist die Seele des Thieres, er der Mittelpunct der vergleichenden Psychologie; er ist Naturtrieb, nicht Naturgeist, ist die höchste Form des Gemeingefühls. Der Instinct ist die Einheit der Triebe der Selbsterhaltung und der Fortpflanzung, das mittlere, dritte Product beider; seine Erscheinung ist daher gebunden an das irritable System und dessen Ausdruck, die Bewegung, welche ja selbst wieder das Mittlere ist zwischen Ernährung und Empfindung; er ist auch vorzugsweise entwickelt bei den irritablen Thieren (Insekten, Vögeln) und seine Aeufserungen sind am entschiedensten hervortretend zur Zeit der Begattung. — In den Kunsttrieben, in den Wanderungen der Vögel herrscht durchaus blinde Naturnothwendigkeit, keine Spur von Freiheit. Es müssen die Züge unternommen, die Gewebe, die Nester gemacht werden, so gut wie die Thiere essen und trinken müssen. Diese Kunsttriebe haben keine geschichtliche Entwickelung, sind etwas durchaus Geistloses. Wie die Schwalbe am Tage der Schöpfung aussah, so sieht sie noch heute aus; und wie damals, so macht sie noch jetzt ihr Nest, und kann für das künstliche Nestmachen so wenig etwas wie für ihre Gestalt. Nicht, wenn der

Zugvogel dem eingebornen Instinct folgt, verräth er Ueberlegung, sondern wenn es ihm einmal einfiele, hier zu bleiben; sein Wandern ist so ganz Natur, als sein Flug selbst. —

Die am höchsten entwickelte Form thierischen Lebens bleibt der Instinct allerdings. Er ist das erste Entwickelungsmoment, der Uebergang zu einer continuirlichen Reihe, welche, durch das Gewissen der Seele hindurch, mit dem Genie die höchste Metamorphose erreicht, welches Genie, den Kreis schliefsend, wieder Natur wird, d. h. ein Nothwendiges, Eingebornes; aber nicht Naturnothwendigkeit ist, sondern Geistesnothwendigkeit.

Die Ahnungen der Thiere, in Bezug auf die Veränderungen in der äufsern Natur, sind freilich die höchste Entwickelung ihres Lebens nach aufsen hin, aber sie geschehen durchaus bewufstlos. Es giebt auch Ahnungen der menschlichen Seele, dem unmittelbaren Bewufstseyn eingegeben, und sie sind so viel höher, als die menschliche Seele höher ist, denn das thierische Leben; es giebt endlich Ahnungen des Geistes. Sie sind divinatorische Wahrsagungen, prophetische Seherflüge des Genies, göttliche Eingebungen, wenn anders der Geist etwas Göttliches ist; sie sind die höchsten Metamorphosen der Ahnungen, so viel höhere Verkündigungen, als der Geist höher ist, denn das Leben und die Seele.

3. Psychische Physiologie.

Sie hat die Beziehungen der Seele zu dem leiblich-gesunden Organismus und dessen Organen und Functionen nachzuweisen. Sie ist die Lehre von dem nothwendig-genetischen Zusammenhange der Psychologie und Physiologie.

Eine wichtige, ein Menschenleben umfassende Arbeit, welche die neuste Philosophie schon lange vermiſst!

Sie ist ohne die Form der Harmonie der Lebens-, Seelen- und Geisteskräfte, basirt auf der Trias, nicht möglich.

Diese formelle, äuſsere, methodische Harmonie findet ihren Typus primitiv in dem harmonischen Bau des menschlichen Körpers, oder in der harmonischen Anatomie des Menschen, welche unumstöſslich nachweiset, daſs der menschliche Leib nach dem Rhythmus der Dreiheit durchgängig symmetrisch geordnet ist, so wohl im Allgemeinen, als in den einzelnen Systemen und Organen. (Sie fehlt noch öffentlich). —

Die vergleichende Anatomie, in dieser harmonischen Beziehung betrachtet, beweiset in den höher steigenden Entwickelungen ihrer Formen das Ringen nach dieser formellen Idee der Harmonie, und es läſst sich behaupten, daſs je höher die Organisationen, desto näher kommen sie dem Idol dieses Rhythmus. Im Menschen zuerst erscheint er in seiner reinsten Integrität, und ist ein wahrhaft augenscheinlicher Beweis für die gleichartig formell zu begründende Trias in den Kräften der Seele und des Geistes. —

Die psychische Physiologie muſs beginnen mit dem Zeugungsacte, und aus demselben, in demselben und durch denselben die Urkeime der Bildung und der Zeugung der Seele darthun; sie muſs ferner die allmälige Entfaltung derselben mit dem Wachsthum des Leibes auseinander setzen, und durch die höheren und höheren Strahlungen der Seele in das Leibliche und Geistige hinein, sich hinaufringen zu der Einheit des Zeugens und Denkens (Mann — Geist) des Empfangens und Fühlens (Weib — Seele) und des Bildens und der Bildung (Kind — Leben).

Sie hat ferner zu untersuchen, den Gränzen ihres Begriffes gemäfs, die Lehre von den Temperamenten, Gemüthsaffecten und Leidenschaften, und zwar nach den Racen, Nationen, Geschlechtern, Individuen, Alter etc. Die Lehre von den Temperamenten ist die Grundlage der Lehre von den Gemüthsaffecten und Leidenschaften.

Es giebt drei Grundformen des Temperaments, die gewöhnlichen; das pflegmatische ist kein eigenes Temperament; es ist das Temperamentslose, welches das Princip ruhiger Gleichgültigkeit bewahret.

Die Temperamente sind organisch an die drei Höhlen gebunden; so viel Höhlen, so viel Temperamente; das cholerische steht mit dem Kopf, das sanguinische mit der Brust, das melancholische mit dem Unterleib in Verbindung; das erste mit dem Gehirn, das andere mit dem Rückenmark, das dritte mit dem Gangliensystem. —

Die Gemüthsaffecte und Leidenschaften stehen in unmittelbarer Verbindung mit den Temperamenten, also auch mit den denselben correspondirenden Höhlen; es giebt daher drei Grundformen von denselben. Ihre Erkenntnifs ist nur möglich durch die Kenntnifs der harmonischen Anatomie, der vergleichenden Psychologie, und der psychischen Physiologie. — Die Lehre von den Leidenschaften und Gemüthsaffecten ist das *Noli me tangere* der Psychologen, unbedingt ihr schwächster Theil; nur von der Psychiatrie ist hier Versöhnung zu erwarten zwischen der Physiologie und Psychologie. (Ueber das Geliebte spricht man entweder gar nicht oder findet kein Ende, es sey für jetzt das erste gewählt.)

Hierher gehören ferner die Begriffe von Tod, Schlaf, Traum, von Magie, Magnetismus und Somnambulismus, welche sämmtlich ohne den Begriff der menschlichen Seele und ihrer Beziehungen zum leiblichen und intellectuellen Leben nicht zu begreifen sind.

Nicht auszuschliefsen sind Physiognomik, Gesticulation und Mimik. — Die Physiognomik, das ist die constante Form des Aeufsern, als Schlüssel und Aushängeschild des Geistes zu betrachten, das wird durch die Kraft des Geistes selber, welcher alle diese Dinge vernichtet, am besten widerlegt. — Hegel spricht sich sehr energisch in seiner Phänomenologie gegen dies vorschnelle Urtheil über die innere Natur durch das Aeufsere aus, und nennt mit Recht die Physiognomik: ein unmittelbares Meinen über die gemeinte Gegenwart des Geistes, und beweiset, „dafs das bewufstlose Urtheilen der natürlichen Physiognomik zu einem Wissen erheben wollen, etwas end- und bodenloses sey, das nie dazu kommen könne, zu sagen, was es meint, weil es nur meint und sein Inhalt nur gemeintes ist." — Wir haben es in der psychischen Physiologie, und in diesem Falle bei der Physiognomik, nicht mit dem Schlufs des Aeufsern auf den Geist zu thun, sondern auf die Seele, in so fern sie mit der Leiblichkeit in gleichsam chemischer Durchdringung vereint ist. In dieser niedrigeren Sphäre hat die Physiognomik, gleich den Temperamenten, ihre Bedeutung und ihr Characteristisches; ja sie ist für das Aeufsere des Organismus, für dessen Oberfläche, was die Temperamente für das Innere des Organismus sind; daher die bestimmt ausgeprägten Temperamentsformen auch ihre bestimmt bezeichnete Physiognomik haben. — Die Bedeutung derselben tritt höchst auffallend hervor bei den anomalen Formen, bei den Extremen der menschlichen Gestalt. Es sei hier erinnert an jenes Beispiel des Pinel, welches er mit Recht eines der auffallendsten und aufserordentlichsten nennt, und was es auch in anderer Beziehung als der hier beigebrachten ist. Ein Mädchen von 11 Jahren nämlich hatte den Kopf eines Schaafes; ihr Rücken, ihre Weichen und Schultern waren mit anderthalb Zoll langen Haaren bedeckt, schwärzlich und fein wie Wolle. Dieses Mädchen hatte durchaus die Natur eines Schaafes. So z. B. hatte sie einen unwiderstehlichen Widerwillen gegen Fleisch und verzehrte mit Gier alle vegetabilische Nahrung; es war nicht möglich, ihr ein anderes Getränk als Wasser beizubringen. Zankte sie sich mit andern Kindern, so schlug sie nicht mit der Hand, sondern sie stiefs dieselben mit abwärts gebücktem Kopfe; als Beweis ihrer Erkenntlichkeit galt das Reiben ihres Kopfes gegen den Leib der Wärterin, ganz nach der Weise eines Schaafes; man konnte es nicht dahin bringen, dafs sie sich auf einen Stuhl setzte, sondern sie schlief auf der Erde mit zusammengerolltem Körper; ja, was das merkwürdigste und was nicht fehlen durfte, sie sprach keine anderen Worte, als: *ma tante* und — *bé*; aus welchen beiden Worten das Wesen dieses Geschöpfes erschöpft werden kann. Einen treueren Ausdruck des Innern durch das Aeufsere kann es wohl nicht geben; die innige Beziehung beider erscheint hier auf erschreckende Weise, wo der Geist fehlte, welcher die Natur hätte überwinden können. In der Transfiguration von Raphael, diesem Mahler, Dichter und Philosophen zugleich nach Schelling, ist von dem epileptischen Knaben an, bis hinauf zu dem hoch-verklärten Antlitz Christi die ganze Entwickelungsreihe der Physiognomik in unmittelbarer

Anschauung mit künstlerischer, seelenvoller Tiefe offenbart. Es bleibt ewig wahr, dafs Bildung des Geistes das Gepräge der Natur verändern kann, aber über dies Verhältnifs soll ja die Physiognomik nicht urtheilen. — Gewifs ist aber dennoch, dafs ein häfslicher, an sich disharmonischer Leib von Natur mehr Anlage zur innern Disharmonie hat, als eine schön gebildete Gestalt. Um so höher, preiswürdiger steht der Mensch da, welcher mit der Disharmonie des Aeufsern die schöne Harmonie des Innern verbindet; er hat die Natur sich unterthänig gemacht, und das Schöne ist seine Arbeit; in ihm erscheint die Würde des Menschen in ihrer Pracht; dagegen der umgekehrte Fall um so anklagens- und beklagenswerther, indem die schöne Anlage der Natur zur Harmonie der Seele, verhunzt wird durch die Schrecken despotischer Lüste und Begierden. — Bei der Disharmonie des Aeufsern kann aber, wie äufserlich so innerlich eine besondere Richtung hervorspringen, z. B. ein bestimmtes Talent, eine herrschende Gabe, wenn es auch nur der Witz und Scharfsinn wäre (Lichtenberg). Umgekehrt kann bei einem harmonischen Aeufsern, eben wegen dieses Gleichmaafses aller Formen, auch innerlich nichts Ausgezeichnetes sich geltend machen. — Bei der vollendeten Schönheit der Gestalt, besonders des Weibes, erscheint aber nicht selten das Innere, der Meinung todt, gleichgültig und seelenlos, weil die Menschen nicht wissen, dafs dem äufseren, ruhigen Kunstwerk gegenüber sich ein inneres, ähnliches gebildet hat; wenn aber nun dieses harmonische Gleichgewicht bewegt wird und die Bewegungen mittheilt, dann überrascht einen wohl je länger je mehr jenes Wort des Winkelmann, dafs in einem schönen Körper das Schöne mit grofser Gewalt herrsche. —

Dies gilt aber nur von der Seele, dem künstlerischen Theile des Menschen. Der Geist hat wie das Glück kein äufseres Zeichen; und je mehr der Mensch Geist und Vernunft hat, je mehr er den Leib und die Seele gebändigt, um so gleichgültiger scheint und ist die äufsere Physiognomie, da der Geist nichts Sichtbares ist. Daher die vielfachen Täuschungen der Menschen über das Aeufsere von geistig- grofsen Individuen, welche erhaben da stehen über der sinnlichen Erscheinung an sich. —

Die Gesten und Mienen, oder die beweglichen Formen des Leibes, sind der Ausdruck der Bewegungen der Seele. Auch sie haben mit dem Geiste nichts zu thun, da derselbe durch nichts bewegt wird, als durch sich selber.

Die erkannte Natur der verschiedenen Gemüthsbewegungen ist der Schlüssel zu den Bewegungen durch Gesten und Mienen. — Die begriffene Nothwendigkeit der Gesten und Mienen ist der Schlüssel zur Erkenntnifs der verschiedenen Gemüthsbewegungen. Ein einfaches Gesetz liegt den Bewegungen des Gemüths und des Aeufsern durch Gesten und Mienen zum Grunde. Es sey dadurch angedeutet, dafs wie die entgegengesetzten Gemüthsbewegungen sich characterisiren durch Expansion und Contraction, Extension und Retention, Exaltation und Depression des Innern, wie z. B. Muth und Furcht, Liebe und Hafs, Freude und Schmerz, so auch die äufseren Ausdrücke dieser Bewegungen, an den Mienen und Gesten. — Ihren einfachsten Typus finden sie in den einfachsten Bewegungen der Seele, im Lachen und Weinen und deren mimischem Ausdruck. Lachen ist die einfachste Aeufserung der Freude (Expansion); es offenbart sich durch Expansion und Extension der Gesichtsmuskeln. Weinen ist der einfachste Ausdruck des Leides (Contraction), und es offenbart sich durch Contraction etc. — Gemischte Zustände bringen gemischte äufsere Bewegungen hervor. Durch Expansion, Contraction, oder den Wechsel von beiden (Oscillation) entsteht das Mienenspiel; es ist wie die Musik, trotz ihrer vielfachen Variationen, auf wenige Grundtöne zurückzuführen.

Es giebt eine psychisch- physiologische Semiotik, welche ihre Realisirung erwartet, wenn die einzelnen Theile der Gestalt, besonders des Gesichts, in harmonische Beziehung mit innern, ihnen correspondirenden Organen gebracht sind. Hier wäre dann das Aeufsere, und seine einzelnen Theile in ihrem Verhältnifs zu einander, ein Spiegel der innern Organe, und so auch des Psychischen, in so fern es mit diesen innern Organen in Wechselbeziehungen steht. Die pathologische Semiotik hat dies längst anerkannt; sie und die harmonische Anatomie müssen dies Gebiet erleuchten.

Die Lehre von den Sinnen ist ein vorzüglicher Bestandtheil der psychischen Physiologie. Hier ist auseinanderzusetzen, wie die Sinne des Menschen, besonders die höheren, gar nicht begriffen werden können, ohne den Begriff der menschlichen Seele. — Das Auge des Menschen ist nicht allein der Spiegel der Seele, sondern das sehende Auge, das menschliche Sehen, als das dritte, mittlere Product von der Einheit des Organes und des Geistes, ist der reinste Ausdruck des Begriffes der Seele; noch mehr gilt dies von dem Ohre, diesem Pförtner des Geistes. — Durch den Verein des Intellectuellen und Physischen werden die höheren menschlichen Sinne wahrhaft beseelte, seelenvolle Organe, damit sie das All des Schönen und Wahren, der Kunst und Wissenschaft zeugen und empfangen können. Für die menschlichen Sinne hat daher das Universum Realität, für das Thier nur das, was in den begränzten, engen Kreis des Instincts fällt. Das Thier frifst die Blume, nachdem es sie berochen; den Linné hat sie unsterblich gemacht. —

Wie die Natur des Thieres durch den Instinct in einer Richtung auf einen Sinn sich verliert, z. B. bei dem Spürhunde in die Nase, so ist die Natur des Menschen durch die Seele an einen Sinn gebunden, welcher sich nun als bestimmtes Talent zu einer bestimmten Kunst offenbart. Es ist die höchste Aufgabe der psychischen Physiologie der Sinne: die Gabe des Talents aus der Seele und dem lebendigen Sinnesorgan in ihren Beziehungen und in ihrer wechselseitigen Durchdringung zu begreifen, wodurch sich die Nothwendigkeit ergeben würde, dafs die ganze Richtung des Geistigen sich in diesen einen Sinn hineinsenken und so das bestimmte, individuelle Talent erzeugen müfste. —

An diese Untersuchungen würden sich alsdann am natürlichsten reihen: die psychisch-physiologischen über das Gehirn.

Es ist hier zuerst zu zeigen, in wie weit das Gehirn nur für die Sinne und ihre Functionen da sey.

Ferner sind aber die Beziehungen, in welchen das Gehirn, im allgemeinen und seinen einzelnen Theilen nach, mit der Seele steht, und die Gränzen dieser Beziehungen mit den geistigen Kräften nachzuweisen. Um nur erst zur formellen Wahrheit zu gelangen, ist erforderlich, dafs man die Resultate kenne der vergleichenden Anatomie des Gehirns, und dafs man dieselben mit den Resultaten der vergleichenden Psychologie zusammenstelle, wodurch viel Licht über die einzelnen Theile des Hirns des Menschen und deren Beziehungen zu den einzelnen psychischen Kräften des Menschen verbreitet werden würde. Aufserdem ist zu diesem Zwecke die harmonische Kenntnifs des Gehirns aus der harmonischen Anatomie unumgänglich nothwendig.

Es müfste sich z. B. zeigen: dafs, wie das Nervensystem in drei Theile zerfällt, in Hirn, Rückenmark, und Ganglien, so das Gehirn an sich diese drei Theile auf höhere Weise darstellte. Denn das Gehirn zerfällt auch in drei Theile: in die beiden Theile des grofsen, und in das kleine Gehirn. Die Natur hat selbst äufserlich durch die Näthe des Schädels grell genug auf diese Eintheilung aufmerksam gemacht. — Diese drei Theile des Hirns würden nun von vorn nach hinten angesehen, den drei Theilen des Nervensystems von oben nach unten entsprechen, so dafs der vordere Theil des Hirns dem Hirn des Hirns, der mittlere Theil dem Rückenmark, und der hintere dem Gangliensystem parallel wäre. — Wie nun diese drei Theile des Nervensystems den drei Höhlen und Systemen des Organismus entsprechen, d. h. dem sensiblen, irritablen und reproductiven, so würden die drei Theile des Gehirns, von vorn nach hinten, den drei Höhlen von oben nach unten entsprechen. — Die drei Höhlen des Organismus, die drei Theile des Nervensystems stehen der Empfindung, Bewegung und Ernährung vor; in diesen drei Functionen des Organismus ruhen: das thierische Bewufstseyn, das thierische Gefühl und der thierische Trieb; sie finden ihren höheren, organischen Reflex in den drei Theilen des Gehirns von vorn nach hinten. Da nun aus der Entwickelung der Psyche sich ergeben mufs, dafs der Vorstellung, dem Gefühl und dem Triebe, sich Verstand, Einbildungskraft und Wille anschliefsen, so werden die Geisteskräfte, so weit sie sich sinnlich offenbaren und durch die Sinne sich ausbilden müssen, (d. h. in so fern sie Seelenkräfte werden) an die drei Theile des Gehirns, von vorn nach hinten, gebunden seyn. —

Wie den sämmtlichen geistigen Kräften eine Urkraft zum Grunde liegt, so ist auch das Gehirn, in der Zusammenfassung seiner Theile als Eins betrachtet, der eine gemeinsame organische Träger derselben.

Wie die Psyche daher aus sich selber eine Reihe von Kräften hervortreibt, so mufs das Hirn aus einem Mittelpunct ausstrahlen nach allen Theilen; und dieser Mittelpunct möchte wohl die Brücke, der Knoten des Hirns seyn, schon durch den Namen gleichsam das schöne Symbol der Seele, dieser „Brücke" zwischen Geist und Leib, dieses „Knotens" welcher den Begriff des Menschen zusammenhält.

So erscheint das Gehirn als die höhere Wiederholung des Organismus im Organismus, als der ideale, sinnlich verklärte Organismus. —

Wie bei dem menschlichen Leibe, so sind auch wohl bei dem Gehirn die oberflächlichen Theile weniger nothwendig zum Leben des Ganzen; das Gehirn mag mit ihnen, wie der Leib, wohl mehr mit der Aufsenwelt verkehren; die Sinne sind die geöffnete Oberfläche des Gehirns.

Das Gehirn hat die symmetrische Duplicität der Theile, wie der Organismus, und zwar zu denselben Zwecken; es hat wie er seine, beide Theile vereinigende, Mittellinie; es hat seine inneren Organe, wie die Höhlen des Organismus, zu beiden Seiten liegen und in der Mitte. Wie in den Höhlen des Organismus, so sind wohl auch in dem Gehirn die inneren, gedoppelten Organe und besonders die in der Mitte liegenden einzelnen, die zu seinem Leben und Wirken wesentlichst nothwendigen, und die mit den höchsten Functionen begabten.

Gewifs stehen die einzelnen Organe des Gehirns mit den einzelnen Organen des übrigen Organismus und mit den psychischen Kräften in harmonisch nothwendigen Beziehungen. Dies ganz Allgemeine genüge; leicht läfst es sich ja weiter und specieller ausführen.

Das Gehirn ist die Krone der Schöpfung; zugleich ist das Haupt die Krone, welche den aufgerichteten Menschen schmücket; sie deutet an, dafs „der erhabene Geist dem Menschen die Natur zum Königreich gab." Das Haupt, des göttlichen Meisters Meisterwerk, ist der Tempel zum Dienste des Geistes; aber es ist ein Tempel der göttlichen Isis: „kein Sterblicher hat meinen Schleier gehoben," so ruft sie Jedem, selbst dem Gröfsten zu, der das tief-geheimnifsvolle Räthsel, unaufgelöset, so lange er lebt mit sich herumtragen mufs. — Der eigenen leiblichen Auflösung mag wohl erst die geistige Auflösung des Räthsels folgen.

II. Psychiatrische Pathologie.

Sie hat auch drei Theile: psychiatrisch-pathologische Organologie, psychiatrische Semiotik und psychiatrische Aetiologie.

1. Psychiatrisch-pathologische Organologie.

Sie hat ihren mütterlichen Boden, die ganze Form ihres Inhalts in der pathologischen Anatomie. Wie diese zwischen Physiologie und Pathologie, von beiden unterstützet und beide stützend, mitten inne steht, so jene zwischen psych. Physiologie und Pathologie. — Ihre Aufgabe ist: die Fehler der Form und Structur der

Theile, die Abnormitäten der Organe in Beziehung auf die Seele und die in ihr dadurch veränderten Bewegungen zu untersuchen; zugleich soll sie aber auch das Psychische, als bedingende Ursache dieser Körperdesorganisationen, nach der psychischen Physiologie stets berücksichtigen. — Ihr Streben geht dahin: die Wirkung der organischen Fehler auf die Psyche, und die Mitwirkung der Psyche zu den organischen Fehlern in Einklang zu bringen.

In den grofsen Kreis dieser Disciplin fällt z. B. zuerst die Entstehung und Bildung der Mifsgeburten und organischen Fehler des Fötus durch die psychischen Einflüsse der Mutter, das sogenannte Versehen. Der psychisch-plastische Trieb (Einbildungskraft) hat einen entschiedenen Einflufs auf seinen leiblichen Genossen, den organisch-plastischen (Bildungstrieb); dieser ist das Vorherrschende bei den Schwangeren; er ist zugleich körperliche Nahrung, der Boden des psychischen Bildungstriebes, der Phantasie; beide steigern und senken sich wechselsweise. Selbst abgesehen von den unwiderstreitbaren Einflüssen der Psyche auf das Leben und die Bildung des Kindes durch Beobachtungen und Erfahrungen, kann selbst von vorn herein niemand daran zweifeln, welcher nur eine Ahnung von dem Begriffe der Seele oder der psych. Physiologie hat; nach dem heutigen Standpuncte der Medicin kann nur derjenige diese Wirkung bezweifeln, dessen Geist erstickt ist unter der schweren Last des gröbsten Materialismus. — Bleibt die Mifsgeburt, bleibt das Kind mit organischen Fehlern leben, bis die Entwickelung der Psyche Object der Beobachtung werden kann, so sind die Beziehungen und Abweichungen der psychischen Entwickelung in Hinsicht auf diese organischen Fehler zu untersuchen. Es sey erinnert an den angebornen Cretinismus, Wasserkopf, an die blaue Krankheit und die Monstra überhaupt. —

An die Rückwirkung der Seele, besonders der Gemüthsaffecte und Leidenschaften auf den Körper, an die Möglichkeit der Hervorbringung organischer Krankheiten durch dieselben zu zweifeln, ist kaum denkbar. Es sey z. B. erinnert an die Skirrhen, krebsartigen Verhärtungen der Brust, des Magens und des Uterus, an die Steinbildungen etc. Es ist von allen grofsen Praktikern anerkannt, dafs diese Leiden oft mit einem trübseligen, schwermüthigen Naturell verbunden sind, wie sie leider nur zu oft Folgen lang anhaltender deprimirender, comprimirender, contrahirender Leiden des Gemüths, chronischer Bewegungen desselben, sind. Vorzugsweise nachtheilig wirken sie, wenn sie sich nicht äufsern, und dann ihrer Natur nach, zunächst besonders auf das Gangliensystem des Unterleibes. Wie ihr Wesen ist, so ihre Wirkung: zusammenziehend und dadurch Stockungen im Unterleibe hervorbringend. Wo diese Leiden sich nicht äufserlich kund geben und sich dadurch Luft machen, zehren sie an dem Innern, und ihr Gift lagert sich in den innern Theilen als organische Materie ab, auf dieselbe Weise und zu demselben Zwecke, wie die Wehmuth sich äufserlich in Thränen auflöset und zu Wasser wird, im wirklichen und metamorphorischen Sinne. Diese krankhaften Producte sind eine Art von chemisch-organischer Praecipitation des psychischen Leidens; dasselbe soll dadurch organisch abgeschieden werden. Dafs die Materie hier festerer Natur ist, hat seinen physiologischen Grund in der Form und Mischung der Organe selbst, seinen pathologischen in den Folgen des gehinderten Blutumlaufes, bei der Anhäufung des Blutes in den innern Theilen und den durch beides hervorgebrachten Stockungen, Verstopfungen; es hat seinen psychiatrischen Grund in der Einheit der Ursache und Wirkung, d. h.: da die psychischen Leiden zusammenziehender Art sind, so sind auch die körperlichen Folgen derselben Art; ja das starre, feste Beharren des in sich brütenden Schmerzes macht vielleicht, wegen der innigsten Wechselbeziehung dieser psychischen Leiden zu den innern Organen, die Ablagerung consistenterer, mehr an sich contrahirter Stoffe nothwendig; sie mögen wohl organische Reflexe, pathologische Formen und Symbole des Wesens der psychischen Leiden seyn. — Alle Fehler des Herzens (stets abgesehen von der Herrschaft des Geistes) haben Disharmonien, also Fehler der Psyche zur Folge. Aneurismatische Ausdehnungen an demselben sind von niedergeschlagenem, trübem, melancholischem Gemüthe begleitet, gleichwie chronische Gemüthsleiden mit dem Character der Depression und Contraction, als Gram, Kummer, solche krankhafte Ausdehnungen des Herzens, besonders bei schwachen Wänden, hervorbringen können. Denn diese Affecte, wie sie selbst im Innern arbeiten, treiben die Säfte besonders nach innen, so dafs diese Stockungen, da die Kraft des Lebens durch das psychische Leiden verzehrt wird, rein mechanisch die Wände ausdehnen können. Die äufsere Gestalt des Kummervollen ist bleich, matt und blutleer, und im Innern ist alles vollgepfropft mit trägen, stockenden, zähen Säften; es sind die den Leiden unterliegenden schwachen Herzen im physischen und psychischen Sinne. — Ein Herz mit abnorm engen Höhlen erzeugt rein physiologisch schon das Gefühl von Unruhe, Angst und Beklommenheit, wegen des gehemmten freien Durchflusses des Bluts — es sind die engherzigen Menschen physisch und psychisch. In dem harmonischen Doppelsinne giebt es grofsherzige Menschen, bei grofsen Höhlen mit verhältnifsmäfsig starken Wänden, und gewifs hat ein solcher von Natur mehr Anlage zu einem Helden, als einer mit kleinen Herzhöhlen und dünnen, schwachen Wänden. Die vergleichende psychische Physiologie giebt über diese Behauptungen viele Aufschlüsse. — Es giebt gedrückte Herzen, bei Herzbeutelwassersucht zum Beispiel. Aus diesen Betrachtungen kann ein müfsiges Spiel gemacht werden, aber sie sind kein Spiel; sie haben den Ernst der Wahrheit für sich; sie sind begründet in dem Wesen der Seele und des menschlichen Organismus, in der Einheit des psychischen und somatischen Lebens d. h. in der wahren Anthropologie. —

Was vom Herzen gilt, möchte auch von dem Gehirne gelten. Verhärtungen, Vertrocknungen, Verknöcherungen des Herzens und des Gehirns, (Seele, Geist) kommen, naturgemäfs möcht' man sagen, wohl nur im Alter vor. Die Werkzeuge rosten, wenn sie nicht mehr fleifsig gebraucht werden, und mit verrosteten Instrumenten ist kümmerlich und schlecht arbeiten. Wie der Herr, so der Diener und umgekehrt. —

Den schwierigsten und gerade deshalb bei weitem anlockendsten Theil dieser Disciplin bilden die Beziehungen der pathologischen Anatomie des Gehirns zu den psychischen und intellectuellen Kräften. —

Hier ist nichts zu hoffen ohne vergleichende Psychologie des Gehirns, und ohne die psychische Physiologie desselben, welche auf der harmonischen Anatomie und ihrem Gesetz der Trias ruhet. —

Vielleicht möchte das Wenige, was wir im vorigen Abschnitte über die psychische Physiologie des Gehirns, über das Erfassen desselben als einer höheren Wiederholung des ganzen Organismus, und über die Beziehungen der psychischen Kräfte zu den Theilen des Gehirns und der andern Systeme des Organismus angedeutet haben, über das Dunkel der, aus den Hirnverletzungen und Desorganisationen hervorgehenden Abnormitäten der Seelen- und Geisteskräfte, einiges Licht verbreiten.

Aus der Vergleichung des Gehirns mit dem Organismus möchte sich ergeben, daſs oberflächliche Verletzungen jenes weniger nachtheilig auf das psychische Leben einwirkten, als die tieferen. — In den gedoppelten Organen des Gehirns möchte der Grund zu suchen seyn, daſs oft selbst tiefe, bedeutende Verletzungen und organische Fehler desselben, wenn sie sich auf eine Seite beschränken, nicht wesentlich das Psychische stören, so wenig wie das Fehlen eines Testikels die Zeugungskraft stört; daſs aber wiederum unbedeutende Abnormitäten, wenn sie beide Theile gleich treffen, bedeutende psychische Störungen hervorbringen muſsten. Der Druck auf das Gehirn müſste sowohl deshalb schädlich wirken, weil er alle Theile trifft, als auch weil er besonders nach der Mitte hin wirkt, wo die edelsten Organe des Gehirns sich befinden. Daſs eine vollkommene Desorganisation eines mittleren Theils des Gehirns jedesmal mit bestimmten, bedeutenden psychischen Anomalien verbunden seyn müſste, möchte als gewiſs anzunehmen seyn. Unter psychische Anomalien werden die Störungen der Functionen der Sinne mitbegriffen. — Sollten nicht nach dem, in der psychischen Physiologie des Gehirns Gesagten, bei Desorganisationen des vorderen Theiles des Gehirns mehr die Verstandeskräfte leiden, des mittleren, die Phantasie oder Einbildungskraft, des hinteren Theiles die Willenskräfte? Dies Alles steht sehr schwankend; es fehlen nach diesen Principien gemachte und beschriebene Beobachtungen und anatomisch-pathologische Untersuchungen; zu viele sind obenhin, auf's Gerathewohl gemacht, und aufserdem noch unvollständig; ja, wären sie auch vollständig, so nutzten sie doch der psychiatrisch-pathologischen Hirnlehre gar wenig, indem der psychische, der Untersuchung des Leichnams vorangehende Zustand im Leben, entweder gar nicht berücksichtiget ist, oder nur so allgemeine, confuse Redensarten über denselben gemacht sind, dafs nichts Bestimmtes heraus zu finden ist. Den grausamen Versuchen, an lebenden Thieren in dieser Hinsicht angestellt, ist nur mit der gröfsten kritischen Vorsicht zu trauen: einmal, da der Mensch doch kein Hund und keine Katze ist; dann, weil im eigentlichen Sinne des Worts hier doch zu viel vorweggenommen und bei Seite gelegt wird, ehe man zu dem gelangt, was man eigentlich heraus- oder hineinexperimentiren will. (Ich habe ein Privatissimum über Experimentalphysiologie bei Magendie gehabt, und bin seitdem noch mifstrauischer geworden, da ich weifs, mit welchem flüchtigen *esprit* verfahren ward, und dafs auch hier das Experiment nicht selten der theoretischen Meinung folgen mufste, mochte das Thier wollen oder nicht.) —

Ein zu hartes und zu weiches Gehirn wird auch die psychischen Thätigkeiten verändern können. Es mag harte und schwache Köpfe geben in dem Sinne und aus den theilweisen Ursachen, wie es harte und weiche Herzen giebt. — So viel Wirrwarr der Meinungen hätte in dieser Hinsicht nicht entstehen können, wenn stets bestimmt angegeben wäre: Begränzung und Ort der zu harten oder weichen Hirntheile, da diese Eigenschaften sich doch selten über das ganze Gehirn gleichmäfsig erstrecken. — Ja! der Wechsel von „hart" und „weich" an den verschiedenen Theilen des Gehirns sollte an sich die Verrücktheit mit ihren vielfachen Widersprüchen organisch bedingen können, wie vielleicht umgekehrt die psychischen Widersprüche und Gegensätze, im Gehirn die Anlage wenigstens zu dieser krankhaften Organisation desselben entwickeln können. — Wohl möchten, je nachdem der vordere, mittlere, oder hintere Theil des Gehirns an zu grofser Härte oder Weiche leiden, das Vorstellungs-, Gefühls- oder Begehrungsvermögen in ihren Thätigkeiten beschränkt werden.

Die psychiatrisch-pathologische Organologie kann bei ihrer Ausbildung dereinst dahin führen, dafs der Leichnam des Menschen über die Seele des Lebendigen vielfache Aufschlüsse giebt, und dafs aus den psychischen, entschieden hervortretenden Abnormitäten, dereinst vorausgeschlossen werden kann auf den organischen Leichenbefund, *ceteris paribus*, mit demselben Wechsel von Treffen und Nichttreffen, wie jetzt von den Körperkrankheiten auf die Resultate am Cadaver prognosticirt wird.

---

2. Psychiatrische Semiotik.

Ihre Aufgabe ist: aus den vom psychischen Naturell auffallend abweichenden Erscheinungen, Symptomen des Gemüths und seiner Bewegungen, wie sie im jedesmaligen Falle der Beobachtung vorliegen, die Hülfsmittel, die Zeichen herzunehmen, um daraus auf den Stand, die Gefahr und den Ausgang der körperlichen Krankheit zu schliefsen.

Sie ist demnach für Psychiatrie, was die Semiotik für Medicin; ja sie ist ein wesentlicher Theil zur Vervollständigung dieser; beide vereint machen erst eine vollständige Semiotik der menschlichen Krankheiten möglich, so wohl der psychischen als somatischen. Wie die medicinische Semiotik nur möglich und wirklich geworden ist durch medicinische Pathologie, so ist die psychiatrische Semiotik nur möglich durch psychiatrische Pathologie. — Die Gewifsheit und Ungewifsheit der Erfahrung in der medicinischen und psychiatrischen Semiotik geht parallel mit der Gewifsheit und Ungewifsheit der medicinischen und psychiatrischen Pathologie. — Eine wissenschaftliche medicinische Semiotik wäre nur möglich durch wissenschaftliche Physiologie und physiologische Semiotik; eine wissenschaftliche psychiatrische Semiotik nur möglich durch eine wissenschaftliche psychische Physiologie und psychische Semiotik. —

Die psychiatrische Semiotik ist eine Erfahrungswissenschaft; die psychiatrische Pathologie giebt ihr die Erfahrung; von der psychischen Physiologie hätte sie ihre Wissenschaft. Die Einheit also der Theorie und Praxis stellt erst die Idee der psychiatrischen Semiotik hin.

Die medicinische Semiotik hat Jahrtausende geschichtlicher Erfahrung und Theorie für sich, und ist durchaus unwissenschaftlich. Die psychiatrische Semiotik erhofft erst beides; ihre Erfahrung und ihre Theorie befinden sich noch in der Kindheit.

Die psychiatrische Semiotik ist ein doppelt hoffnungsreicher Theil der gesammten Psychiatrie; einmal durch den unerschöpften Reichthum ihres Inhalts, und dann, weil sie in und an der Gegenwart wenig hat, sondern ihr Heil, ihre Erfüllung von der Zukunft erwartet. Sie ist ein wahres Element der Zukunft. —

3. Psychiatrische Aetiologie.

Die beiden ersten Abtheilungen der psychiatrischen Pathologie sind wesentlich integrirende Theile dieser dritten.

Die psychiatrische Aetiologie ist für den kranken Menschen, was die psychiatrisch-pathologische Organologie für den Leichnam des Menschen ist.

Sie ist die Lehre von den ursächlichen Einwirkungen des Psychischen auf die Krankheiten überhaupt, im Allgemeinen und Besondern; zweitens ist sie aber auch die Lehre von den, durch die körperlichen Krankheiten bedingten, Ursachen zur Hervorbringung der Um- und Verstimmungen und Krankheiten des Psychischen im Allgemeinen und Besondern.

Der erste Theil handelt also von den Einwirkungen der Psyche auf medicinische Pathologie, und kann daher psychiatrisch-medicinische Pathologie genannt werden; der zweite Theil handelt von den Einwirkungen der medicinischen Pathologie auf die Psyche, und kann daher medicinisch-psychiatrische Pathologie genannt werden.

Die begriffne Einheit dieser beiden Theile der psychiatrischen Pathologie mit der medicinischen Pathologie, würde die Idee der menschlichen Pathologie darstellen.

Wie der äufsere Umfang und Inhalt der psychiatrischen Pathologie bedingt und bestimmt wird durch die psychiatrische Physiologie, so ist auch die innere, wissenschaftliche psychiatrische Pathologie gebunden an die wissenschaftliche psychiatrische Physiologie. Beide müssen sich in und miteinander ausbilden, und nur gleichzeitig werden sie ihre Idee erreichen.

Um einen Beleg zu geben, wie innig die psychiatrische Pathologie verbunden ist mit der psych. Physiologie, erinnere man sich der Einflüsse der Temperamente, Gemüthsaffecte und Leidenschaften zur Hervorbringung von körperlichen Krankheiten, und auf die vorhandenen; man erinnere sich der Einwirkungen körperlicher Krankheiten auf die Bewegungen der Seele. Es ist hier gar nichts zu machen ohne psych. Physiologie, welche die nothwendigen Beziehungen der Temperamente und Gemüthsbewegungen zu dem Körper und dessen Systemen und Organen nachzuweisen hat. Wie verwahrloset liegt dies grofse, mächtige Gebiet da, obgleich die Geschichte so vielfach auf die hohe Wichtigkeit dieser Einflüsse aufmerksam gemacht hat! Leset doch nur das Werk von Tissot über die Leidenschaften, es wird Euch die Augen öffnen! In seinem schönen Eifer für die hohe Wichtigkeit des Gegenstandes wird er am Schlufse selbst zu der übertriebenen Prophezeiung verleitet, dafs er sagt: „Es wird eine Zeit kommen, und sie ist, wie ich glaube, nicht mehr weit entfernt, wo die Aerzte, überzeugt von diesen Wahrheiten und Grundsätzen, den mechanischen und materiellen Theil ihrer Kunst für Nichts, hingegen den philosophischen, worunter ich die zweifache Kenntnifs des Menschen von Seiten des Geistes und Körpers, mit darauf gegründeter Geschicklichkeit sie bei der Ausübung ihrer Kunst zu verbinden, für Alles halten werden." — Die höchste Freude, eine rein geistige, gewährt der Sinn dieses Worts von diesem Manne demjenigen, welcher geschichtlich von der Nothwendigkeit überzeugt ist: die Psyche mit der Medicin in allen Weisen zu verbinden. —

Was von den Einflüssen der Temperamente, Gemüthsaffecte und Leidenschaften zur Hervorbringung körperlicher Krankheiten, kurz, was von der psychiatrisch-medicinischen Pathologie in Handbüchern und Krankengeschichten vorkommt, ist fast nur Ceremoniell, Gebrauch, wirkt larven- und gespensterartig, da es nicht in lebendige Verbindung mit den Krankheiten gesetzt ist, sondern einsam, leb- und geistlos da steht. Es giebt Krankheiten, ja es giebt einen Tod aus Furcht und Sehnsucht, aus Kummer, Aerger, Liebe, Hafs, und Eifersucht, selbst aus Freude, so gut wie aus Erkältung und Erhitzung, Essen und Trinken, Schlafen und Wachen, Wind und Wetter, aus Thermometer- und Barometerstand; und es frägt sich noch, ob nicht mit den krankmachenden Potenzen jener bestimmtere Begriffe und Wirkungssphären sich verbinden lassen, als mit den krankmachenden Potenzen dieser! Von jenen psychischen Dingen gilt das Wort des einzigen Byron nach seinem Manfred: „denn dieses ist ein Wehe, welches mehr — erlegt als aufgezählt in Todtenlisten. Denn vielgestaltig führt es viele Namen." —

Aber nicht nur die Temperamente, Gemüthsaffecte und Leidenschaften umfassen die psychiatrisch-medicinische Pathologie, sondern die Totalität der Seelenkräfte in der Entwickelung aus ihrem Mittelpuncte gehört hierher, so weit sie nämlich aufwärts mit dem geistigen und abwärts mit dem leiblichen Leben sich verbinden.

Dieses Gebiet der psychiatrisch-medicinischen Pathologie erscheint als ein dreifach getheiltes. Das erste umfafst die psychischen Einflüsse des Subjects selbst auf sein Krankseyn, das zweite umfafst die durch Andere bedingten, psychischen Einflüsse, das dritte endlich hat es mit den psychischen Einflüssen zu thun, welche durch die Geschichte des eigenen Lebens und dessen Verhältnisse zur Aufsenwelt bedingt sind. Hierher gehören z. B. die psychischen Einflüsse, welche durch den Stand, das Berufsgeschäft, Religion, durch die Künste, Wissenschaften, und sonstige Gegenstände von allgemeinem Interesse bedingt werden können. Selbst die Wirkungen des Krieges und anderer grofser Weltbegebenheiten sind nicht auszuschliefsen; ja ihre allgemeinen Wirkungen auf das Leben ganzer Völker, durch Hervorbringung allgemeiner leidenschaftlich genährter Interessen, sind in psychischer Hinsicht mit den physischen Wirkungen der Contagien und den herrschenden epidemischen Constitutionen zu vergleichen. —

Die Quelle, aus welcher die medicinisch-psychiatrische Pathologie ihren Inhalt nimmt, ist das Gesammtgebiet der medicinischen Pathologie.

Ihr liegt es z. B. ob: die Ursachen des Delirium's bei Entzündungen, Nervenfiebern nachzuweisen — ihr, aus den chronischen Nervenkrankheiten die gleichzeitig abnormen Zustände des Gemüths zu erklären; sie soll bei den Krankheiten der Brust und des Bauches die verschiedenen psychischen Erscheinungen zu constatiren suchen; sie soll die Ursachen der speciellen Gemüthsverstimmungen bei chronischen Krankheiten der Haut, z. B. bei dem Pellagra nachweisen; sie soll die Möglichkeit darthun, dafs aus sogenannten zurückgetretenen Exanthemen, oder sonstigen Metastasen und Metaschematismen Delirien und Seelenkrankheiten aller Art entstehen können, wie umgekehrt die psychiatrisch-medicinische Pathologie die Ursachen anzugeben hat, warum gleichzeitig mit Seelenkrankheiten so häufig

Leiden der Haut, Geschwüre, selbst an bestimmten Stellen wie am Ohre in Melancholien, vorkommen. —

Dies ganze Gebiet hat auch zu seinem wissenschaftlichen Element die psych. Physiologie; erfahren kann es aus sich selber freilich unendlich Viel. Besonders durch die Bestimmung, an welche Sphären und Organe die verschiedenen Gemüthsaffecte und Leidenschaften gebunden sind, ist hier wahrhaft Reales zu erwarten.

Durch Krankheiten, welche an bestimmte Systeme des Organismus gewiesen sind, müssen die mit diesen Höhlen in Beziehung stehenden psychischen Momente afficirt werden.

Die verschiedenen Modi und Modificationen dieses Afficirt-Werdens des Psychischen müssen sich aus den verschiedenen Krankheitsformen in den Systemen und deren Organen ergeben.

Es gilt hier dieselbe Harmonie des Physischen und Psychischen, welcher wir bei Gelegenheit der psychiatrisch-pathologischen Organologie gedachten. Wie die wesentlichen Erscheinungen der Krankheit, so die psychischen Abweichungen; wie die somatische Ursache, so die psychische Wirkung. — Zum Beispiel: der Wechsel der körperlichen Zustände bei der Hysterie und Hypochondrie bedingt einen ähnlichen Wechsel der Gemüthsstimmungen. — Ferner: schweres, träges Blut hat zur Folge eine schwere, träge Stimmung; Entzündung des Gehirns bringt krankhafte Exaltation der Seelenkräfte hervor; Lähmung desselben, Lähmung der Seelenkräfte; bedeutende Schärfen machen scharfe Laune; chronische Lungenleiden, mit dem Character der S u c h t e n und Zerfliefsung und Erweichung der Substanz, bedingen die S e h n s u c h t des Gemüths, ein wahres Aufgehen und Zerfliefsen desselben in den weichsten Stimmungen.

Doch herrschen so viele psychische Verschiedenheiten in einer und derselben Krankheit, als dieselbe durch die Individualität verändert auftritt.

Selbst die Verschiedenheit des Temperaments bringt bei einer und derselben Krankheit verschiedene psychische Stimmungen hervor.

So wird der Hypochondrist mit melancholischem Temperament das Leiden in sich brüten lassen, er wird verschliefsen den schweren Druck des Trübsinns, und alle Schrecken, welche er stündlich erwartet, wird er geheim halten. Der Hypochondrist aber mit einem sanguinischen Temperament wird den ganzen Tag über nicht aufhören zu mäkeln und zu kräkeln über Kleider und Schuh, Haus und Hof, Acker und Vieh, Weib und Kind etc. Der mit vorherrschendem cholerischem Temperament drittens wird wüthen und toben, oder wieder still und liebenswürdig seyn in buntestem Wechsel, und ohne wahre Gründe, zur Verwunderung seiner Umgebungen. Es sey abermals bemerkt, dafs die medicinisch-psychiatrische Pathologie den Menschen nur in seiner Abhängigkeit von der Natur betrachtet. Zu verachten sind diese Menschen nicht; allein sie sind zu bedauern, dafs sie so gar keine Gewalt über ihre Leiblichkeit und die durch dieselbe bedingten Stimmungen haben; zurechnungsfähig bleiben ihre Verbrechen, wenn auch eben nur bedingt. Denn es liegt im Begriffe des Menschen, dafs er sich von der Tyrannei der leiblichen Natur befreien kann, in so fern, dafs er die Stimmungen und Gefühle durch sein geistiges Princip beherrscht, und das kann Jeder, der nicht verrückt ist; denn sonst wär' er kein Mensch. Und wahrlich, bei dem vernünftigen Menschen, (welcher aber nicht nur weifs, was Freiheit und Vernunft ist) wie er wohl selten solchen Krankheiten unterworfen seyn mag, haben auch wohl die selbst wirklich vorhandenen nicht die Gewalt über seine eigenste Natur. Er ist Herr in seinem Hause, kein Miethling, der die Wohnung theuer genug bezahlen mufs.

Ich bin seit lange daran gewöhnt, aufmerksam zu seyn auf die den Tod grofser Männer zu Folge habenden Krankheiten. Es scheint besonders bei denen, welche durch ihr Leben und ihre Thaten eine entschieden hervortretende psychische Kraft bekundeten, die letzte Krankheit zu bestätigen, was wir von der psychiatrischen Pathologie wissen. —

Durch diese Disciplin mufs die medicinische Pathologie wesentliche Veränderungen erleiden, nicht nur in Bezug auf die Ursachen der Krankheiten, sondern auch in Bezug auf die Eintheilungen der speciellen Pathologie. Der Krankheitsgattungen und Arten werden gewifs weniger werden, da wohl Unterschiede gesehen werden, wo in der That keine sind, und die ganze Verschiedenheit nur auf einem verschiedenen Temperament beruhet. So wird die *febris nervosa c. erethismo* und *c. torpore* ein und dieselbe Krankheit seyn, nur mit, durch die Verschiedenheit des sanguinischen und melancholischen Temperaments, bedingtem Unterschiede in den Symptomen und der ganzen Weise der Krankheit. —

Die Lehre von den Nervenkrankheiten, besonders den chronischen, höheren Formen, als Catalepsie, Ecstasis, Hysterie hat unbedingt durch die glücklich ausgebildete psychiatrische Pathologie sehr viel zu hoffen für die Erkenntnifs der Ursachen dieser Leiden. Sie gehören wahrhaft in das Gebiet der Psychiatrie. Die gewöhnliche somatische Medicin vermag um so weniger dies dunkle Gebiet zu erleuchten, je gelehrter sie materialisirt. Das ist auch zu allen Zeiten gefühlt, daher aus den Nervenkrankheiten das Psychische nie ausgeschlossen werden konnte; in sie hat es sich hineingerettet, wenn es überall ausgestofsen ward. Die Psychiatrie vermag einzig und allein dies scheinbare Chaos von psychischen und somatischen Erscheinungen und Widersprüchen in diesen Nervenkrankheiten zu lösen. Kranke und Aerzte haben von diesem Elemente der nächsten Zukunft der Medicin die heilsamsten, jetzt wohl kaum geahnten Früchte zu hoffen.

Die allgemeine Pathologie hat die Reformation, welche ihr so sehr Noth thut, nur zu erwarten durch ihre Verbindung mit der psychiatrischen allgemeinen Pathologie. Ohne diesen Verein ist keine bedeutend in die Zeit eingreifende allgemeine Pathologie wirklich zu machen. Bei dieser Gelegenheit stehe auch die Bemerkung, dafs Gaub besonders berufen war, den philosophischen Theil der Medicin, die allgemeine Pathologie, und zwar Jahrhunderte hindurch die beste, zu liefern, weil er zu seiner Zeit am tiefsten durchdrungen war von der Nothwendigkeit, die Psyche zu berücksichtigen, und weil er ein philosophisch gebildeter Arzt; unumgängliche Erfordernisse für den Verfasser einer allgemeinen Pathologie. Den besten Beweis für diese Eigenschaften von Gaub, als Arzt, geben aufser den „Adversarien" seine beiden academischen Reden: „*de regimine mentis, quod medicorum est,*" von denen er die zweite sechszehn Jahre nach der ersten hielt, wie er selbst bei dem Beginn der zweiten sagt. Wie sehr mufste ihn dieser Gegenstand am Herzen gelegen haben! Die zweite Rede hielt er in dem Jahre, als die zweite

Ausgabe seiner Institutionen herauskam. Die Geschichte der Psychiatrie hat diese Abhandlungen ihrem ganzen Werthe nach zu würdigen. Nur der Arzt, welcher das Werk über den Geist des Menschen, welcher die Physiologie des Denkens schrieb, konnte zugleich die beste allgemeine Theorie der Krankheit in der Gegenwart schreiben. Wir haben seiner gedacht bei den Elementen der Zukunft in der Gegenwart.

III. Psychiatrische Therapie.

Sie zerfällt in psychiatrische Heilmittellehre, psychiatrische Therapie und psychiatrische Diätetik.

1. Psychiatrische Heilmittellehre.

Sie bildet den ersten Theil der Therapie, da sie zwischen Pathologie und Therapie steht. Die Heilmittellehre ist die Lehre von den Mitteln gegen die Krankheit, zum Zweck des Heilens; sie ist die Lehre von den Mitteln, die Krankheit zu heilen; sie ist die vermittelnde Einheit der Ursache (Pathologie) und der Wirkung (Therapie) und doch ein Verschiedenes von den beiden. Es giebt keinen schöneren Namen für sie, als eben „Heilmittellehre," (Heilmittel-Lehre — Heil-Mittel-Lehre). Sie ist die wahre Seele der Heilkunst; und merkwürdig genug, wie die Seele selbst in der Medicin, ist sie ein aus lauter vereinzelten-, zusammengehäuften Bestandtheilen bestehendes Ding, ohne einigendes Princip, mehr mit dem Character der Juxtaaposition, als Intussusception. — Nichts beweiset aber auch so sehr die grofse Unsicherheit der Pathologie und Therapie, als dies ruhelose Hin- und Herschwanken der Heilmittellehre; die beiden Schaalen schwanken, folglich die Zunge auch. — Wie schlecht es um die Wissenschaftlichkeit dieser Disciplin steht, kann man daraus abnehmen, dafs es noch gar keine selbstständige allgemeine Heilmittellehre giebt. Denn die sogenannte allgemeine *materia medica*, welche existirt, ist eine unselbstständige, angelegt den Grundsätzen der allgemeinen Therapie, daher so wechselnd und schwankend in sich, wie diese selber. — Die selbstständige, wahrhaft allgemeine Heilmittellehre ist nur eine solche, welche aus der Harmonie der Naturkräfte und ihrer Wirkungen auf den Menschen die Principien herleitet. —

Alles was wirkt zur Entstehung von Krankheiten, wirkt auch zur Heilung von Krankheiten. — In beiden Fällen bekundet das Mittel Wirkung auf den Organismus; es hat die Kraft, das Mittel der Veränderungen in dem Organismus zu seyn.

Ob das Mittel schädlich wirkt oder nützlich, das sind, die Kraft des Mittels an sich betrachtet, gleichgültige Modificationen der Wirkung, bedingt durch die Beschaffenheit und das zufällige Seyn des Objects, worauf die Wirkung hervorgebracht wird.

Das Mittel bringe Krankheit oder Heilung hervor, seine wesentlich natürliche Kraft, seine substanzielle Wirkung bleibt dieselbe.

Dafs das Mittel hier Ursache der Krankheit wird, dort Ursache der Heilung, davon liegt der Grund nicht in der verschiedenen Wirkung des Mittels, sondern in der verschiedenen Reaction des gesunden und kranken Organismus gegen das Mittel.

Die Unterschiede der Wirkung eines und desselben Mittels haben also ihren Grund in den verschiedenen Weisen und Zuständen, in welchen sich der Organismus befindet.

Die verschiedenen Formen des Befindens verändern als Accidenzen die sich gleich bleibende substanzielle Wirkung des Mittels. (Das Glüheisen als solches wirkt gleich, ob es den Menschen verbrennt, oder die Gonarthrokace heilt; der Sublimat als solcher wirkt auf gleiche Weise, sey es, dafs er die Lustseuche heilt, oder als Gift agirt.)

Die Unterschiede der Quantität sind, das Wesen der Wirkung an und für sich betrachtet, keine wesentlichen in Bezug auf die Wirkung; es sind nur Differenzen der einen substanziellen Wirkung des Mittels, bedingt durch die verschiedenen Reactionen des gesunden oder kranken Organismus gegen die verschiedenen Quantitätsverhältnisse der Gaben.

Die Qualität des Mittels bleibt eine und dieselbe; die verschiedenen Quantitätsverhältnisse derselben Qualität des Mittels geben die verschiedenen Modalitätsverhältnisse der Wirkungen.

Wo aber die Quantität des Mittels zu Nichts wird, da wird auch die Qualität desselben zu nichte, da jene wesentlich zur Erscheinung der Kraft gehört. (Ohne Sonne kein Licht, ohne Licht keine Sonne).

Das Reich der Krankheitsursachen ist das Reich der Heilmittel. Je unbedeutender ein Mittel erscheint zur Hervorbringung von Krankheiten, um so unbedeutender sind auch seine Heilkräfte; je energischer die schädliche Einwirkung, desto energischer die Heilwirkung. Die stärksten Gifte sind die stärksten Arzneimittel; und wo Alles uns verläfst, hat man an ihnen noch einen Halt.

So vertreibt das Gift (das Böse), die Gesundheit und das Leben (das Gute), aber auch die Krankheit und den Tod (das Böse). Böses vertreibt so Böses und wird zum Guten, wirkt zum Heile. Das gilt vom Physischen und Ethischen. —

Dies wenige Allgemeine, so wohl auf somatische als psychische Heilmittellehre sich Beziehende, genüge. Im Verein mit psychiatrischer Pathologie und Therapie möchte es die Keime zu einer allgemeinen Heilmittellehre enthalten.

Die eigentlich reale Seite hat sie an der Erfahrung; die psychiatrische Therapie ist der praktische Theil derselben; ohne diese existirt jene gar nicht als Heilmittel - Lehre; daher werden wir sie im nächsten Abschnitte bei der psychischen Therapie wieder finden.

Zuvor noch Einiges über den Umfang und die Eintheilung der psychischen Heilmittellehre. Das Gebiet der psychiatrischen Aetiologie ist das Gebiet der psychiatrischen Heilmittellehre; diese ist der Reflex jener; ihr Umfang ist identisch.

Die Eintheilung der psychiatrischen Aetiologie gilt daher auch für die psychiatrische Heilmittellehre. Wir unterscheiden dort einen psychiatrisch-medicinischen Theil, und einen medicinisch-psychiatrischen; desgleichen hier. Die nähere Eintheilung ist daher nachzusehen bei der psychiatrischen Pathologie.

Jener, der psychiatrisch-medicinischen Pathologie entsprechende, Theil der psychiatrischen Heilmittellehre ist aufzustellen in der grofsartigen Bedeutung, dafs er umfasse: den Menschen überhaupt als Heilmittel für den Menschen. Diesem Theile der Heilmittellehre steht gegenüber: die Natur als Heilmittel für den Menschen. Der Verein beider macht erst die Heilmittellehre in ihrer Anwendung auf körperliche Krankheiten vollständig. Der erste Theil, welcher dem Arzte so nahe liegt, da er ihn aus sich selbst, aus seinen Mitmenschen und den Thaten der Menschheit nimmt, ist übersehen, da er zu nahe lag. Würdig könnte er das wissenschaftliche Leben eines Arztes ausfüllen.

Der andere Theil der psychiatrischen Heilmittellehre wird seinem Umfange nach bestimmt durch die gewöhnliche natürliche Heilmittellehre; doch hat er es nur mit denen aus derselben zu thun, welche eine hervorstechende Wirkung haben. Dieser Theil könnte medicinisch-psychiatrische Heilmittellehre genannt werden. Sie hat zu ihrem Inhalt: die Untersuchung der natürlichen Heilmittel, in Bezug auf die psychischen Wirkungen, so wohl im gesunden als kranken Seelenleben.

Der Mensch als Heilmittel für den Menschen in leiblichen und psychischen Krankheiten, die Natur als Heilmittel für die leiblichen und psychischen Krankheiten des Menschen, die Wirkung von der Natur auf die Seele, oder die psychischen Wirkungen der Natur, — die Einheit dieser drei Theile, das ist die anthropologische Heilmittellehre.

2. Psychiatrische Therapie.

Sie hat ihren allgemeinen Begriff und Inhalt an der medicinischen Therapie. Sie ist nur ein Theil derselben, ist die Lehre von der Heilkunst der Krankheiten auf dem Wege der Psychiatrie. Wie der Begriff eines Heilmittels nicht möglich ist ohne Krankheit, so wird die Heilmittellehre erst wirklich durch die Therapie, welche, nachdem die Ursachen der Krankheiten im Allgemeinen und Besondern durch die Pathologie erforscht sind, aus Theorie und Erfahrung die allgemeinen und speciellen Principien des Heilens, die Heilanzeigen, Heilwege (*Indicatio*) entwickelt, und sich nun auf dem richtigen Wege zum Heilen befindend, durch die Heilmittel, zu ihrem Zweck d. h. der Heilung der Krankheit (*Cura*) gelangt.

Die Indicationen sind das geistige Moment der Therapie, die Indicata das Materielle, die Cur ist die versöhnte Harmonie beider; sie ist das aus beiden Momenten bestehende, beide enthaltene, von beiden durchdrungene, dritte, mittlere Product.

In diesen drei Momenten erscheinen die Momente eines Kunstwerks. Die Indicationen repräsentiren den Geist des Künstlers, die Idee des Kunstwerks; die Indicata das Material zur Ausführung der Idee des Kunstwerks; die Cur endlich ist das Kunstwerk selber, die wirklich gewordene Idee.

In diesem Sinne ist das schöne Prädicat der Medicin zu deuten, dafs sie eine „Kunst" sey; sie ist es. Der Arzt ist der Heilkünstler; die vollbrachte Heilung sein Kunstwerk; die Therapie ist die Heilkunstlehre (Heil-Kunstlehre).

Die psychiatrische Therapie ist ein Theil der Therapie; sie ist die Heilkunstlehre der Krankheiten durch psychische Mittel; sie ist die kunstmäfsig angewandte psychiatrische Heilmittellehre, und hat den Gehalt derselben zu ihrem Object.

Der erste Theil der psychiatrischen Heilmittellehre war der, welchen wir begriffen als die Lehre vom Menschen als Heilmittel für den Menschen. (S. psychiatrisch-medic. Heilmittellehre.)

Es könnte gemeint werden, dafs diese ganze Lehre bei dem ungeheuren Reichthum der natürlichen Heilmittellehre überflüssig sey.

Dagegen gilt als vorzüglichster positiver Einwand: dafs die Psychiatrie ihre geschichtliche Wahrheit und

Nothwendigkeit für sich hat, und was von dem Ganzen gilt, gilt auch von den Gliedern. Auch ist das Menschliche, auf den Menschen als Heilmittel angewandt, gewiſs natürlicher und seinem Wesen weniger feindlich, als die Mittel aus dem Thier-, Pflanzen- und vorzüglich Mineralreiche. — Und dann, wie schmilzt dieser vermeinte Naturschatz zusammen! Wie mancher unnütze Kram ist noch heute in den Pharmacopöen! Verfolgen wir den Lauf der Geschichte der *materia medica*, und vielfach werden wir sehen, daſs sie einem Strome gleicht, welcher dem Meere der Vergessenheit zuflieſst; anderes folgt, es flieſst auch vorüber, dem groſsen Lethe nach. Erträumtes, Verkehrtes, Falsches ist reichlich in der medicinischen Heilmittellehre. Haben wir denn genug Heilmittel? Haben wir nur die besten? Bogenlange Register von specifischen Mitteln gegen Epilepsie sind freilich da, aber es ist kein einziges Specificum darunter. Der Reichthum der Mittel gegen bestimmte Krankheiten deutet auf die Armuth und Noth der Kunst; sie sind nichts als ausstehende Schulden. Die Schaar von Mitteln gegen diesen Gehirnkrampf, (der besonders seinen Sitz in der Gegend des „Türkensattels" zu haben scheint) ist durchgemacht, — vergebens; — ein zufälliger, tüchtiger Schreck heilt sie, wie er sie hervorgebracht hatte. — Die Tradition der Medicin steckt voll von tausenden solcher psychischen Curen anderer Krankheiten, und zwar besonders der durch die *materia medica* nicht zu heilenden, als Nervenkrankheiten aller Art. Angst und Noth lehrt nicht nur beten, sondern lehrt auch gelähmte Glieder gebrauchen. Schaam, ein plötzlicher Griff des Arztes an die Wade einer Königstochter, giebt dem Arm, welcher die vermeinte Kühnheit abwehren will, die Kraft der Bewegung wieder, welche alle Mittel nicht erwekken konnten.

Ferner wird wohl gesagt: die Gabenbestimmung sey unsicher, man hätte die Mittel nicht in der Gewalt, kenne ihre Wirkung nicht. Der gewöhnlichen *materia medica* geht es vielfach gerade so, wegen der individuellen Verschiedenheit des menschlichen Organismus. Jene Anklagen und Zweifel beziehen sich vorzüglich auf die Anwendung der Gemüthsaffecte und Leidenschaften gegen Krankheiten. Ist es wahr, so folgt daraus zunächst weiter nichts, als dafs man kennen zu lernen sich bestreben soll, was man nicht kennt, um es dadurch in seine Gewalt zu bekommen — nur anfangen — nur anfangen! Aber „die Höhe reizet, nicht die Stufen." Auch möcht' es um diese Dinge gar nicht so übel stehen. Man kann unbekümmert seyn um den Nutzen und die Anwendungsweisen, wenn man weifs, dafs, wenn die Sache selbst an und für sich erkannt ist, jene Dinge von selbst hervorspringen und sich unserer Gewalt ergeben. — Die psychiatrische Physiologie und Pathologie hat für das Erkennen der aus der menschlichen Natur zu entnehmenden Heilmittel zu sorgen, und es möchte ihr wenigstens eben so gut gelingen, als der medicinischen Physiologie und Pathologie für ihre Heilmittellehre.

Die Wirkung wäre unbekannt? Gesetzt es sey, so weifs doch Jeder, dafs die Leidenschaften mächtigst auf den Menschen und seinen Organismus einwirken, dafs sie die furchtbarsten Krankheiten hervorbringen und heilen können, ja dafs sie Gewalt über Leben und Tod haben. — Die Leidenschaften des Menschen wirken wie die Gifte der Natur. Leib und Leben können beide ein Ende machen. Aber wie den

Giften, so mögen auch wohl den Leidenschaften, diesen Giften des Menschen, die herrlichsten, edelsten Heilkräfte eingeboren seyn. Wahrlich hohe Aufforderung, sie zu studiren, zu prüfen, zu erfahren!

Das Wesen der Wirkungen mufs aus der psych. Physiologie und Pathologie entnommen werden. Da wird sich zeigen, dafs bestimmte Gruppen von Gemüthsbewegungen mit bestimmten Systemen des Organismus in organisch-psychischer Beziehung stehen, auf bestimmte Weise in denselben wirken, und dafs ferner demzufolge bestimmte Gemüthsbewegungen Krankheiten in bestimmten Systemen und Organen hervorbringen; ja umgekehrt durch bestimmte Krankheiten der Systeme und Organe, wie durch einen Mutterkuchen, bestimmte Gemüthsbewegungen ernährt und gebildet werden.

Aus dem Verein der Wechselwirkungen der Gemüthsbewegungen auf den Körper und des Körpers auf die Gemüthsbewegungen bei Gesundheit und Krankheit, ergiebt sich wohl für die Therapie die allgemeine Richtschnur bei der Anwendung derselben als Heilmittel, wenn die Indicationen gefunden sind.

Die Heilkräfte dieser psychischen Mittel sind gleich ihren natürlichen Kräften. (S. psychiatrische Heilmittellehre).

Aus dem Parallelismus der Wirkungsweise psychischer und natürlicher Heilmittel geht der Parallelismus der Anwendung hervor; d. h. gleichartige Heilkräfte der psychischen und natürlichen Mittel erheischen gleichartige, therapeutische Anwendung.

Die Gemüthsaffecte z. B. mit dem Character der Exaltation gleichen in ihrer Wirkung und Anwendungsweise den reizenden Arzneimitteln; die mit dem

Character der Depression den schwächenden, reizentziehenden Arzneimitteln. —

Die Heiterkeit, diese köstliche Gabe, dieser Ausdruck der Harmonie der Seelenkräfte, wirkt mildberuhigend, roborirend in Krankheiten. Die alle Functionen des Körpers erhöhende Freude wirkt in mäfsigen Gaben gleich den gelind incitirenden Mitteln, z. B. der Valeriana. Die höheren und höheren Grade der Freude gleichen vielfach in ihren Wirkungen denen der steigenden Gaben von Wein und Opium. —

Die Furcht wirkt im allgemeinen schwächend; ihre Wirkungen auf den Körper gleichen einer Erkältung; wie diese unterdrückt sie die Thätigkeit der Haut, zieht dieselbe zusammen (Gänsehaut), erregt auch leicht Durchfälle, und Vermehrung der Excretionen. In ihrer Wirkungsweise als Heilmittel gleicht sie daher den kühlenden, salzigen, schwächenden Mitteln. —

Der Zorn wirkt schnell wie Feuer auf den Körper ein, und spannt alle Functionen, besonders aber die Irritabilität, zur höchsten Reaction an; er gleicht daher in seinen Wirkungen den heifsen, incitirenden Mitteln, den ätherischen Oelen, selbst dem Phosphor. Seine Wirkung ist auch schnell vorübergehend, wie die dieser heifsen Reizmittel; wie sie reget er gewaltig die Lebenskraft auf, aber läfst auch Abspannung zurück. Mäfsiger Zorn kann in erschlafften Wunden höhere Lebensthätigkeit aufregen, die Wuth kann dieselben brandig machen. —

Der Aerger, die Negation des Zorns, oder der nach innen gekehrte verhaltene Zorn, wirkt deprimirend, contrahirend, wie er selbst zu den deprimirenden Gemüthsaffecten gehört. Er wirkt besonders auf den Unterleib, und hier zunächst auf den *Plexus coe-*

liacus, Magen und Leber. Er wirkt gleich den scharfen, adstringirenden Mitteln, hat etwas Specifisches, erregt selbst Brechen, wirkt aber in kleineren Gaben und bei geringerer Reaction selbst incitirend, gleich der Ipecacuanha; in kleinen, lange fortgesetzten Dosen macht er, gleich den Brechmitteln: Ekel, ein Gefühl von Zusammenschnürung im Magenmunde, Appetitlosigkeit ect. Steigert sich die Wirkung bis zum Brechen, so wird vorzüglich Galle ausgebrochen, da der verhaltene Zorn stärker auf die Leber einwirkt, als der sich äufsernde; bei ausgebrochenem Zorn, bei Reaction gegen Kränkungen, wird selten wirklich gebrochen. Wegen der sympathischen Verbindung der Leber und des Aergers wird wohl nach heftigem Aerger am andern Tage die Gesichtsfarbe unrein, gelblich; sie vergeht bald wieder, kann aber auch wirklich in Gelbsucht ausarten; die innere Hitze, welche den Aerger begleitet, man möchte sagen die psychisch - organische Schärfe, erzeugt wohl unstillbaren Durst auf einen Taglang.

Der Schreck wirkt krampfartig, doch ähnlicher den tonischen Krämpfen; er lähmt die Bewegungswerkzeuge; daher tödtet er, wenn die Lähmung den Hauptheerd der Irritabilität, das Herz, trifft. Seine Wirkung ist narkotisch, er gleicht den narkotischen Mitteln, und wo diese selbst vergeblich angewandt waren, da ist vom Schreck noch viel zu hoffen. Die narkotischen Mittel äufsern auch dieselbe Kraft auf den gesunden Menschen, wie der Schreck; und nicht nur erscheint dieselbe innerlich, sondern auch äufserlich, wie z. B. die *nux vomica* bei Thieren die Extremitäten so steif und starr macht, wie der Schreck; Schreck erregt Schauder (*horror*), die narcotischen Mittel auch; selbst die weite Pupille, das starre Auge zeigt sich nach dem

Gebrauch der Belladonna und im Schreck; er bewirkt Convulsionen, Lethargie gleich jenen. Schreck, gemischt mit Aerger, wirkt wie die narkotisch-scharfen Mittel.

Die chronischen Gemüthsaffecte, d. h. die Leidenschaften und Suchten bringen chronische Entzündungen, Verhärtungen, organische Destructionen und Auflösung der Substanz hervor, erzeugen Mattigkeit, Abgespanntheit, unbegreifliche Müdigkeit und Niedergeschlagenheit; daher das Räthsel zu lösen, dafs oft Verbrecher in der Nacht vor der Hinrichtung ruhig schlafen, nicht aus Gleichgültigkeit und Verstocktheit, sondern aus Schreck, Kummer und Gram. — So schliefen auch die Jünger zu Gethsemane. — Diese schleichenden Gemüthsleiden, zu denen z. B. Gram, Neid, Hafs, Eifersucht, unglückliche Liebe gehören, zehren das Mark des Lebens, lösen den Körper langsam auf, und der Tod erfolgt durch eine Art von schleichendem Fieber, welches selbst die Erscheinungen der Lungensucht simuliren, aber auch dissimuliren kann. Alle diese Wirkungen sehen wir sich wiederholen bei den metallischen Mitteln und ihren höchsten Formen von Heilmitteln, den metallischen Giften, Arsenik, Sublimat u. s. w. Mit Recht sind jene daher — Gifte des Menschen zu nennen, diese — Gifte der Natur. Es giebt eine *Aqua tofana*, welche eine Seele der andern Jahrelang reichet; entsteht daraus der Tod, so ist kein Unterschied zwischen der gewöhnlichen Vergiftung, als dafs der das Seelengift Reichende nicht das Bewufstseyn von dieser Wirkung hatte, und dafs er dem Gesetze nicht anheimfällt. — Die Anwendung dieser chronischen Gemüthsaffecte ist so gefährlich und schwierig wie die der Gifte, auch hat man sie nicht so in seiner Gewalt. Wo sie aber vorhanden sind, zugleich mit Krankheiten, möchten sie genutzt werden können zur Unterstützung der Cur, auf die Weise, wie z. B. der Arsenik angewandt wird bei Wechselfiebern, wenn wir auch China, Chinin haben können.

Weil z. B., wie wir gesehen, die Wirkungen der Gemüthsbewegungen gleichartig sind den Wirkungen bestimmter Gattungen von natürlichen Arzneimitteln, so wirken beide noch nicht gleich, und es ist nicht einerlei, ob man jene oder diese anwendet. —

Es tritt hier der grofse Unterschied ein, dafs man durch die Gemüthsaffecte die Heilwirkung weit reiner hat, indem hier nichts Materielles in den Körper kommt, was durch vielfache Nebenwirkungen schädlich agiren kann. Die psychischen Mittel geben gleichsam die rein dynamische, geistige Wirkung der Arzneimittel; sie enthalten die Substanz der Heilwirkung, ohne das Accidenz der Form und Materie. —

Es giebt Fälle genug, in welchen ein Arzneimittel angewendet werden sollte, seiner Hauptwirkung wegen, aber Nebenwirkungen contraindiciren dasselbe; es giebt andere Fälle, da die Anwendung des passendsten Arzneimittels unmöglich ist, da man keine Apotheke in der Nähe hat; wo sie erschwert wird durch Grille, Eigensinn, Wahnsinn; wo das vorhandene Arzneimittel unmöglich applicirt werden kann, da der Kranke nicht zu schlucken vermag, wegen Entzündung, oder Lähmung des Oesophagus und der Masseteren. In diesen und vielen andern Möglichkeiten finden, rein empirisch den Gegenstand betrachtet, diese psychischen Heilmittel ihre Anwendung.

Aufser den Gemüthsaffecten, Leidenschaften etc. gehören hieher noch die Benutzungsweisen der gesammten übrigen Eigenschaften, welche aus der Seele, aus dem Gemüth und dem Character sich ergeben. Ihre wohlthätigen Wirkungen in Krankheiten sind bekannt. Die psychiatrische Therapie soll dieselben theoretisch zu erkennen, und praktisch bestimmt anzuwenden sich bestreben.

Die Wirkungsweise der Heilmittel aus der Natur auf das Psychische geht aus dem erkannten Parallelismus der Wirkungsweise der psychischen und natürlichen Mittel auf den gesunden und kranken Organismus hervor.

Wie nämlich bestimmte psychische Mittel gleichartige physische Wirkungen hervorbrachten mit bestimmten physischen Mitteln, so bringen diese bestimmten physischen Mittel bei der Anwendung die psychischen Wirkungen hervor, welche den analog wirkenden psychischen Mitteln als solchen entsprechen. Wie z. B. Freude physisch-gleichartig| wirkt dem Wein, so bringt Wein bei der Anwendung freudige Stimmung hervor; wie Aerger den Brechmitteln analog wirkt, so erzeugen die Brechen erregenden in kleinen Gaben eine ärgerliche Stimmung; wie der Zorn gleich den ätherischen Oelen wirkt, so erwecken dieselben die Neigung zum Zorn; wie Schwermuth analog den metallischen Mitteln wirkt, so macht der lange fortgesetzte Gebrauch derselben schwermüthig u. s. f.

Bei sorgfältigerem Eindringen möchte sich folgender allgemeiner Grundsatz ergeben, welcher hier nur als Hypothese stehen mag, da er hier nicht erwiesen werden soll.

Nämlich: die mineralischen Heilmittel wirken vorzugsweise auf die psychischen Kräfte ein, welche mit dem reproductiven System in Verbindung stehen, die vegetabilischen auf die, welche mit der Irritabililät, und die animalischen auf die, welche mit der Sensibilität in Connex stehen.

Aus diesem Satze, der sich aus der Psychiatrie für psychiatrische Heilmittellehre und Therapie ergiebt, entsteht für Medicin ein ähnlicher, dessen Idee wir dem genialen Steffens zuerst verdanken, und welche nach Schelling den ersten Lichtstrahl in das Dunkel der Wirkungsweise der Heilmittel warf. Er ist kurz der: dafs die mineralischen Mittel zunächst auf das reproductive, die vegetabilischen zunächst auf das irritable, und die animalischen zunächst auf das sensible System wirken.

Diese beiden Sätze, so nakt hingestellt, können entsetzlich verdreht und entstellt werden. Wir geben hier nur zu bedenken, dafs diese Gedanken nichts als die ersten allgemeinsten Elemente der psychischen und somatischen Wirkungsweisen der *materia medica* geben, gleichsam nur die Haltpuncte, aus welchen alles Uebrige organisch sich entwickeln kann. Denn gleichwie die drei Naturreiche ihre Uebergangsmomente in einander haben; gleichwie die drei Systeme des Organismus in und miteinander sich vielfach und innigst verbinden, so ist es auch der Fall mit diesen Wirkungssphären der drei Klassen von Heilmitteln auf das Psychische und Somatische. Das Gesetz offenbart sich besonders nur bei den Heroen in jedem einzelnen Reiche der Heilmittel; die metallischen Gifte z. B. wirken zunächst auf die Reproduction und ihre Organe; das Opium, der Fingerhut etc. zunächst auf die Irritabilität, Herz und Blut; der Moschus zunächst auf die Sensibilität und Hirn und Nerven. — In Bezug auf die Uebergänge sey beispielsweise angeführt, dafs unter den Pflanzen die Wurzeln, die Theile, welche in der Erde stecken, sich den Wirkungen der Mineralien nähern, desgleichen viele Saamen und Körner besonders auf die Organe der Ernährung wirken, dagegen die Blüthen, in welchen das Thierische sich zu regen beginnt durch Befruchtung, und besonders die aus denselben gewonnenen „geistigen" Oele in ihrer Wirkung den animalischen Mitteln gleich kommen und zugleich auf das Nervensystem mächtig einwirken.

Die praktische Kenntnifs der Wirkungen der gewöhnlichen *materia medica* auf das Psychische ist von der gröfsten Wichtigkeit für Psychiatrie und Medicin. Dadurch können psychische Affecte, wenn sie schädlich sind, vermieden werden, indem der Arzt weifs, wie dieses oder jenes Mittel psychisch wirkt. Durch diese Kenntnifs können nutzenbringende Affecte, wenn auch nicht hervorgerufen, doch rege gemacht werden, und zwar auf eine Weise, welche der Kranke nicht merkt, und die uns ohne viele Mühe und Kopfbrechen bei der Hand ist. Durch die psychischen Wirkungen der Arzneimittel können herrschende Affecte, wenn auch nicht gehoben, doch gemäfsigt werden, indem der Arzt die, die entgegengesetzten Affecte bedingenden Mittel, reicht. Dies ist die natürliche oder besser die Natur-Psychagogik. Auf dieser psychischen Einwirkung beruhet ein gut Theil der günstigen Resultate, welche der Anwendung von Arzneimitteln in Seelenkrankheiten, im Wahnsinn folgen, und es ist merkwürdig genug, dafs die in diesen Krankheiten am meisten in Ruf stehenden Arzneimittel auch die entschiedensten psychischen Wirkungen haben.

Durch diese Kenntnifs ist es möglich, in körperlichen Krankheiten solche Heilmittel auszusuchen, welche zugleich gegen die, dieselben begleitenden psychischen Verstimmungen, agiren, oder wenigstens sich vor solchen Mitteln zu hüten, welche für das Eine und zugleich gegen das Andere wirken, wodurch die Heilung erschwert und verzögert wird.

Aus der Wirkungsweise der Totalität der psychiatrischen Heilmittellehre ergiebt sich die allgemeine und besondre therapeutische Anwendung, bei Kenntnifs der Therapie, von selbst, je nachdem man die Krankheiten enantiopathisch, homöopathisch, oder allopathisch behandeln will. — Die Idee der Therapie ist der begriffne Verein dieser drei Heilungsgesetze. —

Die Bearbeitung, Ausbildung und mögliche Lösung der psychiatrischen Therapie erwartet die Gegenwart von der Zukunft. Die Hauptschuld der Vernachlässigung dieser überschwenglichen Fülle von Heilmitteln trifft nicht die Medicin; denn sie war nicht so weit in ihrer geschichtlichen Entwickelung fortgeschritten, um die Psychiatrie sich assimiliren zu können. Wie die Gewalt der Natur in den Tropenländern den Geist des Menschen überwältigt, so hat der ungeheure Wucher der, in die Medicin aus allen Welttheilen als Heilmittel aufgenommenen, Naturproducte die aus dem Menschen selbst stammenden Heilkräfte so überwachsen und unterdrückt, dafs sie kaum bemerkt wurden in diesem Wust, und wenn auch aufgehend, bald erstickten aus Mangel an Luft und Licht. — Wer wäre frech genug, der Natur ihre göttlichen Heilkräfte abzusprechen? — Aber alles Heil strömt nicht aus ihr. Das Weiteste ist nicht immer das Beste. Auch hier heifst es zum Theil: „das Glück (Heil) liegt in uns, wohl dem, der es erkennt." — Wetter! Wie lange soll es denn noch dauern, dafs Thier- und Menschenheilkunde nur dadurch wesentlich von einander verschieden sind, dafs hier nur auf vorsichtigere, weitläuftigere, gelehrtere Weise dasselbe geschieht, wie dort? So grofs der Begriffs-Unterschied von „Mensch" und „Thier" ist, so grofs soll auch der Unterschied von Veterinär- und Arzneikunde seyn; denn der Begriff soll ja seinem Gegenstande entsprechen. Wahrlich es wird aus der höheren, harmonischen Einheit psychischer und natürlicher Heilmittel gröfseres Heil für den zu Heilenden, für den Heilkünstler und für die Heilkunst hervorgehen! —

3. Psychiatrische Diätetik.

Sie ist psychische Medicin für die Gesunden, und so reihet sie sich, als Schlufs des Ganzen, dem Anfang an.

Die psychische Diät in Krankheiten gehört wesentlich zur psychiatrischen Heilmittellehre, und ist ein Theil derselben; denn jedes psychisch-diätetische Mittel in Krankheiten soll aufser der negativen Sphäre des Verhütens, welche doch auch nur ihre Basis in der Kenntnifs der schädlichen Wirkungen hat, zugleich als vorgeschriebene Diät, als Heilmittel mitwirken. Die psychiatrische Diät borgt daher von dergleichnamigen Physiologie, Pathologie und Therapie; ein breites Feld ist ihr also geöffnet. Der Hauptgrundsatz der psychiatrischen Diätetik, als der Lehre, die Gesundheit des Leibes durch psychische, und die der Seele durch physische Mittel zu erhalten, ist der negative „dem Gesunden ist Alles gesund," versteht sich, auf gesunde, mäfsige Weise angewendet. Wenn irgendwo, so ist bei diesem Theile der Psychiatrie das Individualisiren bei der Bestimmung das Beste; auf Allgemeingültigkeit können ihre Verordnungen durchaus nicht Anspruch machen. Ihr verbietet z. B. das angestrengte Denken, und doch giebt es Menschen, die, wenn sie nicht den Geist thätig erhalten, wirklich körperlich schwach und matt werden, und nur wieder anfangen müssen, tüchtig geistig zu arbeiten, um sich körperlich zu erholen. Naturell, Temperament, Gewohnheit, Gemüth, Wille, Bildung, Character, das ganze intellectuelle Leben stoſsen jede allgemeine Behauptung in der Besonderheit der Fälle um. Als populäre Psychiatrie ist sie der gröſsten Auszeichnung werth, da sie sich mit allen Gebieten der Psychiatrie zu schaffen machen kann. —

Auſser dieser Psychiatrie, angewandt auf den einzelnen Organismus, giebt es noch eine, angewendet auf den allgemeinen Staatsorganismus. Sie ist in der Psychiatrie, was medicinische Polizei, gerichtliche Medicin und Staatsarzneikunde ist. — Wir haben gute Gründe, uns über die tiefeinfluſsreichen Wirkungen der Psychiatrie auf Moralität und Sittlichkeit, Gesetz und Zurechnung, Staats- und bürgerliches Leben, Erziehung und Bildung nicht auszulassen, schon allein deshalb, damit wir nicht Gefahr laufen, in dem Allgemeinen uns zu verlieren, ehe das Einzelne gesicherter und ausgebildeter da steht.

Wenn die Medicin bei dem Studium der Erkenntniſs und Heilung des Wahnsinns es zum Wissen bringen und nicht bei dem Wissen des Nichtwissens stehen bleiben will, dann geht der Weg zu diesem Ziele durch die gesammte Psychiatrie, sowohl ihre physiologischen, pathologischen, als therapeutischen Theile. — Die Lehre vom Wahnsinn ist der Schluſs derselben, die Probe, wie weit sie selber mit ihrem Wissen es gebracht hat. — Wenn gleich von dem Wahnsinn gilt, was Plato in einem seiner Briefe von der Natur des Bösen sagt, daſs man von demselben entweder nur im hohen Alter, oder lieber gar nicht sprechen solle, so darf das Studium desselben doch nicht bei Seite gesetzt werden. Auch kann dies derjenige wohl nicht, welcher es ernstlich mit der Psychiatrie meint. Das Irrenhaus übt einen hinreifsenden Zauber auf ihn aus. Im Umgange mit Wahnsinnigen steht man überall im Mittelpuncte der Psychiatrie, und bei einem Besuche im Irrenhause bestürmt einen solche Fülle von Gedanken, Zweifeln und Fragen, dafs man sie kaum zu retten und zu bergen weifs, auch auf lange Zeit für wissenschaftliche Unruhe gesorgt ist. Der Wahnsinn ist auch die Probe unseres psychiatrischen Wissens. Er bestätigt und verwirft schonungslos unsere Meinungen; er bewahrt vor dem hochmüthigen Trotz auf etwanige Unfehlbarkeit. Wie oft steht uns der Wahnsinnige als jene mephistophelische Ironie gegenüber, welche das wahnerfüllte Wissen zu nichte macht, und in dem, worauf wir uns innerlich wohl was zu Gute thaten, die Erbärmlichkeit aufzeigt. Auch giebt es jetzt Wahnsinnige und mehr denn sonst; sie wollen behandelt seyn; und die Psychiatrie, welche sich aus dem dunklen Chaos des Wahnsinns entwickelt hat, möchte doch wohl zunächst berufen und verpflichtet seyn, das schwerste Geschick jener Unglücklichen im Geiste zu tragen und durch den Geist zu sühnen. —

Die Einheit der physiologischen, pathologischen und therapeutischen Theile der Psychiatrie, kurz die Harmonie der theoretischen und praktischen, allgemeinen und speciellen Psychiatrie, sich entwickelnd aus dem Begriffe des Menschen im Allgemeinen, und aus der Idee der Seele im Besondern — das wäre ein System der Psychiatrie.

Die Psychiatrie hat nun, aufser ihrem theoretischen und praktischen Theile, noch einen dritten, den geschichtlichen Theil.

Der Psychiatrie fehlt noch bis jetzt selbst die rein empirische Bearbeitung ihrer Geschichte, ohne welche keine wissenschaftliche möglich ist. Diese Vernachläfsigung beweiset mehr denn Alles, dafs sie früher kein geschichtliches Leben hatte, wie viel Gutes auch in ihr erschienen seyn mag. Selbst der Mann, welcher die umfangreichste und, dem Zeitraum nach, welchen er abgehandelt hat, vollständigste Geschichte der Medicin gegeben hat, die in der Welt existirt, hat gar keinen Sinn für psychische Geschichte; selbst in der neusten Ausgabe nichts darüber, und das Vorkommende ist kaum der Rede werth. In der Gegenwart blitzet das historische Studium der Psychiatrie auf, aber grofsentheils nur in der beschränkten Sphäre des Wahnsinns. Was aber auch darüber existiren mag, es sind nur Fragmente, welche selbst bei sorgfältiger Prüfung nicht gar selten an Wahrheit, oder wenigstens einseitig-subjectiver Auffassung kränkeln. — Möchte doch in der Gegenwart derjenige, welcher wahrlich den Beruf zeigt, Geschichte der Medicin rein aus den Quellen mit Rechtschaffenheit, Treue und Fleifs zu überliefern, wenigstens das Psychiatrische, was ihm auf diesem mühsamen Wege begegnet, mit aufnehmen in sein geschichtliches Werk; — man könnte sich darauf verlassen, und das Werk würde dadurch noch einen wesentlichen Vorzug vor dem ebengenannten haben; der Verfasser arbeitete für die Zukunft. — Möchten doch die jungen Mediciner, welche vier Jahren nicht einen neuen Gedanken, nicht eine Beobachtung verdanken, um dieselben in ihrer Dissertation anzubringen, das Psychiatrische nur aus einem der bedeutenderen medicinischen Werke der Vergangenheit zusammenstellen, wie es wohl in Bonn z. B. geschieht; es wäre eine verdienstliche, brauchbare Arbeit, so gering sie seyn möchte; dagegen diese ewigen Abschreibereien von Krankheits-Beschreibungen für die Gegenwart nichts gebende und für die Zukunft nichts versprechende Erscheinungen sind. Jede Hülfe wird dankbar angenommen, denn „grofs ist die Erndte und wenige sind der Arbeiter." — Ich bin bei dem geschichtlichen Quellenstudium der Lehre vom Wahnsinn erstaunt über den gewaltigen Reichthum an Material, für sämmtliche Gebiete der Psychiatrie, welches sich von allen Seiten und aus allen Zeiten um mich her aufthürmte. Steiget nur hinein in den tiefen Schacht der Geschichte, und wohin Ihr dringet, wird der Silberblick der Psychiatrie Euch entgegenstrahlen; und Schätze könnt Ihr an das Licht der Gegenwart bringen, mit welchen die Zukunft reichlich wuchern wird. Liegt nicht aufserdem etwas Edles darin: das im Dunkel der Geschichte Vergrabene aufzuwecken zum Leben in derselben? Jedes Blatt in den Jahrbüchern der Medicin, psychiatrischen Inhalts, ist eine Bittschrift, auf die Tafel der Gegenwart gelegt, zur Befreiung und Erlösung der Psychiatrie!

Jeder einzelne Theil der Psychiatrie hat seine Geschichte.

Als Leitungsmoment der genetischen Entwickelungsgeschichte der Psychiatrie sey hier angeführt, dafs, da dieselbe nur so nebenher mit der Medicin bearbeitet wurde, sie sich ihren Entwickelungsmomenten anschliefst; d. h. die Theorien der Medicin wurden auf das Psychische übertragen. Das gilt z. B. von den Temperamenten, Gemüthsaffecten, Leidenschaften und dem Wahnsinn durchweg, in so fern, als diese Objecte von bedeutenden, selber historisch-wichtigen Aerzten bearbeitet wurden. Wer sich losrifs von diesem Bande und Bunde, stand isolirt, und ward kaum bemerkt von den auf der grofsen Strafse Wandernden.

Der Wahnsinn hat, auch als Krankheit im Grofsen betrachtet, seine historischen Entwickelungsmomente. — Sie fallen zusammen mit den grofsen weltgeschichtlichen Begebenheiten. — Es treten drei grofse Hauptepochen des Wahnsinnes hervor: die erste zur Zeit Christi und den ersten Jahrhunderten nach ihm, die zweite zur Zeit der Reformation, und die dritte zur Zeit der Revolution. — Diese grofsen Evolutionen in der Geschichte des Wahnsinns fallen also auch zusammen mit den Zeiten des Umschwunges der Hauptepochen in der Geschichte der Medicin (Galen — Paracelsus — John Brown). — Der Wahnsinn trat in diesen verschiedenen Epochen mit verschiedenem Charakter auf. Jede hat ihr eigenthümliches Gepräge nach dem Geiste der Zeit; daher giebt es Formen des Wahnsinns, die jetzt fast verschwunden sind, und die einst sehr häufig waren; wie z. B. die fixe Idee, Thiergestalt zu haben, in der ersten Epoche und schon früher in der Mythe sich sehr häufig findet. Merkwürdig ist, dafs, wo sie einzeln jetzt hie und da vorkommt, sie zu den unheilbarsten gehört. —

Die Geschichte des Wahnsinns im Grofsen durch die verschiedenen Zeitepochen ist nicht zu begreifen ohne Kenntnifs der Weltgeschichte im Allgemeinen, gleichwie die Entwickelungsgeschichte der körperlichen Krankheiten im Grofsen es nicht ist ohne Kenntnifs einer solchen Naturgeschichte im Grofsen, welche wir aber nicht haben. — In den wichtigen, historischen Evolutionen des Wahnsinnes präcipitirt sich gleichsam die Gährung und Zerrissenheit der Zeit. Der Geist der Vorsehung, welcher in der Geschichte waltet, verkehrt sich in dem Einzelnen als Schicksal und wird zur Verrücktheit, halb schuldlos, halb verschuldet, da er auch seinen eigenen Geist nicht mit freiem Selbstbewufstseyn, der Zeit gemäfs, bekehren konnte. — Doch hat man sich sehr zu hüten, die Irrenhäuser „Spiegel der Geschichte" zu nennen. Es möchte wenigstens möglicherweise eine allerdings nicht vornehme Art, die Geschichte zu betrachten, verrathen. Sollen aber die Irrenhäuser Spiegel der Geschichte seyn, so sind sie solche, zu deren wesentlichen Eigenschaften es gehört, das Bild nur in der Verzerrung und Verrückung zu reflectiren. —

Da die Geschichte der Medicin mit der Geschichte der Philosophie zu jeder Zeit verbunden ist, so werden die geschichtlichen Spuren der Psychiatrie, als eines Theiles der Medicin, mit dem parallelen Theil der Philosophie, nämlich mit der Psychologie verbunden seyn.

Eine wissenschaftliche Geschichte der Psychologie fehlt noch. Sie wird einem gleichartigen Gesetz unterworfen seyn, wie die Geschichte der Medicin, nämlich: die Geschichte der Psychologie hat sich entwickelt, wie die Psyche selbst in der Erscheinung sich entwickelt.

Dies offenbart sich auch deutlich genug in den geschichtlichen Regungen der Psychiatrie.

In Hippokrates erschien die Seele als unmittelbare Einheit von Natur und Geist.

In Galen erblicken wir die Seele ganz befangen in der Leiblichkeit und als Nebensache betrachtet.

In Paracelsus herrscht sie als Naturseele und in der geglaubten Harmonie mit dem Makrokosmus (magischgebundene Seele).

In der dritten Epoche erschien sie zuerst in der einfachen Form des Einsseyns mit dem Leben (Stahl.)

Später entwickelte sie sich in der Wechselwirkung von Geist und Leib, oder mit Uebergewicht des Leiblichen oder des Psychisch-Ethischen, in vielfachen Weisen, von den niederen zu den höheren fortschreitend.

So lassen sich aus den Fragmenten der Psychiatrie die Andeutungen der genetischen Entwickelung ihres Princips, der Seele, erkennen. Obgleich die Geschichte der Medicin durch sich selbst am besten den Beweis führet, dafs die Medicin mit der Seele nur jetzt erst „ein Leib und eine Seele" werden konnte, so hat die Geschichte dessenungeachtet neben dem Somatischen das Psychische und beides nach einem Gesetze der Genesis entwickelt, wie es im Menschen selber vereint geschieht.

Die Psychiatrie, als der Inbegriff der Elemente der nächsten Zukunft der Medicin, ist die höchste Metamorphose der fernsten Vergangenheit derselben.

Die unmittelbare Einheit nämlich von Natur und Geist im Hippokrates wird in der Psychiatrie zur bewufsten Einheit von Natur und Geist — zum Begriff der menschlichen Seele.

Die Elemente, durch deren Einheit nach Hippokrates die menschliche Natur besteht, und durch deren Trennung sie vergeht, waren nur die Elemente des leiblichen Lebens. Die Elemente, durch deren Einheit, nach der Psychiatrie, der Mensch besteht, und nach deren Trennung er vergeht, sind die Elemente seines ganzen Wesens.

Wie die Medicin ihre geschichtliche Entwickelung begann mit dem „Nichts" der Theorie, so die Psychiatrie mit dem „Nichts" der Genesis der Seele. —

Wenn nach Longin das Erhabene nichts anderes ist, als der Wiederhall von der Gröfse unseres Geistes — dann, o Freunde, lafst uns die Geschichte der Medicin, je länger, je mehr, grofs und erhaben erscheinen, damit sie wiederhalle im eigenen Busen und den Geist zur Begeisterung erhebe!

Schlufs.

Nicht mit Gewalt sind die Riegel des Tempels der Zukunft gesprengt. Nein, nachdem die winterliche Vergangenheit im Geiste durchschritten war, nachdem der knospende Frühling der Gegenwart sich dem Blicke entfaltet hatte, und die Keime unendlicher Hoffnungen rings um uns her sich entwickelten, siehe da standen wir plötzlich vor dem Tempel der Zukunft — seine Pforten öffneten sich von selber. Auf der Schwelle „dem Platz der Erwartung" mufsten wir stehen bleiben, und indem wir von hier aus zugleich zurück in die Vergangenheit, hinein in die Gegenwart und hinaus in die Zukunft schauten, hob die göttliche Isis leise, ein wenig und nur flüchtig den undurchsichtigen Schleier. — Die Pforten schlossen sich; wir standen wieder mitten in der Gegenwart, und thaten nichts, als dafs wir ihr verkündeten, was uns im Tempel der Geschichte, von den Elementen der nächsten Zukunft der Medicin ohne unser Verdienst, aber auch ohne unsere Schuld, zu schauen vergönnt war. —

Die Totalität dieser Elemente der nächsten Zukunft der Medicin, in organische Einheit des Begriffs zusammengefaſst — heiſst Psychiatrie, anthropologische Heilkunst.

Was will, was fordert denn diese Psychiatrie? Selbstständiges, freies Leben und Bilden, öffentliche Anerkennung!

Die innere geschichtliche Nothwendigkeit hat sie für sich, sie will dieselbe auch auſser sich anerkannt wissen, sie will sie in und um sich sich haben, damit ihr organisches Leben und Wirken möglich sey.

Es kann nicht oft genug, nicht nachdrücklich, nicht eindringlich genug gesagt werden, daſs die Psychiatrie nicht ein System der Medicin sey, von einem Einzelnen aufgestellt, nicht eine neue Theorie, in der Weise und mit den Ansprüchen, welche andere machen. Nein, sie verlangt nicht, die Psychiatrie, daſs sie Alles sey, daſs die Medicin auſser ihr Nichts sey und sich ihr unterwerfen müsse, sondern sie ist die gemeinsame Arbeit Vieler.

Die Psychiatrie ist, um es kurz weg und gerade heraus zu sagen, ein neuer Theil der Medicin, der dritte zu den beiden übrigen. — Als solche neue Disciplin geht ihre Arbeit auch darauf, ein organisch in sich gegliedertes Ganzes aus einem Grundbegriffe heraus zu producieren — d. h. sie will System, will eine Wissenschaft werden.

Die Medicin umfaſste das leibliche Leben, und das psychische war nur ein beiherspielendes. Die Psychiatrie macht aus dem Spiele Ernst, indem sie die Nothwendigkeit der Verbindung mit der Psyche, und die Nothwendigkeit der Beziehung zu der Psyche darthut auf geschichtlich-wissenschaftlichem Wege.

Der Verein dieser Sphären vollendet erst den Begriff der anthropologischen Heilkunst.

Die Chirurgie, als der erste Theil, als die Wurzel der Medicin, ist mehr der äufsere, die Medicin der innere lebendige Theil, die Psychiatrie haucht ihnen die Seele ein, ist der beseelte Theil der Medicin, der sie beseelende, und eben dadurch zu einer menschlichen sie erhebende.

Die Psychiatrie hat, wie wir gesehen, so viele einzelne Zweige wie die Medicin. Sie ist daher Sache des Ganzen, — hat nicht subjective, sondern objective, öffentliche Realität, gleich den beiden andern Theilen: der Medicin und Chirurgie. Wie es diese beiden giebt, so soll es auch eine Psychiatrie geben, d. h. die Psychiatrie soll nicht nur geduldet, „tolerirt" werden, sondern sie soll mit den andern Theilen gleiche Rechte, gleiche Freiheiten, gleiche Gesetze geniefsen. —

Wie Aerzte vorzugsweise Chirurgen oder Mediciner sind, so sollen auch Aerzte vorzugsweise „Psychiatriker" seyn, freilich nach dem gegebenen Begriff derselben, nicht nach jenem beschränkten, nur zu allgemein verbreiteten von „Irrenärzten," noch nach den rhapsodischen, geschichtlich und wissenschaftlich doch nicht festgestellten Reil'schen Ansichten.

Wie von denen, welche vorzugsweise sich der Medicin oder Chirurgie gewidmet haben, dennoch Kenntnisse in dem nicht erwählten Theile verlangt werden, so sollen auch von denjenigen, welche vorzugsweise mit der Medicin oder Chirurgie sich beschäftigen, Kentnisse in der Psychiatrie gefordert werden; desgleichen diejenigen, welche vorzugsweise Psychiatrie lieben, die beiden andern Theile nicht bei Seite legen dürfen, was übrigens dem Wesen der Psychiatrie durchaus zuwider seyn würde. —

An Ausbildung der Medicin kann den Medicinern selbst nicht mehr gelegen seyn, als den Psychiatrikern. Da die Psychiatrie so zu sagen von jener zehrt, da sie der Medicin inoculirt ist, so erfreuet sie sich jeder Förderung derselben, in theoretischer und praktischer Hinsicht.

Die Psychiatrie sollte jetzt, da sie ihren Begriff, Umfang und ihre Nothwendigkeit rein aus der Geschichte der Medicin und aus der gegenwärtigen Zeit hergenommen hat, dasselbe Interesse an sich von der Medicin erwarten, da diese mehr als sie glauben mag dabei gewinnen wird; wenigstens sollte sie ihr nicht gleichgültig, oder die Medicin der Psychiatrie gar hinderlich seyn.

Ein Geist waltet in allen Dreien; an dem einen Berufe, dem Heile der Menschheit, arbeiten sie gemeinsam, jede auf ihre Weise. Drei Reiche giebt's im All der Dinge; wie sie harmonisch mit einander bestehen, so mögen es auch die drei in der Medicin; ja das jüngste Reich derselben, die Psychiatrie, bedarf gerade deshalb wohl der sorglichsten Pflege und Ausbildung.

Nicht fürchtet die Psychiatrie, daſs sie wieder untergehen könne. Wie auch Wind und Wellen mit ihr spielen mögen, sie vertrauet dem Geiste der Geschichte, welcher sie heraufgeführt; er steht am Steuer; durch seine Kraft wird sie sich Bahn brechen durch alle Hindernisse, früher oder später. — Aber sie kann aufgehalten werden durch Windstille und Ruhe des Elements, welches sie trägt — und mag sie dann alle Segel des Willens aufgezogen haben, sie kommt nicht vom Flecke auf ihrer geschichtlichen Bahn; „denn es wirkt der Weltgeist durch der Menschen Kräfte." — Unter dieser „Ruhe" ist nicht Gleichgültigkeit der Aerzte gegen die Psychiatrie zu verstehen, denn die Gegenwart hat sich entschieden für die Förderung derselben ausgesprochen; sondern es ist hiermit gemeint: das passive Verhalten des Staats gegen dieselbe. — Von ihm und seinen Dienern geht die Wohlfahrt der Psychiatrie und der Wissenschaften überhaupt aus. Die Regierung ist das Herz, dem das lebendige Blut der Wissenschaften zuströmt, und von wo aus es sich in alle Theile des Staatskörpers ergiefst. Die Kraft, durch welche der Staat wirkt, ist der Geist des Gesetzes, welcher in ihm lebendig ist. Dadurch allein nun, dafs die Glieder der Wissenschaften dem Gesetze des Staatsorganismus unterworfen werden, erhalten sie selbstständiges Leben, Kraft und freie Wirksamkeit. — Einem Staatsgesetz unterworfen zu werden, wie Medicin und Chirurgie, das erbittet die Psychiatrie als eine freie Gabe. Mag der Staat sich für den Einzelnen, welcher in diesem Gebiete arbeitet, interessiren — gleichviel — das Interesse bleibt ein subjectives. So lange der Staat nicht objectiv-reales Interesse an der Sache selbst — an dem Ganzen der Psychiatrie hat; kurz, so lange er sie nicht als Staatsangelegenheit würdigt und betrachtet, so lange bleibt sie heimathlos. — Ihre ruhige Stätte, ihren festen Boden sucht sie, wie ihn Medicin und Chirurgie längst gefunden haben. Mehr bedarf sie nicht, um fest zu wurzeln und aus eingeborner, frischer Kraft die saftreichen Triebe jugendlich zu entwickeln, überschattet selbst von den neben ihr stehenden, alten, ehrenfesten, hochbelaubten Stämmen: Medicin und Chirurgie. — Ist in einigen Ländern das Studium des Wahnsinns Eigenthum des Staats geworden; ist in anderen die Frage, ob es geschehen soll, aufgeworfen, so ist die kurze Antwort auf diese Frage in Beziehung auf Psychiatrie — Ja!

Denn der Wahnsinn ist nur ein kleiner Theil der Psychiatrie, deren Anerkennung die Geschichte fordert. — In Deutschland, wo das Studium der Psychiatrie am stärksten eingeschlagen hat, wo es täglich mehr um sich greift, mufs sie zuerst mündig gesprochen werden. Von Männern, welchen das schöne Loos gefallen, für allgemeine Ausbildung des Lebens der einzelnen Wissenschaften, als hohe Staatsbeamte Sorge zu tragen, und welche besonnenen Blicks überall die fruchtreichen Keime der Gegenwart durchschauen, hoffe die Psychiatrie die Erfüllung ihrer Wünsche. —

Preufsen, dies Vaterland auch geistiger Zukunft, dessen grofse geschichtliche Entwickelungsmomente, wie wir angedeutet, mit den grofsen geistigen Evolutionen der Wissenschaften überhaupt und der Medicin ins Besondere, zusammenfallen — Preufsen, welches den grofsen Stahl den Seinigen nannte, unter seinen ersten Königen, sey ihre nächste Zuversicht! —

Seltsam scheint es, der Medicin nach tausendjährigem Bestehen noch einen neuen Theil hinzuzufügen. Mag es so scheinen, — Chemie und vergleichende Anatomie sind auch entstanden, nachdem es lange Naturwissenschaften gab. Das Erscheinen der Psychiatrie ist ein nothwendiges, einfach-natürliches für denjenigen, welcher die Vergangenheit und Gegenwart kennt und das Princip ihrer Entwickelung anerkennt. Sie ist kein zufälliges, gemachtes Menschenwerk; — sie ist die That des Geistes der Geschichte. In den fernen Jahrhunderten schon begann ihre unbemerkte, ungeahnte Entwickelung. Dies Jahrhundert hat die Kelter getreten; es war die Zeit der Gährung ihrer Elemente, und erst jetzt ist ihr lebendiger Geist zeitig geworden, um Leib und Seele zu erfreuen! —

Wird gesagt: die Psychiatrie gehöre nicht zu der Medicin, so ist das richtig in dem Sinne, dafs sie ein neuer Theil derselben ist, welcher sich aus ihr entwickelt hat. Wird aber damit gemeint: sie gehöre überhaupt nicht zum Gebiete der Heilkunst, so ist die nächste Frage: wozu denn sonst? — Zur Philosophie, nicht wahr, weil sie auch Psychologisches zum Inhalt hat? — Aber sie ist ja keine Psychologie, und der einzige Theil, welcher als solcher gelten könnte, ist, wie wir gesehen, ein ganz anderer, von der Philosophie durchaus nicht zu lösender, was die vernünftige Philosophie auch einsieht. Die Basis der psychologischen Physiologie ist ja die Physiologie, diese ewige Grundwissenschaft der Medicin, welche ihr kein Gott nehmen kann. — Der Begriff der Seele ist gleichsam getheilt zwischen Philosophie und Medicin. Der Theil, welcher mit der menschlichen N a t u r im gesunden und kranken Zustande vereint ist, kurz, die Beziehungen der Seele zu und mit allen Zweigen der Heilkunst, gehören dem Arzte und Niemand sonst. — Die Psychiatrie und besonders die psychologische Physiologie verhält sich zur Philosophie und besonders zur Psychologie, wie die a n g e w a n d t e Mathematik zur reinen. Es versteht sich von selbst, dafs psychiatrische Pathologie und Therapie wesentliches Eigenthum der Medicin sind, und kein Mensch wird sie anderswo unterbringen und ausbilden können. Der g a n z e Mensch, vom Leben bis zum Tode, ist Object der Medicin. — Der Arzt ist ein Mensch. — Das Losungswort seines Berufes ist: „*nil humani a me alienum.*" Durch die Psychiatrie möchte die Zeit gekommen seyn, dafs die Medicin endlich in Stande wäre, durch die That sich dankbar der Philosophie zu erweisen, und an ihr das Vergeltungsrecht auf edle Weise zu üben. Die „Seele," und die in der Gegenwart von Aerzten und Philosophen mit entschiedener Vorliebe getriebenen Studien derselben, möchten wohl in beiden, wechselseitig, eine höhere Metamorphose hervorrufen. Das reine Factum an sich offenbart, wie innig Medicin und Philosophie vermittelst der Seele sich zu durchdringen streben. —

Medicin und Philosophie waren, so lange die Geschichte beider existirt, theoretisch verbunden. Durch die Psychiatrie ist die Medicin endlich praktisch mit der Philosophie verbunden, — allerdings ein historisch-bedeutender Fortschritt jener.

Schon deshalb sollte das Studium der Psychiatrie gefördert werden, damit die Jünger der Kunst philosophisch gebildet würden. Für welchen Theil der Heilkunst sie sich dann späterhin auch entscheiden mögen, — es ist und bleibt ein aus den Lebensgeschichten grofser Aerzte gewonnener Erfahrungssatz, dafs es selbst keine, wahrhaft geschichtlich bedeutenden, praktischen Beobachter gegeben hat, ohne Sinn für Philosophie und ohne philosophische Bildung.

Die Psychiatrie wird es auch bewirken, dafs die Naturwissenschaften und Naturforscher sich nicht vornehmer dünken, als die Heilkunst und die Aerzte, wie es jetzt wohl der Fall ist. Dafs dem so sey, ist einerseits Verdienst der Naturwissenschaften, welche so siegreich vorwärts geschritten sind in den letzten dreifsig Jahren; andererseits ist es die Schuld der Medicin, welche nicht gleichen Schritt mit ihnen hielt. Aber die Medicin hat zu ihrem Gegenstande das höchste, edelste Product der Natur — das Leben des Menschen; sie ist die zum Heil des Menschen angewandte Natur. — Wie der Mensch die Natur, so sollte die Medicin die Naturwissenschaften beherrschen. Durch die Psychiatrie, durch die Seele des Menschen, erhält die Medicin einen wesentlichen Inhalt, welcher der Natur abgeht. Durch dies Princip steht sie über den Naturwissenschaften. Denn die Psyche des Menschen ist, um es noch einmal zu sagen, etwas bei weitem Schöneres und Herrlicheres, als der Himmel mit seinen Siriusweiten und zahllosen Riesenwelten, als die göttliche Natur, mitten in der Pracht des Erden-Frühlings! — Ja, es möchte in Erfüllung gehen, daſs die Naturwissenschaften, besonders Zoologie, vergleichende Anatomie und Physiologie, der Psychiatrie den höheren Standpunct verdankten: das Seelenartige (ψυχίδιον) in der Thierwelt zu erforschen, es in Einklang zu bringen mit der äuſsern Organisation, um so dereinst zu einem wahrhaft lebendigen, natürlichen System der Zoologie zu gelangen. — Wann die Psychiatrie ausgebildeter da stehen wird, dann werden die Naturforscher erst im Stande seyn, vorzugsweise Menschenreisen zu unternehmen. Was auch immerhin Vieles und nicht genug zu Schätzendes das Menschenreich durch solche Reisen gewonnen haben mag, oft ward es zur Nebensache, gegen die gewaltigen Schätze, welche in dem Naturreiche erobert und in Büchern und Museen öffentlich aufgestellt wurden. Wenn aber auf solchen kostbaren Reisen, über dem emsigsten Aufsammeln von Gewürm allerlei Art, von Molluske, Fisch und Vogel — der Mensch fast vergessen ist, dann möchte wohl, bei dem Anblick jener Dinge dem, welchem das Studium des Menschen über Alles geht, in flüchtigem

Aufwallen von Zorn, die unziemliche Frage zu verzeihen seyn: „Wozu dient dieser Unrath?" —

Nächst der Philosophie, so sagen wir mit Galen, ist und bleibt der Mensch das edelste Studium des Menschen; — es ist sein volles, ganzes Eigenthum. Die Psychiatrie betrachtet den Menschen am allseitigsten, und ihr Studium hat das Hinreifsende, dafs, was man auch erlebe, leide, treibe — man bleibt im Mittelpunct seines eigenen Selbst, seiner Wissenschaft und seines Wirkens in derselben, und bildet alles Dreies zugleich aus. — Das Leben desjenigen, welcher die Psychiatrie so liebte, dafs er gar kein Opfer für sie kennte, wäre und bliebe ein freudenreiches, ein wahres, geistiges Freudenreich; — denn Mittel und Zweck seiner Studien wären in Harmonie mit seinem eigenen Wesen! — Was liefse sich nicht zur Empfehluug der Psychiatrie sagen! Doch halten wir alle Lobeserhebungen für überflüfsig, da sie sich durch ihr Wesen, rein an und für sich, auf das Höchste empfiehlt. Sie ist auch, um im Sinne Anderer zu reden, ein Gegenstand vom gröfsten Interesse, da zwischen ihrem Inhalt und dessen Erkenntnifs des Unerkannten und Unerforschten noch so Vieles ist. „Denn es ist der Weg noch nicht das Ziel, dies stehet fern." — Schon jetzt giebt es viele Treffliche, die Treffliches für wenn auch nicht in Psychiatrie geleistet haben. — In Deutschland, von Königsberg bis Bonn, von Kiel bis Wien sind Arbeiter für dies Gebiet; auf den Universitäten sind sie zu finden, zum erstenmale so lange dieselben bestehen. — Gilt das nichts, deutet das nichts an? — Wann geschieht, was die Psychiatrie rechtmäfsig fordert, zunehmen wird die Zahl ihrer Bildner, seyen es Lehrer, seyen es Schüler, in steigender Progression; denn das will das Gesetz der

Geschichte. — Im Greise ruhet die Vergangenheit, im Mann die Gegenwart, im Jüngling die Zukunft. Die Jugend ist vorzugsweise berufen zur nächstkünftigen Psychiatrie. Ausgestoſsen haben sich selbst die Trägen. — Ein träger Jüngling? — Dem Fichte „etwas durchaus Unerklärliches, der Anblick des Winters mitten im Frühlinge." Die Psychiatrie schlieſst nur diejenigen aus, in denen nichts Philosophisches steckt; — sie mögen davon bleiben; ihnen wird der Geist derselben doch nicht Rede stehen. Alle Uebrigen heiſst sie willkommen, der Beitrag sey so groſs oder klein, als er wolle, wenn sie es nur redlich meinen; denn kein redlich Gemüth ist, nach Fichte, ohne Gemeinschaft mit Gott, und mögen wir hinzusetzen: es ist etwas Göttliches um die Wissenschaft. — Derjenigen männlichen Jugend aber, deren, auſserdem schon schmerzensreichem, Wissensdrange, der unabwendbare Trieb nicht Ruh' und Rast läſst: das schlafende Geheimniſs künftiger Geistesthaten in eine helle, reife Erscheinung aufzulösen, rufen wir mit dem „Wanderer" zu:

Voller Keim blüh' auf,
Des glänzenden Frühlings
Herrlicher Schmuck,
Und leuchte vor deinen Gesellen!
Und welkt die Blüthenhülle weg,
Dann steig' aus Deinem Busen
Die volle Frucht,
Und reife der Sonn' entgegen.

Wir sind am Ziele, — dem Ausgangspuncte eines neuen Zieles. — Zurüchblickend auf das Ganze, und uns entfremdend von seinen Einzelnheiten, erscheinen dem Selbstbewufstseyn folgende Momente als die wesentlichen:

Die Ahnung der Harmonie aller Geschichte vom Standpuncte der Medicin aus.

Die Grundzüge der Philosophie der Geschichte der Medicin, der Theorie ihrer Theorien, des Systems ihrer Systeme.

Die Versöhnung der Theorie und Praxis, des Gedankens und der Beobachtung.

Die stete, nothwendige Verbindung der Theorien der Medicin mit den Hauptsystemen der Philosophie.

Die Einheit der Philosophie und der praktischen Medicin, durch die Psychiatrie.

Der Wahnsinn, als Köder für die Medicin, um die Psyche für sich zu gewinnen.

Die Elemente einer neuen Entwickelungsstufe, der anthropologischen Heilkunst oder Psychiatrie, aus der Vergangenheit und Gegenwart, und dem der Entwickelung beider zum Grunde liegenden Gesetze.

Der Inhalt, Umfang und Zusammenhang des ganzen Gebietes der Psychiatrie, den Haupttheilen nach angedeutet.

Das unerschütterliche Bewufstseyn für Vergangenheit, Gegenwart und alle Zukunft der Medicin, dafs sie kein Chaos, kein Labyrinth, kein dem Zufall unterworfenes Ding sey, sondern dafs eine gesetzmäfsige, hohe Ordnung in ihr, wie in der Natur, war, ist, und seyn wird.

(Dies, und was sonst noch Wahres, fruchtreicher Entwickelung Fähiges in diesem Buche seyn möchte, ist nicht mein Verdienst; es gehört Alles der Geschichte. Ich habe nur aufgeschrieben was ich in ihr fand. — Selbst die Liebe zur Wissenschaft ist nicht mein Eigenthum. Auch sie ward mir inoculirt von meinem philosophischen Freunde, dem Jünglingsadler, dem Frühgeliebten des Todes.) —

Kolibri 360 GmbH
Ferdinand-Jühlke-Straße 7
99095 Erfurt, Deutschland
produktsicherheit@kolibri360.de